临床病理诊断学

商庆花等　主编

江西科学技术出版社

江西·南昌

图书在版编目（CIP）数据

临床病理诊断学 / 商庆花等主编 . -- 南昌 : 江西
科学技术出版社，2019.10 （2024.1 重印）
ISBN 978-7-5390-6990-6

Ⅰ . ①临… Ⅱ . ①商… Ⅲ . ①病理学 – 诊断学 Ⅳ .
① R446.8

中国版本图书馆 CIP 数据核字 (2019) 第 205440 号

选题序号：ZK2019188

责任编辑：王凯勋　周楚倩

临床病理诊断学
LINCHUANG BINGLI ZHENDUANXUE

商庆花等　　主编

封面设计	卓弘文化	
出　　版	江西科学技术出版社	
社　　址	南昌市蓼洲街 2 号附 1 号	
	邮编：330009　　电话：（0791）8662349I　　86639342（传真）	
发　　行	全国新华书店	
印　　刷	三河市华东印刷有限公司	
开　　本	880mm×1230mm　　1/16	
字　　数	284 千字	
印　　张	8.75	
版　　次	2019 年 10 月第 1 版　　2024 年 1 月第 1 版第 2 次印刷	
书　　号	ISBN 978-7-5390-6990-6	
定　　价	88.00 元	

赣版权登字：-03-2019-299

编 委 会

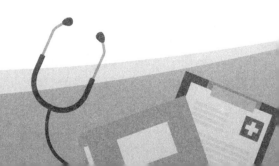

前　言

　　病理诊断是研究疾病发生的原因，发病机制、以及疾病过程中患病机体的形态结构、功能代谢改变与疾病的转归，从而为疾病的诊断，治疗、预防提供必要的理论基础和实践依据。病理诊断是对手术切下或尸体解剖取下的肿瘤标本，固定染色后在显微镜下进行组织学检查，以诊断疾病。尽管各种影像学技术飞速发展，但是病理诊断仍然是肿瘤各种检查方法中最可靠，最标准，也是疾病的最终诊断。

　　近十几年来，世界卫生组织对人体肿瘤的分类及遗传学、普通外科病理学、各器官组织的专科病理学，以及有关病理学诊断的新观点和新方法等，都有了很大进展，因此也要求医师注意补充新知识、积累新经验和学习诊断病理学相关的新方法。鉴于近年来病理技术与诊断的发展需要，本书的编者结合自身扎实的理论基础和丰富的临床实践，希望能为内科医务工作者处理相关问题提供参考，也可作为医学院校学生和基层医生学习之用。

　　此书内容涉及病理学常见操作技术及临床常见疾病的病理诊断，首先简述了病理检查技术、病理尸体解剖学技术，然后详述了炎症和免疫性疾病、垂体和甲状腺性疾病、呼吸系统疾病、消化系统疾病、骨和关节疾病等，其内容丰富，资料新颖，贴合临床，实用性强。本书在编写过程中，借鉴了诸多病理科相关临床书籍与资料文献，在此表示衷心的感谢。

　　本编委会人员均担任病理科临床一线工作，感谢他们在百忙之中抽出时间编写本书，由于编者水平有限，书中难免有错误及不足之处，恳请广大读者见谅，并给予批评指正，以更好地总结经验，起到共同进步、提高内科医务人员诊疗水平的目的。

编　者
2019 年 10 月

目　录

第一章　病理学概论

第一节　病理学绪论

病理学（pathology）是研究疾病的病因（etiology）、发病机制（pathogenesis）、病理变化（pathological change）、结局和转归的医学基础学科。病理学学习的目的是通过对上述内容的了解来认识和掌握疾病本质和发生发展的规律，为疾病的诊治和预防提供理论基础。在临床医疗实践中，病理学又是许多疾病的诊断并为其治疗提供依据的最可靠方法，因此病理学也是临床医学的重要学科之一。

一、病理学在医学中的地位

病理学分为人体病理学（human pathology）和实验病理学（experimental pathology）两部分。前者通过尸体解剖（autopsy）、活体组织检查，或称外科病理学（surgical pathology）和细胞学（cytology）检查所获得的材料对疾病做出最后诊断；后者则以疾病的动物模型或在体外培养的细胞为材料进行医学研究。

在医学教育中，病理学是基础医学和临床医学之间的桥梁。因为其学习必须以解剖学、组织胚胎学、生理学、生物化学、细胞生物学、分子生物学、微生物学、寄生虫学和免疫学等为基础，同时其本身又是以后学习临床医学各门课程的基础。病理学也是一门高度实践性的学科，课程的学习一般有理论课、实习课、临床病理讨论（clinical pathological conference，CPC）和见习尸体剖验等学习形式。学习病理学要特别注意形态与功能、局部与整体、病理变化与临床病理联系之间的有机联系。

在医疗工作中，活体组织检查是迄今诊断疾病最可靠的方法。细胞学检查在发现早期肿瘤等方面具有重要作用。对不幸去世的患者进行尸体剖验能对其诊断和死因做出最权威的终极回答，也是提高临床诊断和医疗水平的最重要方法。虽然医学实验室检测、内镜检查、影像学诊断等技术突飞猛进，在疾病的发现和定位上起着重要的作用，但很多病，仍然有赖于病理学检查才能做出最终诊断。在科学研究中，病理学是重要的研究领域。心、脑血管疾病及恶性肿瘤等重大疾病的科学研究，无一不涉及病理学内容。应用蛋白质和核酸等分子生物学技术研究疾病发生发展过程的分子病理学已是一个新兴的分支学科。临床病理数据和资料，包括大体标本、石蜡包埋组织和切片的积累，不仅是医学科学研究不可或缺的材料，也是病理学教学和病理专科医师培养的资料来源。

总之，病理学在医学教育、临床诊疗和科学研究上都扮演着极其重要的角色，加拿大籍著名医生和医学教育家 Sir William Osler（1849–1919）曾写道，"As is our pathology, so is our medicine."（病理学为医学之本）。

二、病理学的研究方法

（一）人体病理学的诊断和研究方法

1. 尸体剖检（autopsy）　简称尸检，即对死者的遗体进行病理解剖和后续的病理学观察，是病理学的基本研究方法之一。尸检的作用在于：①确定诊断，查明死因，协助临床总结诊断和治疗过程中的经验和教训，以提高诊治水平；②发现和确诊某些新的疾病、传染病、地方病、流行病等，为卫生防疫部门采取防治措施提供依据；③积累各种疾病的人体病理材料，作为深入研究和防治这些疾病的基础的同时，也为病理学教学收集各种疾病的病理标本。目前我国的尸检率还不高，而且有进一步下降的趋势，十分不利于我国病理学和整个医学科学的发展，亟待立法和大力宣传尸检的意义。

2. 活体组织检查（biopsy）简称活检，即用局部切取、钳取、细针穿刺和搔刮等手术方法，从活体内获取病变组织进行病理诊断。其意义在于：①由于组织新鲜，固定后能基本保存病变的原貌，有利于及时、准确地对疾病做出病理学诊断，可作为指导治疗和判断预后的依据；②必要时还可在手术进行中做冷冻切片快速诊断，协助临床医生选择最佳的手术治疗方案；③在疾病治疗过程中，定期活检可动态了解病变的发展和判断疗效；④还可采用如免疫组织化学、电镜观察、基因检测和组织培养等研究方法对疾病进行更深入的研究。因此，活检是目前诊断疾病广为采用的方法，特别是对肿瘤良、恶性的鉴别具有十分重要的意义。外科病理学，或称诊断病理学（diagnostic pathology）就是在活检的基础上建立起来的病理学分支。

3. 细胞学检查 通过采集病变处的细胞，涂片染色后进行诊断。细胞的来源可以是运用各种采集器在口腔、食管、鼻咽部以及女性生殖道等病变部位直接采集脱落的细胞；也可以是自然分泌物（如痰、乳腺溢液、前列腺液）、体液（如胸腹腔积液、心包积液和脑脊液）及排泄物（如尿）中的细胞；还可以是通过内镜或用细针穿刺（fine needle aspiration，FNA）病变部位（如前列腺、肝、肾、胰、乳腺、甲状腺、淋巴结等）采集的细胞。细胞学检查除用于患者外，还可用于健康的普查。此法设备简单，操作简便，患者痛苦少而易于接受，但最后确定是否为恶性病变尚需进一步做活检证实。此外，细胞学检查还可用于对激素水平的测定（如阴道脱落细胞涂片）及为细胞培养和 DNA 提取等提供标本。

（二）实验病理学研究方法

1. 动物实验（animal experiment） 运用动物实验的方法，可在适宜动物身上复制出某些人类疾病的动物模型（animal model）。通过疾病复制过程可以研究疾病的病因学、发病学、病理改变及疾病的转归。其优点在于可根据需要对之进行任何方式的观察研究。或与人体疾病进行对照研究。此外，还可进行一些不能在人体上做的研究，如致癌剂的致癌作用和癌变过程的研究及某些生物因子的致病作用等。这种方法可弥补人体病理学研究所受到的制约，但应注意的是动物和人体之间毕竟存在一定的物种上的差异，不能把动物实验结果不加分析地直接套用于人体，仅可作为研究人体疾病的参考。

2. 组织和细胞培养（tissue and cell culture） 将某种组织或单细胞用适宜的培养基在体外培养，可研究在各种因子作用下细胞、组织病变的发生和发展及外来因素的影响。例如在病毒感染和其他致癌因素的作用下，细胞如何发生恶性转化；在恶性转化的基础上发生哪些分子生物学和细胞遗传学改变；在不同因素作用下能否阻断恶性转化的发生或使其逆转；免疫因子、射线和抗癌药物等对癌细胞生长的影响等，都是对肿瘤研究十分重要的课题。近年来通过体外培养建立了不少人体和动物肿瘤的细胞系，对研究肿瘤细胞的分子生物学特性起到了重要作用。这种研究方法的优点是周期短、见效快、节省开支，体外实验条件容易控制，可以避免体内复杂因素的干扰。缺点是孤立的体外环境与复杂的体内整体环境有很大的不同，故不能将体外研究结果与体内过程简单地等同看待。

三、病理学的发展

人类无论是个体还是群体，自其诞生之日起始终与疾病共存，这从考古学家挖掘的具有病变的史前人类的骨骼化石上可找到足够的证据。当然这仅仅是肉眼所见到的形态变化。直到 1761 年意大利的 Morgani（1682-1771）医生通过 700 多例尸体解剖，并详细记录了病变器官的肉眼变化之后，认为不同的疾病都是由相应器官的病变引起的，由此提出了器官病理学（organ pathology）的概念，奠定了医学及病理学发展的基础。在一个世纪之后的 19 世纪中叶，随着显微镜的发明和使用，人们可以应用光学显微镜来研究正常和病变细胞的形态变化。于是，德国病理学家 Virchow（1821-1902）创立了细胞病理学（cytopathology），其巨著在 1858 年出版，直到今天其理论和技术仍对医学科学的发展产生深远影响。此后，经过近一个半世纪的探索，逐渐形成并完善了今天的病理学学科体系，如用肉眼观察病变器官的大体变化，被称为大体所见或解剖病理学（anatomical pathology）；借助于显微镜所进行的组织学或细胞学研究，被称为组织病理学（histopathology）或细胞病理学（cytopathology）；用电子显微镜技术观察病变细胞的超微结构变化被称为超微结构病理学（ultrastructural pathology）。

近三十年来，免疫学、细胞生物学、分子生物学、细胞遗传学的进展以及免疫组织化学、流式细胞术、图像分析技术和分子生物学等理论和技术的应用，极大地推动了传统病理学的发展。特别是学科间的互相渗透，使病理学出现了许多新的分支学科，如免疫病理（immunopathology）、分子病理学（molecular pathology）、遗传病理学（genetic pathology）和计量病理学（quantitative pathology）等，使得对疾病的研究从器官、组织、细胞和亚细胞水平深入到分子水平；并使形态学观察结果从定位、定性走向定量，更具客观性、重复性和可比性。

随着分子病理学理论和技术的日臻完善，诊断分子病理学又成为近年来临床病理的最热门领域。就大多数疾病而言，不管是先天性还是获得性，均具有一定的遗传学基础。通过分子手段检测人染色体上基因的改变，以此确立的遗传性疾病的诊断是最可靠的。在感染性疾病的分子诊断中，不仅可检出正在生长的病原体，也能检出潜伏的病原微生物；既能确定既往感染，也能检出现行感染。肿瘤大部分都有遗传学基础，与遗传性疾病类似，诊断分子病理学对那些以基因改变为病因的肿瘤而言是最准确的，是分子靶向治疗的基础。在组织器官移植领域内，诊断分子病理学至少可用于以下五个方面：组织抗原匹配；免疫抑制患者中出现的威胁生命的感染的快速检测；在骨髓移植中还可以用于自体移植前确保有效地清除肿瘤组织，显示移植物在体内过程的踪迹，监视疾病复发。在刑事案件的法医学鉴定中，DNA指纹技术，现在已经广泛应用于法医学鉴定，其精确度直达一个细胞、一根毛发和一个精子，就可取得个体特征性的基因图谱。

对疾病的观察和研究还从个体向群体和社会发展，并与环境结合，出现了地理病理学、社会病理学等新的分支。这些发展大大加深了对疾病本质的认识，同时也为许多疾病的防治开辟了新的途径和发展空间。随着人类基因组计划的完成和后基因组计划的开展，病理学这门古老的学科必定以全新的面貌展示在世人的面前。

我国是幅员广阔、人口和民族众多的大国，在疾病谱和疾病的种类上都具有自己的特点。开展好人体病理学和实验病理学的研究，对我国医学科学的发展和疾病的防治，具有极为重要的意义，同时也是对世界医学作出了贡献。处理好人体病理学和实验病理学既分工又合作的关系，使二者加强联系，相得益彰。同时要打破病理学与其他学科的界限，密切关注相邻新兴学科的发展，学习和吸取它们的先进成果来创造性地丰富病理学的研究方法和内容。只有这样才能使我国病理学研究的某些领域达到或赶超世界先进水平，这也是我国当代病理学工作者的责任和任务。

第二节 诊断病理学

一、什么是诊断病理学

病理学是研究疾病病因、发病机制、形态结构改变以及由此而引起的功能变化的一门基础医学与临床医学之间的桥梁学科。病理学作为一门科学是在18世纪中期开始的。Morgagni（1682-1771）将他一生中所经历的约700例精心解剖的尸检各器官所见与临床表现相联系，于1761年著成了《疾病的位置与原因》一书，此书为病理学的发展奠定了基础。以后许多学者将尸检所见与临床表现相联系，相继发现了许多疾病的临床和形态特点，大大丰富了病理学的内容。尸检成为检验临床诊断正确性的必不可少的程序。这样的器官病理学到19世纪Rokitansky（1800-1878）时代达到了顶峰。Rokitansky亲自解剖了约3万例尸体，并掌握了约6万例尸检的材料，详细描述了全身各器官的各种病变，从而极大地丰富了病理学宝库。1843年Virchow开始用显微镜观察病变部位的细胞和组织的结构，1858年Virchow发表了他著名的"细胞病理学"，从而开创了细胞病理学时代。临床各科的发展推动了病理学向专科病理分支如妇产科病理、神经病理、肿瘤病理、皮肤病理及儿科病理等的发展。1932 年 Knall 和 Rusha 发展了透射电镜，1938 年 Ardenne 首创了扫描电镜。电子显微镜的问世使病理学从细胞水平向亚细胞结构深入，由此产生了超微结构病理学。免疫学的进展促进了免疫病理学和免疫组织化学的发展。细胞遗传学的研究进展进一步充实了有关疾病的遗传病理学。20 世纪 50 年代是生物化学突飞猛进的时期。1953 年 Watson 和 Crick 发现了 DNA 的双螺旋结构及 DNA-RNA- 蛋白质（包括各种酶）的化学顺序。分子生物学技术目前在病理学中的广泛应用促使病理学进一步深入到分子水平，为分子病理学的建立奠定了基础。

综上所述，近百余年来由于医学生物学各分支如生物学、微生物学、生物化学、免疫学和分子生物学等的迅猛发展以及许多新仪器如透射电镜、扫描电镜、图像分析仪及流式细胞仪等的研制成功，使病理学能发展到目前这样具有许多分支的重要学科，当然病理学的发展也促进了临床医学的发展。应该强调的是病理学从建立之时起就负有一个重要使命即协助临床医生对疾病做出诊断。古代学者通过肉眼观察器官改变与临床症候相联系。细胞病理学问世后，病理医生能从细胞和组织结构的改变为临床提供病理诊断。1870 年柏林大学的 Carl Ruge 及其同事 Johann Veit 最先将外科活检作为重要的诊断工具。从此以后病理医生可根据手术标本、各种活检、穿刺及脱落细胞学为临床不同疾病提供诊断。尸检更可核实或纠正临床诊断，或发现新的疾病和病变。病理学中这一方面的实践和研究以往称为外科病理学，通俗称为临床病理诊断，这些名称并不全面，因为送病理科作病理诊断的标本不都是来自外科，几乎所有的临床科室都可能送病理标本，所以应称之为诊断病理学（diagnostic pathology）。诊断病理学不仅包括对各种活体标本（包括细胞学）的诊断，也包括对尸检的诊断。诊断病理学是病理学的一个大分支，是为患者的医疗服务中不可缺少的重要组成部分。

二、诊断病理学的任务

诊断病理学的任务是对有关疾病：①提出明确的病理诊断；②提供可能的病因学证据或线索；③提供有关的预后因素。当病理学还处在细胞病理学时代时，病理医生能根据病理标本的形态改变（大体和显微镜下）提出病理诊断完成任务。目前随着医学生物学各分支的迅速发展，病理医生已能将病理形态结合其他种种辅助手段如电镜、组织化学、免疫组织化学、DNA 倍体及种种分子生物学技术为临床提供更精确的病理诊断。例如过去单凭形态不能区分的小细胞恶性肿瘤，现已能依靠免疫组织化学和电镜区分出淋巴瘤、小细胞未分化癌、胚胎性横纹肌肉瘤、神经母细胞瘤或 Ewing 瘤。分子生物学技术特别是 PCR 的应用使病理医生能从患者的组织（新鲜或石蜡包埋组织）中提取 DNA，通过 PCR 得到大量扩增的特异性 DNA 片段用于检测 T、B 淋巴细胞增生中 Ig 或 TCR 基因重排，癌基因和抑癌基因的点突变，检测杂合子丢失（LOH）和微卫星不稳定性（MSI），检测循环血中的瘤细胞等。PCR 也可用于检测微生物包括细菌和病毒。对检测病毒来说 PCR 技术是最敏感和最快的方法。流式细胞术的一个重要功能是 DNA 分析，决定瘤细胞的倍体（ploidy），计算出不同细胞周期中细胞的百分率，如一肿瘤中异倍体和 S 期细胞百分率增加表明恶性，对某些肿瘤如膀胱癌来说，这些指标说明预后差，对一些癌前病变来说，DNA 分析可预测该病变的生物学行为。病理诊断医生虽不直接接触患者，但他面对临床医生。在临床医生诊断治疗患者的过程中，病理诊断医生应是临床医生最好的咨询者和合作者。

三、进行诊断病理学实践和研究所需的设备

无论是大的医学院校附属医院的病理科，还是小的县区级医院病理科，他们的主要任务是进行病理诊断，其设备应包括有设备较齐全的尸检室、手术和活检病理标本检查取材室、常规切片制片室（可包括特殊染色及冷冻切片设备）、细胞室（包括制作各种细胞学和细针穿刺细胞学的涂片和切片等）、医生读片室（或称诊断室）、照相室（备有能摄制各种大体标本和显微镜下照片的照相设备特别是连接计算机的数码相机）、免疫组织化学室、大体标本制作室、大体标本陈列室以及各种材料的存档处（包括文字档案、标本、玻片及蜡块存档处）等。

一个现代化大医院病理科还应备有电镜室（扫描及透射电镜）、塑料包埋切片制作室、荧光显微镜、偏光显微镜及多头显微镜（教学用）、分子生物学技术实验室、细胞培养室、组织库或低温冷藏箱、流

式细胞仪、图像分析仪、电脑及病理图文信息系统（即局域网上应用的数据库）等。今后有条件的单位可安置细胞遗传学工作站（FISH 分析系统）、做虚拟切片（virtual slide）的仪器及远程病理会诊的仪器，这样同一城市不同医院及不同城市医院之间甚至不同国家的医院之间可进行切片会诊交流。

四、病理标本的检查、取材和诊断中的一些要点

（一）大体观察和取材

病理标本的检查，常规应包括大体检查和显微镜下观察：一些诊断病理医生重视显微镜下改变，忽视大体形态，认为镜下形态是诊断的主要依据。殊不知许多标本，特别是手术切除标本的大体形态和取材部位可直接影响诊断正确性，如手术切除的甲状腺只重视大结节，忽视了小的白色硬结，可导致微小乳头状癌的漏诊；大的卵巢肿瘤应作多个大切面观察，应在不同色泽和质地的部位取材检查，因卵巢肿瘤经常有混合型，只取少数瘤组织块，不能代表肿瘤的全部成分。总之标本的大体观察非常重要，要全面仔细观察和描述病变。临床送检的标本不管大小均应详细检查，如果一例标本有多件，则每一件均要取材作切片观察。根治术标本在未固定前应仔细寻找淋巴结，因为淋巴结中癌的转移率，直接影响患者的治疗和预后。肿瘤标本除取不同部位的肿瘤外还应取肿瘤与正常组织交界处、切断端及淋巴结。

（二）大体标本的照相

一般医院的病理科都没有很富裕的空间来存放大体标本，因此在大体检查之后，对一些病变典型、特殊或罕见的标本最好尽量照相留档，这样除少数可制成陈列标本外，日常大量已检查并取材的大小标本，在病理报告发出后一段时间（一般为 1 ～ 2 个月）就可弃除。如果检查时没有详细记录，可对照照片进行补充描述。照相前应将病变充分暴露，剔除多余的脂肪和结缔组织。标本的切面一般来说均较表面有特征性，照相的清晰度和反差等取决于设备及摄影者的技术。目前一些大医院用的连接电脑的数码相机照相设备不仅效果好，亦容易掌握。一张好的彩色图像不仅是存档的重要资料，也是总结和书写论文必不可少的材料。储存在电脑中的大体彩色图像还可制成光盘作为教学和会议交流等用。国外许多医院病理科还备有照大标本的 X 线设备，对检查有钙化的病灶以及骨组织很有用。

（三）固定

常用的固定液有 10% 中性 formalin，其他有 Zenker，Bouin 和 carmoy 等固定液。固定液的体积应 10 倍于标本的体积。10% formalin 的渗透组织能力为 1mm/h，所以一般标本均需固定数小时，大标本切开后应固定过夜。用作取组织块的大标本，应在新鲜时就切成 0.5 ～ 1cm 厚的大片块，待固定后再修整，组织块厚度不能超过 3mm。腔状器官如胃肠道，应将标本剪开后用大头针固定在薄的木板上（黏膜面向上），在大的容器内固定，表面覆以浸有固定液的湿纱布或棉花。需要立埋的标本应用大头针或染料标明需要包埋的面。标本不能冻存，特别是已含固定液的标本，因冷冻后水分在组织内形成针状结晶，破坏组织和细胞的结构，从而影响诊断。

（四）一张好的 HE 切片是保证正确病理诊断的关键

病理切片质量的好坏除取决于病理制片室的设备以及病理技术人员的技术和经验外，部分还取决于病理医生取材是否合乎要求，如大标本未经适当固定就取材，这样的组织块在固定、脱水和浸蜡过程中会扭曲变形，影响包埋和制片；另外，组织块太厚，中心脱水透明及浸蜡不好亦影响切片质量。一张质量上乘的 HE 切片（除疑难病变外），对病理医生来说一般不会发生诊断困难，但质量很差的 HE 切片（切片厚、刀痕多、组织细胞挤压、组织裂开及染色透明差等）会造成诊断上的困难，特别是淋巴结。大多数淋巴结的疑难病例是由于制片造成的。

目前虽然已有许多辅助手段和工具，如电镜及免疫组织化学等，但要做这些辅助检查之前，首先要对该病例有一个初步的病理诊断意见，才能考虑用什么手段或什么工具来进一步证实或否定该诊断，所以对于一天要处理大量病理标本和诊断的病理医生来说，质量好的 HE 切片是完成工作的保证。

（五）免疫组织化学

除了苏木精－伊红外，以往常用的辅助诊断方法有特殊染色、酶组织化学、图像分析和电镜等，20 世纪 70 年代末和 80 年代初免疫组织化学已开始在国内少数大医院病理科应用于日常外检，到 90 年代后

期免疫组织化学已在全国普遍开展，由于免疫组织化学较高的敏感性和特异性，所以迄今免疫组织化学已是医院病理科不可缺少的技术。

（六）小活检和细胞学

随着医学的发展，病理医生所收到的标本越来越小，现在医院病理科除手术切除的标本和手术切除活检外，大量的是各种内镜活检，粗针穿刺活检和细针吸取细胞学检查（fine needle aspiration cytology，FNAC）的标本。越来越小的标本就要求病理医生仔细检查和病理技术人员高水平的制片技术。遇到有些小的内镜活检首先要核对"块数"，如内镜医生注明"8块"，则送检瓶内应核实是否有"8块"。除检查瓶内标本外，还应检查瓶盖内是否还有标本，有时这一块行将"漏网"的活检可能恰恰是病变的关键。小的标本如内镜活检应用纱布或滤纸或袋装茶叶的纸或其他裹起来固定、脱水和浸蜡。特别小的标本应用伊红染色后再包裹固定、脱水、浸蜡，否则浸蜡后小标本与蜡混在一起不易辨认。这种小活检的切片要求技术人员用快刀切，并在载玻片上捞数个至十数个蜡片。病理医生看片时每一切片上的组织片均应仔细观察，有时常常在某几个组织片中有具诊断意义的病变。

细胞学（亦称诊断细胞学）现在越来越广泛用于诊断。近年来开发的液基薄层涂片技术以及电脑辅助细胞扫描分析系统（thin layer liquid based with computer assisted cytology test，TCCT），以及用液基薄层涂片技术加上 DNA 自动扫描仪，均可明显提高宫颈癌的检出率，以上技术和仪器亦可用于胸腹腔积液、尿、脑脊液和痰的细胞学检查。除各种脱落细胞学外，细针穿刺吸取细胞学检查（FNAC）已在全世界广泛开展。细针是指针的外径为 0.6 ~ 0.9mm，由于针细损伤小，吸出的细胞是存活的，所以以制成涂片后较脱落细胞学（细胞常退化）更易诊断。目前 FNAC 几乎已能用于穿刺全身所有部位的肿瘤，它的阳性率高，假阳性极少，所以很受临床和病理医生欢迎。FNAC 的成败取决于：①穿刺医生能击中目标；②制成一张薄而均匀的涂片；③病理医生对诊断细胞学的经验。三者中缺一就可影响诊断。细胞印片，特别是怀疑有肿瘤的淋巴结切面的印片对诊断很有参考价值，因一张好的印片比起冷冻切片和石蜡切片来说可真实反映细胞的形态和结构，并可用于免疫组织化学，因此除了纤维组织较多的组织和肿瘤外，一般细胞丰富的组织和肿瘤，在新鲜标本切开后最好都做印片观察。

五、冷冻切片

手术台上做冷冻切片的唯一理由是决定下一步治疗的方案，如乳腺肿块的良恶性，决定是否需作根治术，又如肢体肿瘤的性质，决定是否要截肢等。除了这一原因外，其他均无申请作冷冻切片的理由。对病理医生来说冷冻切片要求快、准确、可靠。但是冷冻切片的质量一般均不如石蜡切片，另外取材有限，因此并不是所有的冷冻切片都能做到快、准确和可靠。所以遇到不能做出明确诊断时应请临床医生再取代表性的组织或请临床医生等石蜡切片的结果，切勿勉强诊断，以造成误诊或事故。

六、病理材料的存档

如前所述大体标本应尽量照相存档，或储存在电脑数据库内。这样经过一段时间后，大体标本就可处理掉。除已制成示教或陈列的标本外，大体标本不宜长久保留（包括尸检标本），一方面这些标本会占据很大的空间；另一方面长期保存的大体标本不仅色泽、外形均会改变，而且这种标本已不适合取材作一般 HE 切片，更不适合用于其他辅助诊断技术。

文字资料(包括各种报告的存档部分)、病理切片及蜡块均应永远保存。这些材料犹如患者的病例一样，随时可用于复查，特别是一些疑难病例，多次的手术标本或活检集中起来复查时可能会得出更明确的诊断。此外，这些材料也是病理医生教学和科研用的第一手资料。有些医院病理科把病理切片和蜡块如同大体标本一样"定期处理"，这是不可取的。有时常常因为患者的病理资料不全而影响诊断，甚至可造成医疗纠纷或失去解决医疗纠纷的依据。

目前最好的储存办法是将文字资料输入计算机。国外以及国内一些大的医院病理科在做尸检和外检的同时以及发出正式报告后，随即将病理诊断和患者的有关资料编码输入电脑。这样不仅起到了存档作用，更方便的是随时能从电脑中提出有关病例的病理资料，以资复习和研究。目前国际上通用的编码是参考

SNOMED。

21世纪以来，病理日常报告及材料的存档已全部信息化（通过电脑传送及储存），有些单位甚至已废除文字档案材料，这样的做法似乎有些极端，每一病例的最后病理报告包括临床病史、标本的大体形态（包括照相）、显微镜下形态特点、病理诊断及分子病理诊断均应有一份纸质的文字资料存档以防电脑信息系统出问题，尚有补救的机会。

七、病理诊断医生与临床医生密切联系

病理诊断是医院对许多患者的医疗服务中的一个重要环节。病理诊断医生虽然不直接面对患者，但他做出的正确病理诊断可使患者获得正确的治疗。相反，错误的病理诊断可延误患者的治疗，甚至导致重大的医疗差错或事故。

临床医生应像请其他科医生会诊那样，向病理医生提供必要的病史、手术所见及实验室检查结果。当然有些典型的病变，不需要临床病史就能做出诊断，但多数情况下病理医生在做出诊断前需要参考病史，因为形态相似的肿瘤，发生在不同部位，可能做出不同的诊断，如儿童头面部的小细胞恶性肿瘤，很可能是胚胎性横纹肌肉瘤，而发生在儿童肾上腺的小细胞恶性肿瘤则神经母细胞瘤的可能性大；又如发生在子宫的平滑肌肿瘤，核分裂5/10HPF仍诊断为平滑肌瘤（细胞性平滑肌瘤 cellular leiomyoma），但同样的平滑肌瘤发生在消化道则已能诊断为平滑肌肉瘤，类似的例子很多，总之适当的临床病史是病理医生做出正确诊断必不可少的。国外许多诊断病理专家对没有病史的病理标本一概不予以诊断。

要求手术中做冷冻切片的病例，临床医生更有责任事先向病理医生介绍病情，甚至请病理医生到手术室去，观察病变性质、部位及切除作冷冻切片的组织的部位，这样使病理科的医生和技术人员能做好物质上和思想上的准备，从而有利于病理医生做出快、准确和可靠的冷冻切片诊断。

临床医生与病理医生要相互理解、相互支持。有些临床医生把病理医生看作技术人员或化验员，这种不平等的对待，易造成一些病理医生与临床医生之间的隔阂和关系紧张。另外，一些病理医生只管看片子，毫不关心患者的情况，也不满足临床医生提出的合理要求。临床和病理医生不能密切合作，受害的只能是患者。我们提倡病理医生和临床医生加强合作，相互理解、相互信任，为了患者的利益，共同努力。

八、质量控制和质量保证

质量控制和质量保证的最终目的是保证病理报告的正确性、完整性和及时性，原则上每一医院病理科都应有质量控制和质量保证（QC/QA）计划，并有一个小组或委员会来执行和检查此QC/QA计划。目前国内许多医院还没有做到，不过有些城市已由卫生厅、卫生局指定某一或几个医院执行全市各医院QC/QA的检查。

最简单的QC/QA措施：①检查每天组织切片和（或）细胞涂片的质量；②每天病理报告应由高年资医师复查后发出；③定期比较冷冻切片和石蜡切片诊断的符合率和正确率；④定期抽样检查病理报告有无诊断差错和文字书写（包括诊断、患者的姓名、年龄和性别等）差错；⑤定期召开科内和科间对疑难和特殊病例的会诊。

九、医院病理科的医疗法律纠纷问题

病理科医疗法律纠纷的主要原因是病理诊断错误即误诊和漏诊。另一种原因是标本或切片编号错误"张冠李戴"和标本丢失，特别是在未做大体检查前丢失标本，这是绝对不可原谅的错误，因为发生这种情况在法庭上是绝对败诉的。

造成病理诊断错误的原因与病理诊断医师的专业水平和素质、切片质量、病理科的设备以及医院的大环境等都有关，病理诊断医师的专业水平低，对有些病变不认识或工作不够敬业（粗心大意，看切片不仔细，漏了重要的病变），病理科设备差（如没有合格的显微镜），则专业水平很高的病理医生也看不出病变；技术人员水平低或没有合格的制片设备，做不出合格的HE切片。国内许多到处会诊的"疑难外检"，有很大一部分是"制片疑难外检"，即因病理切片不好，会诊医生不能根据切片所提供的真实

信息做出正确的诊断。一旦发生医疗法律纠纷，应把有关病例的文字档案、切片、蜡块和剩余固定的组织标本等妥善封存，或交上级有关部门保管，切勿将这些资料交给无关的第三者特别是原告及其律师，一旦立案最重要的是绝对不要更改报告或记录，这样可使案件变得不可辩护。国外的法院可将私自修改报告判成有罪。在法庭上要保持冷静，衣着整洁，要说真话，实事求是，前后一致，回答问题简单明确，尽量少加修饰词。

病理诊断医生不可能不犯错误，也不可能保证一生不被起诉，所以病理诊断医生亦应认真地学习有关法律知识。

十、分子病理学

分子遗传学亦称分子遗传病理学（molecular genetic pathology）。早在 20 世纪 90 年代，国外一些大的医学中心已建立了分子遗传病理学学科，如果说 20 世纪后期免疫组织化学成为推动病理学发展的巨大动力，21 世纪广泛开展的分子遗传学及其技术将成为第 2 个推动病理学发展的巨大动力。21 世纪医学已进入了"个性化医学时代 era of personalized medicine"。分子病理学（molecular patholog）的研究发现许多疾病特别是一些癌的分子水平异质性很强，即同样形态的癌，它的基因水平可完全不同，例如两个同样形态的乳腺浸润性导管癌，有的伴有 HER2/neu 基因扩增，另一个则没有 HER2/neu 扩增。这 2 个患者治疗就不能用"一种尺寸适用于所有人的办法"，而要用"量体裁衣"的方法，即要根据肿瘤分子水平的异常进行针对性的治疗，以获得最大的疗效及最低的药物毒性。"个性化医学"特别是"个性化癌的医学"核心是靶向治疗，靶向治疗已在某些癌患者的治疗中广泛开展。诊断病理学工作者，除做出病理形态诊断外，应尽快掌握各种分子生物学技术和分子遗传学病理技术。至少近期内能对多种常见癌做出分子分型诊断，给有关临床医生某一特定癌的形态诊断和分子病理学分型，如形态为肺腺癌，分子水平伴或不伴 EGFR 突变或 EML4-ALK 移位等。

大量的病理诊断工作和分子病理学工作需要我们病理工作者去开展，更需要医院领导及有关临床医生的支持，医院领导应支持病理科建立分子病理学实验室（包括各种必需的新的仪器、设备），增加有关实验室人员，开展各种新技术如 FISH、CGH、RT-PCR、第二代测序等。医院领导、临床医生以及病理科的工作人员，大家的目的是一致的——治好患者。

微信扫码
◆临床科研
◆医学前沿
◆临床资讯
◆临床笔记

第二章　病理检查技术

第一节　细胞学检查技术基本概念

细胞学制片技术，包括标本的收集、涂片、固定、染色、脱水、透明、封固等。良好的制片是细胞学诊断的重要条件，高度的责任感和严格的操作流程，以及新技术的应用是提高细胞学制片质量的重要保证。

一、细胞学检查范畴

细胞病理学可分两大部分：脱落细胞学和针吸细胞学。

1. 脱落细胞学　采集人体中管腔器官表面脱落的细胞，其标本可来自于外界相通的脏器；如胃肠道、呼吸道、泌尿道、女性生殖道等；其次来自于与外界不相通的腔隙、脏器表面，如胸腹腔、颅脑腔、关节腔等积液。

2. 针吸细胞学　通过细针吸取的方法吸取组织中的活细胞，如乳腺、甲状腺、淋巴结、前列腺等穿刺。除了进行一般细胞形态学诊断外，尚可以进行细胞培养，细胞 DNA 检测。

二、细胞学检查程序

标本采集→涂片制作→涂片固定→涂片染色→涂片封固→涂片阅片→报告打印→玻片归档。

三、细胞学检查的特点和意义

1. 准确性　通常以阳性率来表示（诊断率、符合率、准确率）。目前国际统一标准，即用敏感性及特异性来表示。前者显示除去假阴性后的阳性率，后者显示除去假阳性后的诊断准确性。

2. 敏感性　细胞学诊断以子宫颈癌检查效果最佳，敏感性达 90% 以上。痰及尿液脱落细胞阳性率较低 50% ~ 60%，细胞学诊断的特异性较高 98% ~ 99%，即假阳性很低，只占 1% ~ 2%，可疑细胞只占 5%。一个可靠的诊断技术应为敏感度越高越好，即假阳性和假阴性率越低越好。

3. 实用性　操作简便、创伤性小、安全性高，且费用少。有利于疾病的早期发现，早期诊断和早期治疗。细胞学检查技术已不再是一种单纯的诊断方法，对观察癌前期病变的演变，指导临床用药和随访观察的重要指标。

4. 局限性　细胞学诊断有许多优点，但阳性率较低，时有漏诊和误诊。这主要由于取材局限性，制片方法不当有关；此外，缺乏组织结构也是影响诊断准确性的因素。

四、细胞学标本制作质量控制

细胞学制片是涂片技术重要的基本技能，质优的细胞制片直接关系到诊断的准确率和阳性率高低。

细胞学送检标本大概可分为以下三大类：

一类标本是临床医师取材后马上制成涂片固定后送细胞学检查（如妇科的宫颈涂片、纤支镜刷片涂片）；另一类是临床医师抽取标本后未经固定直接送到细胞室进行细胞制片检查（如浆膜腔积液、痰液、尿液等）；第三类主要是妇科液基细胞学标本，临床医师用特殊的刷子取材后，将刷子上的细胞放入细胞保存液中送到细胞室行细胞制片检查。

细胞学涂片制作前质控要求如下：

（1）涂片前应准备好各种用具，如干净的载玻片、固定液、吸管、玻璃棒、小镊子。

（2）各类标本要新鲜制作，4℃冰箱保存的标本不超过 4h。

（3）涂片制作要轻巧，以免损伤细胞。

（4）涂片制作要均匀，厚薄要适度，掌握细胞量与溶液比例的稀释度。细胞量多的标本制片宜薄，细胞量少的标本制片宜集中。

（5）细胞应有效固定在载玻片的位置上，各类涂片制作后原则上应湿固定为佳，特殊情况下涂片亦可半湿干固定。

细胞学制作中的质控要求，详见制片流程中相关部分。

第二节　细胞学标本采集原则和方法

一、标本采集原则

（1）采集标本必须保持新鲜，以免细胞自溶，影响细胞着色和正确诊断。

（2）采集方法应简便，以减轻患者痛苦，且不至于引起严重的"并发症"或促使肿瘤扩散。

（3）正确选择取材部位，尽可能由病区直接采取细胞并获取丰富有效的细胞成分。

（4）绝对避免错号和污染（器具和玻片干净、固定液及染液过滤、每份标本一瓶）。

（5）针吸穿刺操作时有两人配合完成采集标本较好，并了解病情和影像学资料，选择恰当的体位及穿刺点。

二、标本采集前准备

（1）所有细胞学送检标本容器清洁并要求即采集即送检。

（2）送检标本必须填写细胞送检申请单，每份标本一瓶并写明患者姓名、性别和年龄。

（3）临床送检血性胸水、腹腔积液、心包液为防止标本凝固，应在容器中加入抗凝剂。可用商品化的肝素抗凝试管或用 100g/L 浓度的乙二胺四乙酸钠（EDTA-Na），亦可用 3.8% 的柠檬酸钠，与标本量之比为 1:10。

三、标本采集方法

1. 标本采集方式

（1）直观采集外阴、阴道、宫颈、穹隆、鼻腔、鼻咽、眼结膜、皮肤、口腔、肛管等部位，可用刮片、吸管吸取、擦拭或刷洗的方法。

（2）宫颈细胞采集历经从早期棉棒阴道后穹隆分泌物法、木制宫颈刮片法到现代的专用扫帚状刷取样法。

（3）用纤维光束内镜带有的微型网刷直接在食管、胃、十二指肠、气管、肺内支气管等部位的病灶处刷取细胞涂片。

（4）体表可触及的原发病变和体内脏器标本收集可采用针刺抽吸收集方式，用穿刺针准确刺穿皮肤进入病区域后，通过提插针方式，使针尖斜面部对病变组织进行多次切割；并同时借助针管内的持续负压将切割获得的标本吸入针芯及针管内。

2. 分泌液收集法 细胞学检查收集的分泌液包括自然分泌液：尿液、痰液、前列腺液、乳头分泌液等。

（1）尿液：男性用自然排尿，女性采取中段尿。尿量不应少于 50mL，标本要新鲜，尿液排出后 1 ~ 2h 内制成涂片。如不能立即制片，可在标本内加 1/10 尿量的浓甲醛液或等量的 95% 的乙醇。但尿内加入上述的固定液可使细胞变形或影响制片，因此，尽可能新鲜尿液离心沉淀制成涂片。

（2）痰液：指导患者漱口、深咳痰液，约 3 口量的痰液。挑选来自肺、支气管内的带铁锈色的血丝痰，或透明黏液痰及灰白色颗粒状痰等有效成分进行薄层均匀的涂片，每例患者制片 2 ~ 3 张。

（3）前列腺液：采用前列腺按摩取分泌物直接涂片。

3. 灌冲洗收集法 此法常用于采集胃脱落细胞，例如用于胃肠、腹腔、卵巢肿瘤术后向空腔器官灌冲。冲洗一定数量的生理盐水，使肿瘤细胞脱落，然后将冲洗液抽取离心沉淀后取细胞层直接涂片。

4. 浆膜积液收集法 此法常用于胸腔、腹腔、心包腔等器官内积液的抽取，抽取胸腹腔积液送检，通常由临床医师操作完成。送检胸腹腔积液的容器瓶必须事前加入抗凝剂（3.8% 的柠檬酸钠），送检浆膜腔积液的量为 20 ~ 200mL 较合适。因特殊原因不能马上制片的标本，应放入 4℃ 的冰箱内保存，时间不应超过 16h。

第三节 细胞学涂片固定

一、固定目的

细胞离体后如果不及时固定，就会释放出溶酶体酶将细胞溶解，导致组织自溶，丧失原有结构。因此，细胞采集后应选用合适的固定液进行固定，使细胞内的蛋白质凝固、沉淀成不溶性，并使细胞尽可能保持原有的形态结构和所含的各种物质成分。细胞涂片的固定在细胞学制片中极为关键。细胞固定的好坏会直接影响后续的涂片和染色，进而影响细胞学诊断的准确性。

通过乙醇能迅速凝固细胞内的蛋白质、脂肪和糖类，使其保持与活细胞状态相仿的成分和结构，使细胞各部分尤其是细胞核染色后能清楚地显示细胞的内部结构。进行经典的巴氏染色，用乙醇和乙醚或甲醇固定细胞涂片是极为重要的。假如乙醇浓度不够，细胞核固定不佳，易造成人为的假阴性报告。

二、固定液种类

乙醇是细胞涂片常用的固定液，可使细胞内的蛋白质、核蛋白和糖类等迅速凝固，产生不溶于水的沉淀。乙醇很少单独使用，通常与冰醋酸、乙醚等混合使用。在巴氏染色中，乙醇类固定液更是首选的固定液。

常用的固定液如下：

（1）95% 的乙醇 – 冰醋酸固定液 95% 的乙醇 100mL

冰醋酸 1mL

常用的细胞涂片固定液，冰醋酸渗透力强，可加快细胞的固定。

（2）乙醇 – 乙醚固定液

无水乙醇 49. 5mL

乙醚 49. 5mL

冰醋酸 1mL

常用的细胞涂片固定液，固定快速，尤其是作巴氏染色，为首选的固定液。乙醚容易挥发，气味较大，应密封保存。

（3）Carnoy 固定液

无水乙醇 60mL

三氯甲烷 30mL

冰醋酸 10mL

适用核酸、糖原、黏蛋白等特殊染色；也适合固定含血较多的细胞标本，冰醋酸能够加强胞核染色，也能溶解红细胞，并可减低细胞由于乙醇引起的收缩。一般固定 3 ~ 5min，再用 95% 的乙醇继续固定 15min。

（4）甲醇固定液　用于干燥固定的涂片（血片）和某些免疫细胞化学染色。

（5）丙酮固定液　冷丙酮常用于酶的细胞化学染色和免疫荧光染色。

（6）10% 的中性缓冲甲醛固定液　主要用于固定细胞沉渣制作细胞蜡块。如果用于固定细胞涂片，固定较慢，也容易引起细胞脱落，因此，不适宜直接固定细胞涂片。

三、固定方法

1. 浸泡湿固定法

（1）固定操作：将细胞涂在玻片上后，应稍晾干，但不能完全干燥，在涂片快干且还湿润时，立即浸泡在固定液中固定 15 ~ 20min。这种固定方法也称为湿固定。

（2）注意事项：①玻片标本固定时应将玻片垂直置入固定液，避免涂片相互摩擦；②各种细胞涂片均应及时用湿固定法进行固定，否则涂片干燥后会严重影响染色效果。

2. 喷雾固定法　将采集的细胞涂好片后，平放在架子上，将乙醇等固定液喷洒在涂片上进行固定，干燥后保存或待染色。染色前需要在蒸馏水中浸泡约 10min。优点是简单快速，缺点是容易固定不均匀。

四、质量控制

1. 制作标本要新鲜　送检标本要新鲜制作，在室温下不能停留超过 2h，脑脊液更不能超过 1h。胸腹腔积液、心包积液、痰液可在冰箱内放置 12 ~ 24h。尿液在冰箱中停放不超过 2h。

2. 湿固定的原则　制片后标本玻片尾部最易干燥，干燥后的玻片会引起细胞核膨胀和着色不清，胞质干燥后巴氏伊红、亮绿着色不鲜艳，诊断易受影响。

3. 固定液要过滤　每天每次使用后的固定液要用滤纸或棉花过滤后才能重复使用，但乙醇浓度不能低于 90% 的含量，否则要更换新固定液，主要是防止交叉细胞污染。

第四节　细胞学常规染色技术

一、染色的作用

没有经过染色的细胞，难以通过显微镜观察到细胞核和细胞质内部各种细微的结构。因此，需要用不同的染料将细胞的形态结构及不同的成分显示出来，以便在显微镜下进行观察。

二、染色机制

细胞染色机制比较复杂，一般认为细胞染色主要是通过物理吸附作用和化学结合作用来使细胞核和细胞质染上不同的颜色，并且产生不同的折射率，从而能通过显微镜来观察。

1. 物理吸附作用　染料的色素成分被吸附进入组织和细胞间隙内而显色。

2. 化学结合作用　染料的助色团具有与组织细胞很强的亲和力，能够与细胞及其细胞内相应物质结合生成有色的不溶性的化合物沉淀而显色。

三、染料分类

（1）染料根据其来源可分为天然染料如苏木精和人工合成染料如结晶紫等。

（2）根据染料所含有的发色团分为硝基染料、偶氮染料、醌亚胺染料、咕吨染料、苯甲烷染料、蒽醌染料、重氮盐和四重氮盐类和四唑盐类染料等。

（3）根据染料所含有的助色团性质分为酸性染料、碱性染料和中性染料等。

四、常规染色方法

细胞学染色方法有多种，主要有常规染色、特殊染色（或称细胞化学染色）和免疫细胞化学染色。可根据不同的检验要求和研究目的加以选择应用。常规染色法有巴氏（Papanicolaou）法、HE 法和迈格林华－吉姆萨染色（MGG 染色）法等。

（一）巴氏（Papanicolaou）染色

巴氏染色起初仅用于阴道上皮雌激素水平的测定以及检测生殖道念珠菌、滴虫等病原体的感染。染色方法经过不断改良后，胞质染色液分别有 EA36、EA50 和 EA65。目前主要用于妇科细胞学涂片染色，多采用 EA36 和 EA50 染色液，是用来筛查宫颈癌及癌前病变的常用细胞学染色方法。巴氏染色也适合胸、腹腔积液、痰液等非妇科标本的染色，常采用 EA65 染色液。

巴氏染色法染液中含有阳离子、阴离子和二性离子，具有多色性染色效能。因此，染出的细胞质具有色彩多样、鲜艳、透明性好及细胞核的核膜、核仁、染色质结构清晰的特点。巴氏染色主要有两组染液，胞核染液如苏木精和胞质染液如 EA36，以达到核质对比清晰鲜艳的目的。

1. 试剂配制

（1）改良 Lillie-Mayer 苏木精染液

苏木精（hematoxylin）5g

无水乙醇（absolute alcohol）50mL

硫酸铝钾（aluminium potassium sulphate）50g

蒸馏水 650mL

碘酸钠（sodium iodate）500mg

甘油（glycerine）300mL

冰醋酸（glacial acetic acid）20mL

分别将苏木精溶于无水乙醇，硫酸铝钾溶于蒸馏水（可加热至 40 ~ 50℃使硫酸铝钾更容易溶解），用玻璃棒轻轻搅动使彻底溶解，待恢复至室温后，与苏木精无水乙醇液充分混合，再加入碘酸钠，最后加入甘油和冰醋酸。

（2）碳酸锂水溶液

碳酸锂（lithium carbonate）1g

蒸馏水 100mL

（3）橘黄 G 染液

橘黄 G（Orange G）0.5g

蒸馏水 5mL

用橘黄 G 0.5g 溶于 5mL 蒸馏水，再加无水乙醇 95mL，然后加 0.015g 磷钨酸，使用前过滤。存储在深棕色瓶中。

（4）0.5% 的淡绿乙醇储备液

淡绿（light green）0.5g

95% 的乙醇 100mL

（5）0.5% 的伊红 Y 乙醇储备液

伊红 Y（eosin Y）0.5g

95% 的乙醇 100mL

（6）1% 的伊红 Y 乙醇储备液伊红 Y（eosin Y）1g

95% 的乙醇 100mL

（7）0.5% 的俾斯麦棕乙醇储备液

俾斯麦棕（Bismarck brown）0.5g

95% 的乙醇 100mL

微信扫码
◆ 临床科研
◆ 医学前沿
◆ 临床资讯
◆ 临床笔记

（8）EA36 染液配方

0.5% 的淡绿乙醇储备液 45mL

0.5% 的伊红 Y 乙醇储备液 45mL

0.5% 的俾斯麦棕乙醇储备液 10mL

磷钨酸（phosphotungstic acid）0.2g

（9）EA50 染液配方

0.5% 的淡绿乙醇储备液 6mL

1% 的伊红 Y 乙醇储备液 40mL

纯甲醇 25mL

冰醋酸 2mL

95% 的乙醇 21mL

磷钨酸 2g

2. 染色操作流程

（1）涂片用 95% 的乙醇，冰醋酸固定液固定 10 ~ 15min。

（2）95% 的乙醇、80% 的乙醇、70% 的乙醇、蒸馏水分别浸泡 1min。

（3）改良 Lillie-Mayer 苏木精染液染色 5 ~ 10min。

（4）自来水中冲洗多余染液。

（5）1% 的盐酸乙醇液分化约 4s。

（6）1% 的碳酸锂水溶液蓝化 1min，自来水洗 5min。

（7）依次置入 70% 的乙醇、80% 的乙醇、95% 的乙醇（Ⅰ）和 95% 的乙醇（Ⅱ）各 1min。

（8）橘黄 G 液染色 1 ~ 2min（此步可省略）。

（9）依次在 95% 的乙醇（Ⅰ）、95% 的乙醇（Ⅱ）漂洗去掉多余橘黄 G 染液。

（10）EA36 染液染色 3 ~ 5min。

（11）依次用 95% 的乙醇（Ⅰ）、95% 的乙醇（Ⅱ）、无水乙醇（Ⅰ）和无水乙醇（Ⅱ）脱水各 1min。

（12）二甲苯透明，中性树脂封片。

3. 结果　角化细胞胞质呈粉红色，全角化细胞胞质呈橘黄色，角化前细胞胞质呈浅蓝色或浅绿色，细胞核呈蓝紫色，核仁呈橘红色，白细胞核呈蓝色，胞质呈淡蓝或淡绿，红细胞呈橙红色。

（二）苏木精－伊红（HE）染色方法

1. 试剂配制

（1）改良 Lillie-Mayer 苏木精染液。

（2）0.5% 的伊红 Y 乙醇液。

2. 染色操作

（1）涂片从 95% 的乙醇－冰醋酸固定液内取出，80% 的乙醇浸泡 1min。

（2）蒸馏水洗 1min。

（3）改良 Lillie-Mayer 苏木精染液染色 5 ~ 10min。

（4）自来水冲洗 1min。

（5）0.5% 的盐酸乙醇液分化 3 ~ 5s。

（6）自来水冲洗促蓝 10min，80% 的乙醇浸洗 1min。

（7）0.5% 的伊红 Y 乙醇液染色 1min。

（8）80% 的乙醇浸洗 1min。

（9）依次用 95% 的乙醇（Ⅰ）、95% 的乙醇（Ⅱ）、100% 的乙醇（Ⅰ）和 100% 的乙醇（Ⅱ）脱水各 1min。

（10）二甲苯透明，中性树胶封片。

3. 结果胞质呈淡红色，胞核呈紫蓝色，核仁呈红色。

（三）迈格林华·吉姆萨染色（MGG 染色）法

1. 染液配制

（1）迈格林华染液

迈格林华（May-Grunwald）原液 1mL

蒸馏水 9mL

新鲜配制，不能保存。

（2）吉姆萨染液

吉姆萨（Giemsa）原液 1mL

蒸馏水 9mL

新鲜配制，不能保存。

2. 染色操作

（1）涂片固定后蒸馏水洗 2mL。

（2）迈格林华染液滴染 15min。

（3）倒弃涂片上的染液，用自来水冲洗干净。

（4）吉姆萨染液滴染 15min。

（5）倒弃涂片上的染液，用自来水冲洗干净。

（6）甩干水分，镜检。必要时使之干燥后用中性树胶封片。

3. 结果　细胞核呈紫红色，细胞质和核仁呈深浅不同的蓝色。

4. 注意事项

（1）适用于淋巴造血系统（血片）或胸、腹腔积液等标本。

（2）必要时可干燥染片后用中性树胶封片，不宜用乙醇脱水，否则容易脱色。

五、质量控制

1. 固定好细胞涂片是染色质量的保证　细胞样本涂片完成后应及时固定，但要注意涂片含水太多，立即固定时容易使细胞脱落；太干燥又会使细胞胀大，甚至溶解，导致胞核染色不佳、结构模糊。

2. 常用 EA 染色液有 EA36、EA50 和 EA65 三种　均由淡绿、伊红 Y、俾斯麦棕和磷钨酸组成，各自比例不同，但染色结果相似。EA36 适用于妇科标本染色，而 EA65 比较适合于非妇科的标本。

3. 橘黄 G 和 EA 类染液通常使用 15 天　时间过久，会使胞质染色的颜色不够鲜艳，应根据染片量定期更换。

4. 配制 EA 染液时，pH 的调节对胞质分色好与差较大影响　如 pH 偏高，则上皮细胞质染色偏红，可加少许的磷钨酸降低其 pH；如 pH 偏低，则上皮细胞质染色偏蓝或绿色，可加少许饱和碳酸锂溶液调高其 pH。

5. 细胞核在盐酸分化时要把握好时间和盐酸的浓度　着色浅或过深对细胞学的诊断都会造成严重的影响。

6. 血液多和蛋白质多的液体标本　容易造成核染色过深或背景复杂，应先用缓冲液或标本清洗液处理后再制作标本涂片。

7. 商品化学色剂　可选用商品化的染色试剂，建立规范的操作流程。

8. 苏木精注意事项　使用染色时应控制好苏木精染色时间，掌握盐酸、乙醇的浓度及分化时间避免核染色过深或太浅。苏木精质量较差或使用过久的苏木精染液，会导致核浅染或核染色质不清，也会出现蓝染的结晶颗粒。

9. 注意脱水　应及时更换脱水透明的 100% 乙醇或在其后增加一道苯酚，二甲苯脱水透明剂（在南方潮湿天气尤其适合选用），避免脱水不彻底引起片子出现雾状，使细胞轮廓模糊不清，不利于镜下观察。如果细胞片封片不及时，吸入空气中的水分，鳞状上皮细胞质出现深褐色斑点。

10. 分开固定　细胞涂片中的细胞较容易脱落，不同病例的细胞片应分开固定，避免样本之间的交叉污染；染片中有皱褶而且重叠的细胞，应考虑到在染色中有可能发生的交叉污染。

11. 涂片量较多时选用分多次染色　应该先染脑脊液和尿液等细胞量较少的标本，其次是宫颈脱落细胞标本，最后染痰、支气管冲洗、纤支镜毛刷和体液等细胞涂片；并每天过滤染色所用的试剂和染色液。

第五节　其他细胞学染色技术

在临床细胞学诊断中，许多在常规巴氏染色和 HE 染色难以诊断的疾病，需要通过应用其他一些细胞学染色技术进一步确诊。

一、特殊染色和组织化学染色技术

在细胞学诊断中，用常规的染色方法很难观察到细胞中的一些物质如细菌、黏液和色素等，需要用特殊染色方法来将这些特殊的物质显示出来。因此，通过应用特殊染色和组织化学染色技术，可使一些细胞学常规染色难以诊断的疾病得到进一步确诊，有助于提高细胞病理诊断水平。细胞学特殊染色方法有很多种，显示不同的物质可选用相应的染色方法，其试剂配制和染色操作和组织的特殊染色操作相似。

二、免疫细胞化学技术

免疫细胞化学技术是在常规染色和细胞化学染色的基础上，根据抗原抗体反应原理而发展起来的染色技术，广泛应用于临床病理诊断，也是细胞诊断中重要的辅助技术之一。尤其是对于判断肿瘤细胞的来源、分类和鉴别诊断起着重要作用。许多在常规染色依靠细胞形态学难以诊断的疾病，通过应用免疫组织化学技术大部分可得到确诊。

细胞涂片的免疫细胞化学技术染色操作和组织的免疫组化技术染色操作相似，但也有其不同之处，如固定液的选用，是否需要抗原修复等会有所差异；尤其是细胞涂片中细胞膜完整，抗原抗体要通过细胞膜浸入，往往需要进行增加细胞膜通透性等处理。而细胞蜡块切片的染色操作和组织切片的染色操作相同。

三、分子病理学技术

细胞学分子生物学技术是新兴的病理学诊断辅助技术之一，是指在细胞学的基础上，将分子生物学和细胞遗传学的一些技术，在分子水平上检测细胞中的生物性标志物来辅助细胞学诊断。在肿瘤的早期诊断、鉴别诊断以及指导和评估临床治疗有着重要作用。随着技术的稳定，也越来越广泛地应用于临床细胞学诊断，成为临床细胞学诊断中不可缺少的辅助技术，有助于提高细胞学诊断水平。在临床细胞学诊断中，主要应用显色原位杂交技术和荧光原位杂交技术。细胞学原位杂交和组织学原位杂交相似，但也有所不同。目前大多采用商品化检查试剂盒，不同的试剂盒操作步骤不同，应按试剂盒说明书进行操作。

四、涂片重染方法

常规涂片染色一般都有 2 张或 2 张以上的涂片，当诊断需要再行其他特殊染色或免疫细胞化学染色时，需要将其中一张片脱色来重新染色；一些旧片因褪色，或染色错误，也需要将其脱色后再进行重染。

（1）去除盖玻片：将片子先轻微加热，使中性树胶软化，然后浸入二甲苯并经常上下移动玻片，直到盖玻片自然脱下。不能人为将盖玻片移除，否则容易一起把细胞脱下。

（2）水化脱去盖玻片：再用二甲苯完全洗去中性树胶，用 95% 的乙醇洗去二甲苯，80% 的乙醇洗 1min，蒸馏水洗 2min。

（3）胞核褪色：将涂片浸入 1% 的盐酸乙醇液浸泡 15 ~ 30min，或更长时间，在镜下观察，直至将苏木精完全脱去。流水冲洗 10 ~ 15min 完全除去盐酸。

（4）胞质褪色：将细胞核脱色后的涂片浸泡在 80% 的乙醇中，至胞质颜色脱去，蒸馏水洗 2min。

（5）完全脱色的涂片根据需要重新染色。

第六节 浆膜腔积液细胞涂片制作

一、标本采集和处理

1. 离心沉淀 将标本液体上半部轻轻倒掉，保留底部沉淀物20mL。摇匀后注入2～4支锥形离心管内，平衡后中速（2 000转／分），离心5～10min。

2. 标本取材 将离心后上清液用毛细吸管吸出弃掉，若为血性胸、腹腔积液则吸取红细胞沉淀层与上清液接触液面的灰白色薄层液进行混匀涂片，此灰白色层为有效细胞成分，是涂片制作的材料。若作血性积液则将上清液吸出后留约0.2mL与离心管底的沉渣混匀涂片。

二、涂片制作

（1）取离心沉淀标本，用毛细吸管滴1小滴位于载玻片1/3处，即置于载玻片的一侧端。

（2）然后取一玻片与载玻片呈30°的夹角，将标本液夹在两玻片之间向前推进，涂片形成头、体、尾三部分，肿瘤细胞多数集中在尾部。

三、涂片固定

1. 固定液选择 细胞涂片以高浓度的固定液为佳，常用乙醇－乙醚固定液。高浓度的固定液无论是细胞形态的保存，还是细胞在玻片上的黏附都优于其他固定剂。

2. 固定方法 涂片制作完成后应立即垂直投进细胞固定液内固定，固定液必须浸泡整个涂片。

3. 固定时间 10～15min。

四、涂片染色

染色前先按次序整理申请单，并与玻片核对名字、编号及玻片数量。细胞学常规染色方法首选巴氏染色法，大量妇科宫颈细胞学检查或穿刺涂片亦可用常规HE染色。血液细胞学涂片检查可用瑞氏染色、吉姆萨染色。

五、质量控制

（1）细胞样本离心后，如果细胞数量较多，制作涂片时，除了吸取底层细胞外，还应吸取小许上层液体混合后再涂片，避免细胞过多重叠，引起细胞脱落。

（2）用做推片的载玻片与液体接触的角度大小，直接影响涂片的均匀与细胞成分分布的厚度。推片夹角角度小涂片的厚度显示薄，相反推片夹角角度大涂片的厚度显示厚，合适的夹角度数为30°。

（3）细胞量多的标本制片宜薄，细胞量少的标本制作时涂片宜集中偏厚。

第七节 尿液细胞涂片制作

一、标本采集和处理

（1）尿液细胞涂片制作，标本采集和处理，尿液采集需要避免清晨第一次晨尿，因晨尿内会有较多残渣和退行性变的细胞。男性患者可自行排尿，收集中、后段排出尿；女性患者一般采用导管尿，或收集中、后段尿。

（2）标本收集后在1～2h内完成制片，否则细胞易发生腐败自溶。

（3）不能及时制片时可在尿液中加入1/10尿量的浓甲醛溶液或95%的乙醇，尿量不应少于100mL。

二、涂片制作

（1）将尿液倒去上清液，留下 50 ～ 100mL 底层尿液分别注入 2 支 50mL 尖底离心管内。

（2）经平衡配置后放入离心机以 2 000 转／分，离心 7min，2 次。

（3）倾去标本的上清液，或用毛细玻璃吸管吸去上清液。

（4）将沉渣用玻璃棒或吸管搅匀沉淀物。

（5）吸取 1 ～ 2 滴沉淀物在玻片上进行推片或抹片（涂片），根据沉淀物的多少和细胞的数量来决定制片张数，通常制 1 ～ 2 张玻片。如果离心沉淀物少，则细胞成分少，应制成厚片，反之则制成薄涂片。

三、涂片固定

（1）涂片制作完成后应立即垂直投进等量的乙醇 – 乙醚固定液固定。

（2）细胞成分少，标本可潮干或半潮干固定。

四、涂片染色

尿液细胞涂片染色方法首选巴氏染色法，选用 EA36 染液或 EA50 染液，细胞核和胞质着色鲜艳、染色质清晰。

五、质量控制

（1）尿液第一次离心后，如果沉淀物较多，可直接涂片而不必作第二次离心。

（2）为了防止细胞在固定和染色时的脱落可在载玻片上先涂血清液或甘油蛋白，或在涂片制作完成后待涂片呈半干后再置入固定液中固定。但要防止细胞干涸以免影响细胞核着色。

（3）尿内碰到有冻胶样物或大量盐类结晶时，可在尿液内滴加 0.5mol/L 的氢氧化钠溶解冻胶样物或滴加盐酸溶解盐类结晶，然后再作离心沉淀。

第八节　乳腺分泌物细胞涂片制作

一、标本采集和处理

乳腺细胞学的检查，主要是采集真性的乳头溢液，即非妊娠或哺乳和感染病变的渗出液，而是自发持续性的乳头分泌液，乳腺分泌物大概可分为以下六种类型，以血性（或浆液血性）溢液为常见。

1. 血性溢液　以红褐色为多，其中血性意义较大，常见于导管内乳头状癌和导管内乳头状瘤。

2. 浆液性溢液　透明黄色，大部分为乳头下部的乳头状瘤所致，亦可见于乳腺组织增生。

3. 水样溢液　溢液稀薄无色如清水样。大约有 50% 的患者不排除有患癌的可能，阳性率极高。

4. 乳汁样溢液　颜色和性状如乳汁，乳腺增生症或泌乳素分泌过多及服用过多的激素类药所致。

5. 黏稠溢液　溢液黏稠，可有多种颜色，常见于双侧导管和乳腺导管扩张症以及更年期或妇女性腺功能低下者。

6. 脓性溢液　多为绿色或黄色，脓样可带血液，见于乳腺感染和导管扩张症。标本采集时可用手指顺导管引流方向轻轻按摩和挤压，当溢液外流时，用玻片承接 1 ～ 2 滴。

二、涂片制作

（1）用食指腹侧由患处乳腺导管向乳头方向轻轻按摩乳房，将溢出的分泌物直接与预先涂有血清或甘油蛋白的载玻片接触。

（2）将载有分泌物的玻片直接推片和抹片，制成 2 ～ 3 张涂片。

三、涂片固定

（1）涂片制作完成后应立即垂直投进乙醇 – 乙醚固定液固定。

（2）固定液必须浸泡整个涂片，固定时间不少于 15min。

四、涂片染色

乳腺分泌液细胞涂片染色方法首选巴氏染色法，选用 EA50 染液比 EA36 染液对细胞着色较牢靠和鲜艳。

五、质量控制

（1）若乳腺分泌液很多，又含血液，则须收集在生理盐水中，然后按液体标本处理，离心沉淀后，取离心管沉淀物的细胞成分制片。

（2）若按摩后仍得不到乳液标本，必要时可用吸乳器轻轻吸引。

（3）如有乳房肿块又无法获得分泌物者，则考虑用细针穿刺抽吸。

第三章　病理尸体解剖学技术

第一节　尸体解剖的目的和意义

1. 培养医学生及医师　尸体解剖是学习病理解剖学的主要方法。对病理医师来说，尸体解剖为不可缺少的业务工作，从尸体解剖中可以提高业务水平和积累实际经验。

2. 提高医疗质量　在医院死亡的病例，通过尸体解剖，根据尸体解剖的形态改变，结合临床资料进行科学分析，除可以得出疾病的正确诊断，判定临床诊断是否正确外，还可以对疾病的死亡原因，治疗效果等进行探讨。医师们的专业诊断水平从中可以得到提高，特别是通过临床病理讨论的病例，获益就更大，对进一步提高诊断水平和治疗工作等起着良好的作用。

3. 进行科学研究　尸体解剖是病理解剖学知识的重要来源。用现代方法，对尸体解剖材料进行越来越多的研究，就可能继续丰富病理解剖学，并为临床诊断、治疗及预防提供更多的形态学根据。

4. 维护医患双方的相关权益　由于尸体解剖能帮助确定死亡原因，在一些医疗事件相关案件中，尸体解剖所得的材料也常成为法医学上鉴定死亡原因的重要根据。在我国法制不断健全的形势下，越来越多的尸体解剖是出于维权目的而进行的。已具备高级资质的医师需要了解尸体解剖的这一作用。

第二节　尸体解剖室的设备和器械

一、尸体解剖室

（1）尸体解剖室应设于光线充足、空气通畅、地方干爽、尸体搬运方便的地方。一般应独立建筑，也可与停尸间（医院的太平间）接近或通连。

（2）解剖室室内须宽敞，空气必须通畅，同时窗户应安装纱窗，门户装上自动开关的弹簧纱门，以防蝇虫。

（3）解剖室的地面最好用浅色瓷砖铺成光滑、清洁的地面。四周墙壁从地面向上 2m 高镶以白瓷砖，墙角要圆，以利清洁消毒。

（4）尸体解剖室必须水、电专供。尸体解剖台的排出污水接专门的消毒池内处理后才排入下水道，以避免病菌播散。

（5）年尸检率在 200 例左右的单位的尸体解剖室，应设置两个尸体解剖台为宜。台顶应悬挂日光灯，备照明用。也可悬装紫外线灯用作消毒。

（6）附设尸体解剖预备室。预备室用作解剖器械，解剖衣物保存之处。室内可设小沐浴室、更衣室、消毒室。

二、尸体解剖设备和器械

1. 尸体解剖台　目前解剖台一般用不锈钢质材制成。根据经济合用原则，由专门的厂家制作（式样和技术数据可查阅有关资料）。一般台的四周边缘要比台面稍高，以免污水流落解剖室地面。台面四周略高并逐渐斜向台面的出水口，使污水能自然流向出水口。出水口应设铜网盖住，以免组织块下掉。出水口与排污水管相连接并转入地下进入污水消毒池。在尸体解剖台的一端（解剖台的出水口端）安装自来水管。解剖时水可注入解剖台上，以供使用。

2. 尸体解剖室最好配有尸体解剖记录板或专门的录音设备　用以记录或录音尸体各脏器之大小，重量及其他必要内容。

3. 尸体解剖常用的刀具

（1）大脏器刀：尖端，长34cm，宽2.8cm。

（2）小脏器刀：尖端，长15cm，宽2cm。

（3）颈刀：尖端，长17cm，宽1.5cm。

（4）脑刀：钝端，无刀背。长19cm，宽1.8cm。

（5）软骨刀：尖端，长8cm，宽2cm。

（6）解剖刀：尖端，长5.3cm，宽1.2cm。

4. 尸体解剖常用的解剖剪、钳

（1）骨剪：长22cm。

（2）软骨剪：长25cm。

（3）肠剪：长21cm。

（4）单圆头剪。

（5）尖头剪。

（6）血管钳。

（7）骨钳。

5. 尸体解剖常用的解剖镊

（1）有齿镊：2或3个齿，长13cm。

（2）无齿镊：长13cm。

6. 尸体解剖常用的针具

（1）缝针及缝线：缝针长12.5cm。

（2）探针：长22～30cm。

7. 尸体解剖常用的锯和凿

（1）板锯或电板锯。

（2）脊柱锯。

（3）丁字凿：长8.5cm，横柄9cm。

（4）扁凿：长16cm。

8. 铁锤　锤及锤柄均用铁制成，使有足够重量，以利使用。锤柄长20.5cm。

9. 量杯　大小各一。大者容量为500ml，小者为100ml。

10. 钢尺　长30cm以上，并有毫米刻度标识。

11. 木枕或不锈钢　如用木料制成，需加油漆，以免木料吸收血液或污物。

12. 注射器及针头　为取心血培养用，用前须先消毒。

13. 药刀　用作烧灼脏器表面，以便采取培养细菌之材料。

14. 其他　酒精灯、浅色搪瓷盆、海绵或纱布。

三、尸体解剖室的衡具和量具

1. 带托盘的电子天平　称脏器用，用 2 000 ～ 3 000g 天平。托盘的选用要选择容易消毒的。每年必须由计量监督单位校验。

2. 体重磅　置于尸体解剖室门口附近，用作秤尸体重量之用。

3. 时钟和温湿计　挂在尸体解剖室墙上，用于尸体解剖时观察和记录。每年必须由计量监督单位校验。

4. 冷库及小冰箱　条件许可，应加购置，分别作冷藏尸体及固定脏器之用。

四、尸体解剖时的防护设施和器械

（1）解剖者应穿一次性解剖衣、裤及解剖帽、口罩。双手戴一次性乳胶薄型手术手，必要时外加一次性棉手套。在剖验过程中经常冲洗，以保持清洁。

（2）有条件者，还需配有胶围裙。

（3）尸体解剖室须经常保持整洁，各项解剖用刀具应经常保持锋利，依规定放置一定的地点，以备使用。解剖时解剖器械应经常用水冲洗，保持清洁，不可有脓血污迹。

（4）解剖过程中力求保持解剖台及尸体解剖室的洁净，不要将尸血、污水、粪便等污染解剖室，甚至造成传染源。

（5）尸体解剖室内禁用风扇，以免播散细菌。有条件者，尸体解剖室可采用自上而下的垂直风幕或负压一层流式尸体解剖室，既保护解剖医师又保证周围环境不受影响。

（6）解剖过程中如不慎为刀剪割破解剖者皮肤，须立即用清水冲洗干净，然后用汞溴红或碘酊涂布伤口。

（7）解剖完毕，凡解剖时用过的一次性衣物及解剖帽、口罩、手套均需放入专用污物垃圾箱，经专门途径处置；用过的器械等均须清洗后加以 0.3% 苯扎溴铵消毒。尸体解剖台及解剖室地面亦同样需加以清洗和消毒。

第三节　尸检方法及步骤

尸体解剖要求做得准确而又没有遗漏，这样，才能观察到各种病变，利于作出正确的结论。要达到上述目的，就必须有一整套完整的尸检方法及步骤。掌握了这一方法及步骤，遇到复杂的解剖病例，就不会感到困难或无从下手，而且还能够针对个别特殊情况，适当改变方法，而求得更完善的效果。

尸检的方法虽各家不一，大致可归纳为两种。一为各脏器分别取出检查法，一为各脏器联合取出检查法。这两种方法各有其优缺点。但一般多采取脏器联合取出检查法，因为它保持各脏器间的原有联系，便于观察病变在各脏器间的关系。其优点在于：①逐步取出脏器检查，在解剖学上保持系统完整性，在疾病上也有相互联系；②依次检查脏器中，在发现病变后，便于注意以后各系统脏器的病变在原位的情况（特别是肿瘤）；③依次检查不会一下取出过多脏器置于尸体解剖台上，妨碍检查和操作。

一、体表检查

（一）全身状态的检查

首先校对尸体姓名、年龄、性别，以免错解尸体。再测身长，记录体重。然后再检查发育情况、营养状况及皮肤颜色和状态。

（二）死亡特征的检查

这是指检查死亡的指征，它包括检查尸冷、尸僵、尸斑及腐败现象等。

（三）各部状态的检查

身体各部情况的检查如同临床检查病人一样，依次从头检查到足。检查头发、头皮、五官、颈部、胸部、腹部、外生殖器、肛门及四肢。

二、体内检查

（一）胸腔的检查

取出胸骨后，首先观察胸腔各脏器位置及彼此相互关系，然后检查两肺表面与胸壁有无粘连。在检查右肺膜时，顺便一同检查胸导管及其静脉。胸导管位于脊柱之前，食管的右侧，在胸主动脉与奇静脉之间。检查时，将右肺向前翻转，用剪刀将主动脉及其静脉分开，胸导管即可发现。检查完毕，将肺恢复原位，再用解剖剪自下而上分离上纵隔之胸腺（成年人胸腺已为脂肪组织取代，不必分离），并做检查。

1. 心包腔的检查　自心基底部开始作倒写"入"字形剪开心包。剪开心包时注意检查心包液量、色、及有无血液或炎性渗出物，如有应作细菌培养。检查心包膜情况，有无粘连及心脏大小。

2. 上腔静脉及其分支的检查　在原位剪开上腔静脉、左右无名静脉、左右颈内静脉及左右锁骨下静脉。剪开时，注意检查管腔内有无血栓。在怀疑在肺栓塞时，则应在原位检查右心及肺动脉干及其分支情况后，再行切开上腔静脉及其分支进行检查。

3. 胸腔脏器（包括口腔及颈部器官）的取出及检查　首先自颈部皮肤切口分离颈部器官与前侧及两外侧皮肤之联系，然后用颈刀自颈部切口插入下颌骨正中的内侧缘，并沿下颌骨内侧缘分别向两侧割离舌及口腔底与下颌骨间的组织联系。随后一只手用有齿钳自切口伸入口腔内夹住舌尖，并将舌下向拉出口腔，以暴露软硬腭，另一只手执刀，在软硬腭交界处把软腭切断，继而再把咽后壁切断。这样，便将舌、扁桃体、软腭、咽部等组织与口腔壁及咽壁分离。进而再将气管（连同甲状腺）及食管等与周围组织及脊椎的联系加以分离，直达胸腔上口为止。然后在胸腔上口处或其上切断锁骨下动脉及颈总动脉等，随将口腔及颈部器官连同心、肺一起向下拉，使胸腔器官与背部脊柱相连的软组织互相分离，直达横膈为止（如胸膜有纤维粘连而不易剥离时，应从胸腔切口将壁胸膜连同肺脏一起剥下）。最后在横膈的胸腔侧切断主动脉、下腔静脉及食管（肝硬化病例疑有食管静脉破裂出血时，则食管不应切断）。

即可将上消化道（舌、扁桃体、咽、食管）、上呼吸道（喉、气管连同甲状腺、支气管）连同心脏（及胸主动脉）及肺脏一起取出，然后分别进行检查。

4. 心脏及大血管的检查　注意心脏大小及外形、心外膜情况。心脏内景的检查应先检查右心，后检查左心。检查时依血流方向剖开心脏。

（1）剖开右心：①自右心锐缘分别剪开右心房及切开右心室，不要切断纤维环。用手指探查三尖瓣口情况。然后用肠剪自右心房剪口伸向右心室切口，剪开右房室口纤维环；②用肠剪自右心室切口的心尖部沿距离室间隔右侧约1cm处剪开右心室前壁，肺动脉圆锥、肺动脉瓣及肺动脉干。

（2）剖开左心：①自左心钝缘分别剪开左心房及切开左心室，不要切断纤维环。用手指探查二尖瓣口情况。然后用肠剪自左心房剪口伸向左心室切口，剪开左房室口纤维环；②用肠剪自左心室切口的心尖部沿距离室间隔左侧约1cm处剪开左心室前壁、主动脉瓣（此时也把肺动脉剪断，但注意要在距肺动脉瓣2cm处剪断，以免损坏肺动脉瓣），并把主动脉自其前面正中线剪开检查。

在剪开各瓣膜口时，如果瓣膜有赘生物或瓣膜口狭窄，则不宜用手指探查，一般可自心房或主动脉或肺动脉开口观察，然后剪开。剖开左右心后，分别检查各瓣膜及腱索情况，测量瓣膜周径；检查左右心房、心耳、及心室内腔情况及其内血凝块；检查心肌情况及测其厚度。

5. 冠状动脉的检查　左冠状动脉的剖开，自左冠状动脉开口起向前一直把前降支及左旋支剪开和检查。右冠状动脉的剖开则自右心锐缘的心肌切口找到右冠状动脉断口（在冠状沟处），自此断口分别向右冠状动脉开口及向后降支剪开和检查（冠状动脉的检查也可以沿左右冠状动脉走向每隔3～5mm作一横切进行检查）。检查时应特别注意有无粥样硬化，管腔有无狭窄及血栓形成。

6. 分离心脏　在心脏、主动脉、肺动脉等均检查完毕后，分离心脏。分离时以左手持心，将心尖向上提起，右手持剪，沿心包膜内面将肺静脉、主动脉及上下腔静脉剪断，心脏便可取出，并称其重量。在取出心脏时随即检查肺静脉及肺动脉分支情况。

7. 上消化道的检查　先检查舌根、扁桃体、悬雍垂及咽壁。然后自上而下剪开食管后壁，检查黏膜情况。检查完毕，用剪刀自下而上把食管分离直至喉头为止。

8. 上呼吸道的检查　剪开喉头后壁，再沿气管膜部剪开气管、支气管及其分支，并检查黏膜情况。气管及支气管旁淋巴结亦在此时一并检查。呼吸道的检查也可自前壁剪开。此法较易暴露和检查支气管黏膜的改变。其法是用刀从正中线将舌和喉壁（包括会厌、甲状软骨、环状软骨等）切开，再用剪刀沿气管前面正中线剪开气管，然后分别剪开左右支气管及其分支。

9. 甲状腺（及甲状旁腺）的检查　在原位检查后，再行分离，称其重量及做切面检查。

10. 肺脏及肺门淋巴结的检查　测定两肺重量，再检查两肺。检查时先检查左肺，后检查右肺。首先观察肺膜情况，再用手触肺实质有无捻发感，有无硬结或实化灶，进而再作切面检查。作肺切面时，将肺摆成如在胸腔内置放的状态，但稍使肺的外侧凸面向上，然后用大脏器刀自肺外侧缘对准肺门作纵切面。两肺切法相同，只是切开肺置放的方向不同。切左肺时，肺底向着解剖者。切右肺时，肺尖向着解剖者。

肺的切面应使肺门处支气管对半切开，肺则切成前后二半，然后即检查支气管、血管及肺实质。继而检查肺门淋巴结。

（二）腹腔脏器的检查

1. 腹腔脏器的取出及检查　首先单独将脾取出及检查。其次把空肠，回肠及结肠一起分离，暂置一边，待以后检查。再次把胃、十二指肠、胰、肠系膜（连同淋巴结）、肝、胆囊及胆道等一起取出，分别进行检查。最后才把肾上腺及泌尿生殖器官连同直肠一起取出及分别进行检查。

2. 脾的取出　将大网膜剪离，检查胰腺后，将脾自左肋下拉出，并剪断脾门血管等后，脾即可取出。

3. 脾脏的检查　先测量大小及重量，观察表面情况后始做切面检查。脾第一切面应自表面最凸处切向脾门，然后视需要可作多数平行切面。切面应检查脾滤泡及红髓等的情况。

4. 空肠、回肠及结肠的取出　将横结肠向上翻转，并将全部小肠移至尸体右腹外侧。此时即可找到十二指肠空肠曲的空肠开始段，随即在空肠开始段切断（切断前用线结扎两端，然后在结扎线之间切断）。左手执住断口下之空肠，与肠系膜作成一定之角度，右手执刀，沿肠系膜与小肠相连处逐步将肠系膜切断，使小肠与肠系膜分离。至回盲部时宜用剪刀沿升结肠将其与腹后壁、腹膜组织分离。在横结肠剪断胃结肠网膜组织。在降结肠亦用剪刀分离其与腹后壁相连之组织。然后在乙状结肠与直肠交界线上5cm处（骶骨岬处）切断（切断前先用线结扎两端，然后在结扎线之间切断）。如此小肠及结肠便全部取出。

5. 小肠及结肠的检查　如不怀疑有病变，则在所有脏器检查完毕后再行检查，以避免粪便沾污其他脏器及避免异味。小肠及结肠的检查应在解剖小木台上进行。检查时注意浆膜的情况。剖开肠腔时，用肠剪自空肠一直剪到乙状结肠。小肠的剪开应沿肠系膜连接处剪开，结肠则沿前结肠带剪开。在剪开的同时即进行检查肠内容物的性状、有无寄生虫、肠黏膜及肠壁的情况。阑尾亦在此时一同检查。视情况作多数横切面或作一纵直切面检查。

6. 胃、十二指肠、胰、肠系膜（连同淋巴结）、肝、胆囊及胆道等的联合取出　取时先用剪刀在肝的凸面自前向后、自左至右先后剪断镰状韧带、三角韧带、冠状韧带等，使肝与横膈及前腹壁等的联系断离（在分离时注意勿损坏肝右叶后面紧贴肝包膜的右侧肾上腺，而且应将它小心分离）。然后在紧靠下腔静脉处切断肝静脉及在横膈下切断胃贲门，随将肝及胃向上翻转。继而提起肠系膜，自下而上剪断肠系膜根及先后剪断肠系膜下动脉及腹腔动脉，分离胰及十二指肠与腹后壁相连部分。此时上述腹腔脏器便可全部游离而取出，然后分别进行检查。

7. 胃和十二指肠的检查　胃及十二指肠的检查方法为在胃体部的胃大弯处剪开小口（此时注意观察从胃内流出的胃内容物的性状），然后用肠剪自小口沿胃大弯向上经胃底一直剪到贲门。向下经幽门（剪开幽门时先用手指探其有无狭窄，在正常可容一指通过）一直剪到十二指肠末端。在剪开时检查胃及十二指肠内容物性状，黏膜及胃肠壁的情况。

8. 胆囊及胆管的检查　先挤压胆囊，观察有无胆汁从十二指肠乳头流出。然后自胆囊底剪开胆囊（注意检查胆汁），再剪向胆囊管、输胆总管及肝管，并检查胆囊及胆道黏膜情况和腔内有无结石。

9. 门脉系统及肠系膜（连同淋巴结）的检查　门脉系统的检查先自门脉（在胆囊管的下方）剪开一个小口，用小剪自小口向上剪开门脉进入肝内的左右分支，向下剪至肠系膜上静脉及脾静脉汇合处。

视需要再分别剪开脾静脉及肠系膜上下静脉，并检查静脉壁和内腔情况。

10. 肠系膜及肠系膜淋巴结的检查　将肠系膜连同淋巴结作数个切面检查。

11. 胰腺的检查　未单独分离前即作一纵切面及多数横切面检查。从切面找到胰管，然后剪开检查管腔及管壁情况。在胃和十二指肠、胆囊及胆管、胰腺检查完毕后，才把肝、胃及十二指肠、胆囊、胆管、胰腺、肠系膜（连同肠系膜淋巴结）分别分离，并称胰腺的重量。在黄疸病例则肝、胆管与十二指肠的关系不能分离。

12. 肝的检查　先测量大小及重量，后观察表面情况，才再作切面检查。肝第一切面应自表面最凸处向肝门切开，然后才作其他平行切面。切面应注意肝小叶、血管、胆管和汇管区的检查。

13. 肾上腺及泌尿生殖器连同直肠的联合取出　取时先切开左右侧腰部后腹膜，继而划开左右肾上腺及肾旁的脂肪结缔组织和切断肾门血管等，随即可将肾上腺及肾连同输尿管一起提起并置于左右腹腔外（也可在腹腔内原位单独先取出肾上腺。即在切开左右侧腰部后腹膜以后，划开肾上腺周围组织，便易于取出肾上腺）。在男性尸体，此时宜将睾丸、附睾连同精索经扩大的腹股沟管内口，从阴囊拉到腹腔内并切断与阴囊相连的睾丸引带（或自腹壁原有切口沿两侧腹股沟管向阴囊做一切口，然后把睾丸、附睾及精索拉到腹腔内。这种方法，睾丸等将不受挤压）。继而用手自耻骨联合内侧面逐次划开盆腔腹膜外的软组织，从而把膀胱、前列腺及尿道后部相连的组织剥离，再向后侧分离直肠后之软组织。

在剪断髂内动静脉等后，用长刀在尿道膜部及肛门上 2cm 或更高处切断，于是男性泌尿生殖器（连同肾上腺及直肠）便能一起取出，然后分别进行检查。

女性尸体，当肾上腺、肾及输尿管提起置于左右腹腔外后，即可自耻骨联合内侧面开始逐次向外，向后分离盆腔腹膜外的软组织，从而把与膀胱、阴道、直肠相连的软组织划开。然后用长刀在尿道、阴道上段及肛门上 2cm 或更高处切断。于是女性泌尿生殖器官（连同肾上腺及直肠）便能一起取出，然后分别检查。

14. 肾上腺的检查　检查时先将泌尿生殖器官如在腹腔内置放时一样摆在解剖小木台上，然后自肾的上端分别分离左右肾上腺，称其重量和做有关检查。进而才检查肾、膀胱等脏器。

15. 肾的检查　先检查左肾，后检查右肾。在包膜剥离后，检查表面情况及测其大小。做肾的切面时左手持肾，右手执刀自肾凸面对准肾门做一纵切面。切面应使肾盂对半剖开，把肾切成两半，只部分肾盂及肾门处还有少许软组织相连。然后检查肾的皮髓质、肾盏及肾盂的情况。

16. 输尿管的检查　自肾盂切口用小剪沿输尿管向膀胱方向将输尿管剪开，一直剪至膀胱外膜为止，同时进行检查。在肾、输尿管及膀胱检查后，把肾分离出来测定重量。

17. 膀胱的检查　先在膀胱顶部做一横切口，切开时注意检查尿液性状。然后自切口向膀胱前壁及尿道剪开，检查膀胱内腔、黏膜（特别注意膀胱三角）、膀胱壁等情况，并自输尿管剪口向着膀胱内腔斜行插入探针，以检查输尿管外口有无阻塞。

18. 直肠的检查　从直肠后壁正中线剪开，进行检查，检查后将它分离。

19. 前列腺及精囊的检查（女尸：阴道及子宫的检查）

（1）前列腺及精囊的检查：先检查前列腺的大小，后作切面检查。切开时左手持前列腺，使尿道膜部断口向上，右手执刀，沿射精管方向把前列腺做左右方向纵深切开，即可暴露前列腺切面及精囊，并进行检查。

（2）阴道及子宫的检查：将膀胱及直肠分离。检查子宫大小，再自阴道前壁正中线剪开，检查阴道情况，继续从正中线剖开子宫颈及子宫体，一直至子宫底止，然后自子宫体底部分别向左右两侧剪开子宫角部。并检查子宫颈、子宫体内膜及子宫肌情况。

20. 睾丸、附睾及精索的检查（女尸：卵巢及输卵管的检查）

（1）睾丸、附睾及精索的检查：剪开睾丸鞘膜检查鞘膜及腔内液体后，将睾丸、附睾一起切开，观察睾丸、附睾有无病变。继而以镊子挑睾丸曲细精管，看能否挑起。精索则做多数横切面检查。

（2）卵巢及输卵管的检查：卵巢自后缘向前缘方向做一纵切面进行检查。输卵管则在各段做横切面检查。

21. 腹主动脉、下腔静脉及腹主动脉旁淋巴结的检查　腹主动脉在原位进行检查。用钝头剪自上而下沿主动脉的前正中线剪开，一直剪到左右髂动脉，然后检查内膜和内腔情况（在主动脉有病变时，应连同心脏及全部主动脉及髂外动脉分支一起取下）。腹主动脉旁淋巴结亦同时进行检查。检查完毕，将腹主动脉连同其旁的淋巴结一起取下，即暴露出下腔静脉。下腔静脉亦在原位自两侧髂静脉向腔静脉剪开，并进行检查。然后检查整个脊柱有无改变。

（三）颅腔和脊椎管内脏器

1. 颅腔的剖开　自左右侧乳突出发，经颅顶做一切线。在用刀沿此切线将头皮切开前，先将头发自此切线分别向前后分开。切开后分别将头皮向前后翻转，以暴露颅骨锯线。颅骨锯线在前方自左颞凹向前经发际以上约 0.5cm 的前额转至右颞凹；在后方自前方锯线的左右两侧后端开始，向后上延伸至枕外隆突并在此汇合。在锯头盖骨前，须先将左右两侧颞肌用刀切断，待颅内检查完毕后，整复头颅时，可缝合颞肌二断端，以保持头颅正形及稳固颅顶。剖开颅腔是用板锯沿颅骨锯线将颅骨锯断。最好只锯断内板的大部分，其余用锤轻轻敲凿即可呈参差不齐的断离，如此在整复头颅时，更易保持头颅正形及稳固颅顶。但有颅骨骨折者则不宜用锤凿敲击，以免造成新的裂隙，妨碍诊断。锯断颅骨后即可取下头盖骨，此时硬脑膜也暴露大部分，随后即可检查硬脑膜及头盖骨情况。

2. 头盖骨及硬脑膜的检查　头盖骨的检查：检查有无增厚、缺损、并注意板障情况。硬脑膜的检查：检查硬脑膜颜色及状态后，剪开上矢状窦，检查有无血栓存在。

3. 脑的取出　沿颅骨锯线断面上缘将硬脑膜剪断并翻到正中线，继而把大脑镰前端附着处剪断，用镊子把大脑镰连同硬脑膜由前向后拉起，直至枕骨锯线为止，并任其悬挂其上，然后进行脑的取出。取脑时以左手指将额叶向上向后抬起，右手持剪将视神经剪断，继而把间脑的漏斗、颈内动脉和动眼神经切断，将大脑继续向上向后抬起以暴露小脑天幕，并用解剖刀将附着于颞岩部上缘的小脑天幕切断。此时左手掌心向上托住大脑，并逐次剪断第 4 ~ 12 对脑神经和第一对颈神经，再用颈刀伸入枕骨大孔及脊椎管内切断颈脊髓，此时左手仍托住大脑而右手则掌心向后用手指托住小脑及延髓，然后小心地将脑自颅内取出。取出后检查脑表面蛛网膜、蛛网膜下隙及动脉等，然后称其重量。脑的切面检查一般在固定后进行。固定前必须在大脑胼胝体两侧及前端切断，把胼胝体翻转，拉到后面，使两侧脑室及第三脑室与外界相通，再放小棉花团于此（利于固定液进入将脑组织固定）。然后置入 10 倍于脑体积的甲醛溶液中固定（最好在冰箱中进行）。在固定缸内，将脑顶朝下，脑底朝上，再用小绳穿过基底动脉，并把小绳二端系于缸外，使脑悬挂于固定液中，不致脑顶接触缸底而变形和固定不好。脑一般固定一星期左右即可取出检查。

4. 颅底及静脉窦的检查　脑取出后，随即检查硬脑膜各静脉窦（特别是横窦及乙状窦）及颅底骨。随后取出脑垂体。势必要还要取眼球及中耳检查。

5. 脑垂体的取出　先凿破蝶骨鞍背突，然后用小剪将脑垂体周围组织分离，即可取出。

6. 脑垂体的检查　称其重量，做水平切面，注意有无出血、坏死。

7. 脑及软脑膜的检查　脑在未固定前测定重量，检查脑的外形，注意两大脑半球是否对称，脑回、脑沟及脑底动脉有无改变。脑在固定后，再进行脑各部位的切面检查。

8. 大脑的检查　取出已固定好的脑，再检查大脑表面的情况，然后用脑刀切断大脑脚，分离出脑干及小脑，再做大脑切面检查。大脑切面检查应做多次额切面，切开时，将脑底朝上，用脑刀依次自前向后做 5 次以上切开，视需要可在各个额切面之间再做切面。检查中应特别注意内囊及基底神经节部的检查。剖面 5 次以上参考切面。

（1）第一额切面：自胼胝体前端切开。脑底观在大脑外侧裂及颞下回之间。切面见额回灰质及白质。

（2）第二额切面：自前联合切开。脑底观在间脑漏斗断口之前，视神经交叉处。切面见尾状核头部、豆状核及内囊等。

（3）第三额切面：自中间质切开。脑底观在乳头体处。切面见尾状核尾部，丘脑前部，豆状核及内囊等。

（4）第四额切面：自后联合切开。脑底观在四叠体前、松果体蒂处。切面见尾状核尾部，丘脑后部，红核，黑质及第三脑室等。

（5）第五额切面：自枕叶做切线。见枕叶灰质及白质。

9. 脑干的检查 中脑、脑桥及延髓均做多次横切面进行检查，同时检查导水管。

10. 小脑的检查 检查小脑表面后，在小脑蚓部做一矢状切口，以暴露第四脑室，进行检查。进而将小脑两半球分别做水平切面，以显露齿状核等，视需要再做半书页式切开（即不要完全分离），然后分别进行检查。

有时脑的切开检查须在未固定前进行，例如脑炎、斑疹伤寒、恙虫病等病时即是。此时也可以依上述各项所述方法做脑各部位的切面检查，但脑各处做切面检查时最好不要把脑组织完全切断，分离，而保留一点联系。检查后仍放入固定液中固定，以备再做检查之用。这种未固定前的脑的切法，仍可保持脑的外形，也易于固定和便于再做检查。

11. 脊椎管的剖开 剖开之前将尸体背部朝上，再自枕骨突起至骶骨作一切口，剥离棘突上的软组织及椎弓上的骨膜和软组织等。用脊椎锯在棘突两侧将椎板锯断（第一颈椎的不可锯断，否则头与躯体的骨的联系易于相互脱离，使头难于固定），再用骨钳钳去分离之棘突及椎板，即见脊髓硬膜。

12. 脊髓的取出 剪断脊髓硬膜外置脊神经及马尾，便能将整条脊髓（连同硬膜）自脊髓管内取出。取出后沿前后正中线剪开硬膜并做检查。然后置甲醛溶液内固定，约一星期与脑一起进行检查。脊髓也可自脊柱前面取出。采取时尸体仰卧。用扁凿在椎体两侧由前外斜向后内侧凿断椎弓根，从而即可取下椎体，露出脊髓硬膜，然后把脊髓连同硬膜一起取出。

13. 硬及软脊髓膜的检查 在未固定前检查。

14. 脊髓的检查 在各段脊髓作多数横切面，检查脊髓之灰质及白质。

15. 骨髓的检查 常规只检查胸骨骨髓，椎骨骨髓及股骨骨髓。在股上作约10cm长之纵切口，以暴露股骨。然后从暴露的股骨前面相距约3～4cm之上下两端锯开骨皮质（不可将股骨锯断！），然后凿去两端间之骨皮质，即见骨髓，并可采取。采取之骨髓平置于吸墨纸上或用滤纸包裹后才置入固定液固定，切不可不采取上述方法即置入固定液，否则骨髓在固定液内分散，再不能成块进行包埋。

16. 关节的检查 在必要时才进行的。

（四）特殊材料检查和提取

1. 微生物学、毒物化学及寄生虫学的检验 视病例具体情况做有关部分的检验。细菌培养检材的采集，较常采集的检材及采集的方法如下：

2. 心血的采取 将烤红之药刀灼右心房外膜，以杀灭表面杂菌，再用已消毒注射器（针头要粗）或已消毒玻璃吸管经烧灼心房表面刺入心房内吸取血液2～5ml，再置消毒试管或培养基内做细菌培养。

3. 肠内容物的采取 在有病变肠段约10cm的两端用线加以结扎，使肠内容物不能外流及结扎段内腔不与外界相通，再自结扎两端切断，装入玻璃皿内送培养。

4. 脓液的采取 用已消毒的竹枝棉拭子蘸脓液后置消毒试管内送培养。

5. 浆膜腔渗出液的采取 在切开胸腔、腹腔或心包腔时应小心，勿使之污染，并迅速用消毒之玻璃吸管吸取2～5ml，置消毒试管内送培养。

6. 脏器组织块的采取 用消毒剪刀自采取组织的烧灼表面刺入，剪取约2cm^{2}大小的组织块，并用消毒镊取出并置于消毒试管内送培养。

7. 病毒检材的采集 脑炎或脊髓灰质炎病例，应在死后3h内解剖，首先剖颅腔及脊椎管，以无菌手续采取大脑皮质、脑干（中脑、脑桥、延髓）、脊髓各段，各约10g置缓冲甘油盐水或灭菌之甘油生理盐水各半溶液中（20倍于组织的容量），并冷冻保藏（可用冰壶）送有关单位检验。

8. 毒物检验标本的采集 采集时要注意：①毒物检验标本的采取不能水洗，不能用甲醛溶液固定；②采集的毒物检验标本禁止用金属容器盛载可用干净的广口玻璃瓶；③若须寄送远处检验，除乙醇中毒病例外，可加入等量纯乙醇，以免检验物变化。但必须随同寄送一瓶同样乙醇作对比检验。常采取的毒物检验标本有：①胃内容物：口服毒物后数小时死亡者，取500ml送检；②肠内容物：口服毒物1～2d内者，取100ml送检；③肝组织：汞、巴比妥、氟化物中毒者，取500g送检；④肾组织：汞中毒，取肾一块送检；⑤毛发、指甲、骨，慢性砷中毒者各取 10g 以上送检。

9. 寄生虫检材的采集　视不同需要而采集。如疟疾、黑热病则采骨髓、脾等做成涂片检查；肠道寄生虫则结扎大、小肠各一段供寄生虫学方面检查等。

（五）尸体外观的整复

尸体剖验完毕，随即将尸体整复，尽量使尸体恢复解剖前外观。尸体外观的整复有以下几个部分。

1. 头颅的整复　先用吸水之物，如棉花或纱布紧塞枕骨大孔，需要时还要填满颅腔，继而依原位放回颅顶骨，缝合开颅时切断的两侧颞肌断端，再缝合头皮。整复后务必达到头颅正形而稳固。

2. 胸腹部的整复　先清除胸腹腔内血液，继用吸水之物，如棉花或纱布紧塞肛门及生殖器外口，再置吸水物（纸或其他）于腹腔内（目的是防止血液自各缝合切口渗出，同时也使胸腹保持解剖前原有外形），然后缝合胸腹壁切口。缝合时，缝针自皮肤表面穿入再自同侧皮肤内穿出，继而再对侧皮肤做相同的缝合，缝合的两侧皮肤针口必须正对，而各针口自上而下约相距 1cm，缝口则在切线外 1cm 外。

3. 骨的整复　因需要而取出四肢骨某一段做检查，应以竹或木接口，并缝合切口，以免影响四肢外形。尸体各部整复完毕，即用清水将尸体全身冲洗干净，然后即可穿着衣服鞋袜，整容待殓。

第四节　尸检注意事项

（1）尸体解剖目的是为了发展医学，造福于人类。这种精神是崇高的，必须受到尊重。因此解剖工作必须认真负责，态度严肃。对解剖的尸体必须保证完整、清洁。

（2）所有解剖的尸体，应取得亲属书面知情同意后进行解剖。不能取得亲属意见的，经授权委托人书面的知情同意，书面的知情同意书须包含：①被解剖尸体留取了必要的脏器或组织用作鉴定；②检验后剩余脏器或组织保存期限以及销毁期限；③在解剖过程中进行必要的摄影、录像；④教学科研单位解剖尸体时要进行教学示教或用于科学研究，也需知情告知；⑤其他涉及被解剖尸体延后人格利益以及相关亲属的利益或者涉及隐私者，均需知情告知。（注：参考 1957 年 7 月卫生部颁布的《解剖尸体规则》，根据 2007 年 10 月颁布《物权法》和 2010 年颁布的《侵权责任法》，尸体的所有权问题目前的共识是：①尸体，尽管没有法律人格，但有物的属性，也有社会的属性，按照社会伦理观念，其所有权归属于直系亲属；②同样，死胎是产妇的身体组成部分，脱离了她的身体，就变成了独立的物。尽管其没有法律人格，但是曾经与产妇形成母子的身份关系。这种物的所有权，由产妇原始取得）。

（3）根据"第三节尸检方法及步骤"的规定，有关的脏器是相联系的（如泌尿生殖系，肝、胆道、胃、十二指肠连同肠系膜及其血管等），在未检查清楚各脏器间关系及病变前，不能将它分离。有些病例在发现有关病变后，有些脏器的关系也不能分离（如肝外胆管癌伴胆汁性肝硬化时，肝与胆道应相联结不应分离）。

（4）各脏器作切面检查前，应先秤其重量，否则血液流去一部分，重量就不真实准确。

（5）各脏器切面一般依以下两个原则进行

1）第一切面应暴露脏器最广阔的切面，并应暴露脏器内的血管、导管及其分布情况。视需要可再做多次平行切面或交叉切面以寻找病变。

2）脏器门处血管、神经等应一起切开，并使脏器作两半分开。如脏器的病变在切开后不能保持病变原态者，则应先照相再行切开。

（6）脏器切面不可用水冲洗，以免改变脏器固有的颜色，必要时可用湿布轻轻拭之。观察内膜或黏膜等时不可用手拭擦，否则切片中便常不见内皮细胞或不见黏膜上皮。

第五节　尸检的记录及其内容

每一例尸体解剖都必须有一份完整的尸检记录。尸检记录包括两个部分，即临床部分及病理解剖部分。临床部分为临床病历摘要；病理解剖部分有尸检所见（肉眼及组织检查所见，还包括有关细菌培养、毒物检验等结果），病理解剖诊断及病理解剖总结。兹将上述各部分的内容及规格分别叙述。

（一）临床部分

病理剖验的对象为医院死亡的患者。病理解剖工作者在解剖之前，必须先行了解剖验的死亡病例在生前的临床情况，如症状、体征、实验室检查、临床诊断等，便于剖验时心中有数。为此，我们设计了一种"临床病历摘要单"（同时也是尸检申请单），罗列必须填写的内容，要求委托解剖的医师按我们制定的项目逐项地摘要填写，并在死者家属及临床医师签署后随同尸体一并送来。临床病历摘要是尸检记录内容之一，应与其他尸检记录内容一起归档保存，以便日后参考之用。

有时病理解剖工作者也进行法医案件等的解剖（在当地无法医工作者时）。此时同样要求委托解剖的单位或人员填写死者的有关材料，其内容可参照临床病历摘要要求，但要特别注意死亡的时间、地点、有关死亡时情况及提供可能的死亡原因。

（二）病理解剖部分

1. 尸检所见　这是指如实反映尸体解剖中肉眼所见及该例尸体各有关脏器切片的组织检查所见。记录还应包括有关的细菌培养结果或毒物检验结果等。

2. 病理解剖诊断　每一例尸体在剖验完毕后，都必须做出病理解剖诊断。病理解剖诊断能显示整个病例的全貌，是回答临床医师关于尸检结果的主要内容，同时它又为以后查阅病例，了解病例情况提供便利。病理解剖诊断包括初步病理解剖诊断和最后病理解剖诊断二种。

（1）初步病理解剖诊断：系每例尸检完毕后，根据肉眼检查所见结合临床材料作出的。

（2）最后病理解剖诊断：它系根据肉眼及组织检查的结果，细菌或毒物检验的结果，结合临床材料分析综合而做出的。

每一例保存的尸检记录及尸检报告书，除填写病理解剖诊断内容外，都必须填写主要病症及死亡原因。主要病症系指引起主诉或主要症状的疾病，如有两种病同时存在，其中之一与死亡有关者为主要病症，死亡原因有时就是主要病症的加剧。填写是为了满足临床医师及家属的要求或愿望，同时也加强病理工作者对临床病理联系的注意。

（3）有些尸体解剖病例是不可能作出明确的死亡原因（死因不明）。

3. 病理解剖小结　这是在做出最后病理解剖诊断后进行的，病理解剖小结写在病理解剖诊断之下。小结的内容除作答复临床医师在尸体解剖前提出的问题以外，还应指出病例的特点，并作临床症状与病变的联系的讨论。总结中对某些死亡原因还应作必要的解释。对于临床医师提出问题，无法解答和有些难以解决的问题，则应实事求是，结合文献加以讨论及提出意见，而不可随便肯定。采取这些做法，能加强尸体解剖的科学性和准确性。增长解剖者的知识和经验，同时也加强了与临床的联系。对临床医师也是极好的参考材料。

以上各项尸检记录应在 2 ～ 3 周内完成。

附：法医解剖的鉴定

法医解剖的鉴定关系重大，一般应由法医做出。但在无法医人员时，具有司法鉴定资质的病理解剖工作者亦可进行这一工作。

当法医解剖时，应根据国家颁布的公共安全行业标准执行，如《法医学尸体解剖》GA/T147-1996、《法医学尸表检验》GA/T 149-1996、《机械性损伤尸体检验》GA/T16 8-1997、《道路交通事故尸体检验》GA/268-2001、《猝死尸体的检验》GA/T170-1997、《机械性窒息尸体检验》GA/T 150-1996、《中毒尸体检验规范》GA/T167-1997、《新生儿尸体检验》GA7T151-1996。法医解剖时最好有法院或公安的法医现场见证，并须当场明确记录尸体的姿态及客观所见，然后共同签字。记录方面应特别详细记录死者随身衣物及体表有无各种暴力痕迹，如机械性损伤，电击伤，高低温所引起的损伤及化学性损伤。对尸斑的颜色、程度、分布地区亦要详细记录。对怀疑为中毒的尸体，应采取胃肠内容物、血液、尿液（各取200ml 或尽量采取）及脏器（肝、肾各 200 ～ 500g）分别用洁净玻璃瓶装载，送有关单位化验。

法医解剖的鉴定是根据解剖时肉眼所见、组织学检查所见及毒物化验结果进行的。其内容包括：① 精简叙述解剖案例的事实经过（根据有关方面附来的文件或口述材料，该文件或材料必须有委托机关盖章及委托人的签名）；②述尸检记录，包括毒物化验结果；③说明死亡原因，并解释有关问题（特别是关于暴力的种类、凶器的特点及其造成损伤的方式及经过时间等）；④结论。鉴定书需由解剖者及该单位主任签字，并加盖机关图章。

第六节　尸检记录格式

一、体表检查

1. 全身状态　年龄、性别、身长、体重。发育情况（骨骼粗大、中等或细小），营养状况（良好或中等或消瘦）。皮肤颜色和状态（浅或深褐色，微干燥，紧张或起皱纹，无黄疸、水肿、出血及创伤）。

2. 死亡特征　角膜（变混浊），尸僵（颚肌"死后约2h"、颈、手、足肌"死后约6～12h"呈死后强直，"约24～48h后解除"）。尸斑（在下垂部，呈紫红色）。腐败现象（腹壁浊绿色等）。

3. 各部状态　头皮（无损伤），头发（无异常）。眼：眼睑（无水肿），瞳孔（中等扩张，左右对称），巩膜（无黄疸），结膜（无充血）。耳（两侧外耳道无异常分泌物）。鼻（鼻腔无异常分泌物）。口唇（无发绀，无附着物），口腔（黏膜灰红色，平滑，无龋齿或义齿）。颈部淋巴结（无肿大），甲状腺（无肿大）。胸廓（平坦或稍隆起，左右对称）。腋窝淋巴结（无肿大）。腹部（无陷下）。腹股沟淋巴结（无肿大）。背部（无压疮）。外生殖器及肛门（外生殖器无瘢痕，也无异常液体自尿道口流出，肛门无粪便附着）。四肢（无水肿，无损伤或瘢痕和畸形，指甲床无发绀）。

二、体内检查

1. 胸腹壁切开　胸腹壁皮肤、皮下组织及肌肉作Y字形切开。腹壁皮下脂肪（厚0.5cm，黄色）；肌肉（肉红色，坚实，湿润而光亮）。（女尸：乳腺无囊肿及硬结）。

2. 腹腔　腹腔各脏器位置（在原位），特别说明肝下缘位置（肝右叶前缘没有超出肋弓，部分肝左叶可以在上腹部见到）及脾的位置（斜置于左肋下部，脊柱的左侧，其前端没超出肋弓）。膀胱胀满程度（膀胱适度胀满，或呈收缩状态，它没超出耻骨联合上缘）。胃肠充盈情况（胃适度充盈，位于上部的小肠含少许气体）。大网膜情况（色灰，菲薄，透明，含少许条状脂肪组织）。腹膜颜色和状态（色灰而透明，湿润而光滑，无粘连），腹腔内无积液（如有则述其量、颜色、状态及气味）。

3. 横膈高度　横膈的顶点左侧在第五肋间（或肋骨），右侧在第四肋间（或肋骨）。

4. 胸腔　切开胸腔时，观察肋软骨情况（无钙化，老年人可有钙化），再观察胸腔各脏器位置（在原位）、胸腺情况、两肺情况（当切开胸腔时两肺呈缓慢地对称收缩；两肺前缘没有互相接触，其间可见掌心大三角形的心包部分）。胸膜颜色和状态（色灰而透明，湿润而光滑，无粘连）。胸腔内无积液（如有则述其量、颜色、状态及气味）。心包情况（剪开心包，见少许浅黄色澄清液体。心包色灰，湿润，平滑而光亮，心包无粘连）。上腔静脉及其分支情况（在原位剪开，内含红色血凝块）。胸导管及奇静脉情况（无曲线及其他病变）。

（一）胸腔脏器

1. 心脏　重量（300g），大小（较尸体右拳稍大）。心外形（心外形无改变，左右心没有扩大或延长）。心外膜情况（心包膜色灰，平滑而光亮，心外膜下脂肪组织无增加）。依次切开右心及左心检查各瓣膜口情况（三尖瓣口可通过三个手指，二尖瓣可通过两个手指，肺动脉瓣口及主动脉瓣口均无狭窄或闭锁不全）。左右心内腔情况（左右心房及心室均无扩张，右心房室内有不少红色血凝块及一些积脂凝块，而左心房室只有少许）。心肌情况（左右心室肌厚度：左0.8～1.0cm，右0.2～0.3cm。心肌红褐色，坚实，无梗死或瘢痕）。各瓣膜及心壁内膜情况（各心瓣膜色灰而透明，菲薄而柔软，湿润而光滑，无粘连、增厚或短缩；二尖瓣及三尖瓣的腱索纤小，无变粗、融合或短缩。各房室内膜光滑。卵圆孔已封闭。各心瓣膜周径分别为：三尖瓣12cm，肺动脉瓣8.9cm，二尖瓣10.4cm，主动脉瓣7.7cm）。

左右心冠状动脉情况（管腔无狭窄或闭塞，也无血栓形成，管壁无增厚及硬化）。胸部主动脉及其分支情况（富有弹性，管腔没扩张，内膜色黄而平滑，没有硬化灶）。动脉导管（已封闭）。肺动脉及肺静脉情况（无硬化及血栓形成）。

2. 肺 肺重量（两肺共重685～1 050g）。两肺各叶情况（两肺各叶无胀大，各叶间无粘连。两肺表面呈浅蓝或深蓝色，杂有炭尘小斑点；实质柔软，肺膜面平滑而光亮，没下沉或突起部分，以手捻之各叶均具捻发感，没有变实部分，没有气肿）。切面情况（肺的切面变浅红色，有黑斑散在，实质柔软，无病灶。压肺切面，无内容物自小支气管内挤出。支气管无扩张）。肺门淋巴结（变黑色，无肿大）。

3. 上消化道 舌（黏膜灰红色，湿润，无舌苔）。咽（黏膜灰红色，平滑，无炎性被复物）。扁桃体（表面及切面灰红色，无炎性被复物）。扁桃体（表面及切面灰红色，无炎性被复物）。颌下腺及舌下腺（无肿大）。食管（内腔没扩张，黏膜苍白，平滑）。

4. 上呼吸道 喉头、气管及支气管（内腔没扩张，黏膜灰红，平滑）。气管旁及气管分支处淋巴结（变黑色，无肿大）。

5. 甲状腺（及甲状旁腺） 甲状腺重量（35g）。表面情况（左右两叶呈长圆形，无肿大，褐色，质实）。切面情况（色淡褐，没有孤立性或弥漫性结节形成）。甲状旁腺：必要时才进行检查及描述。

（二）腹腔脏器

1. 脾 重量（150g）。大小（Acm×Bcm×Ccm）。外形和硬度（如掌心大，在前缘有一浅在的切迹，脾质实稍软）。表面颜色和状态（包膜紧张，色灰蓝，平滑，没增厚）。切面颜色和状态（切面上红髓呈深褐红色，平滑而没从切面胀起，用刀不能将脾髓刮下；脾滤泡灰白色，约帽针头大，均匀散在，脾小梁纤细，灰白色，呈线条状）。

2. 小肠 小肠长度（约600cm）。浆膜情况（灰色，平滑而透明）。肠内容物（在小肠下段有少许灰色或着胆汁色的食糜，未见寄生虫）。肠壁情况（肠壁无增厚，管腔无扩张或狭窄，黏膜色灰，形成环状皱襞，无肿胀，内表面呈天鹅绒状；在回肠末段皱襞稀疏而萎，甚至几乎没有皱襞，但却隐约可见集合淋巴滤泡，在滤泡处不见病灶）。

肠系膜及其内的淋巴结：（肠系膜色灰，含少许脂肪组织，其内淋巴结无肿大）。

3. 结肠 结肠长度（约160cm）。浆膜情况（灰色，平滑而透明）。肠内容物（有多量着胆汁色成团粪便，盲肠部无寄生虫）。肠壁情况（无增厚，管腔无扩张或狭窄，黏膜色灰，形成矮而短的皱襞，无肿胀，孤立淋巴滤泡隐约可见，黏膜面不见病灶）。

阑尾：长宽度（约6cm×0.5cm）。浆膜（灰色，平滑而光亮）。阑尾壁情况（阑尾壁无增厚或变薄，黏膜无出血及溃疡）。内腔情况（没扩张，无粪石及寄生虫）。

4. 胃和十二指肠 胃外表（呈短而宽或长而窄的袋形，无扩张）。浆膜情况（灰色，平滑而透明）。胃内容物（有少许糜状食物，色灰，其气味酸）。胃壁情况（胃壁无增厚，黏膜色灰，形成皱襞，无肿胀。幽门无狭窄，可通过一手指。幽门部无溃疡或瘢痕形成）。

十二指肠：浆膜情况（色灰，平滑而透明）。肠内容物（有少许食糜，着胆汁色）。肠壁情况（无增厚，黏膜形成皱襞，着胆汁色。球部无溃疡或瘢痕形成）。压胆囊时有胆汁自十二指肠乳头处流出。

5. 胆囊和胆管 胆囊外形（梨状，无扩张）。浆膜情况（黄绿色，光滑）。囊内容物（约含40ml胆汁，绿褐色，可拉成丝状，无胆石）。囊壁情况（无增厚，黏膜着胆汁色，形成纤细的网状皱纹）。胆管：输胆总管、胆囊管及肝管情况（管腔无扩张，内无结石；管壁无增厚，黏膜着胆汁色，无肿胀）。

门静脉系情况（门脉上至肝内左右两大分支，下至肠系膜上静脉及脾静脉，其内腔无扩张或血栓形成，管壁无硬化）。

6. 胰腺 重量（100g），大小（Acm×Bcm×Ccm）。表面和切面情况（色带灰红，小叶呈粗粒状，质实）。胰管（没扩张，管内无异常内容物，管壁无增厚）。

7. 肝 重量（1 600g），大小（右叶：Acm×Bcm×Ccm，左叶：Acm×Bcm）。表面情况（穹隆没变平坦，前缘没变尖锐，表面深红褐色，平滑，硬度坚实）。切面情况（红褐色，小叶轮廓不清楚，汇管区没增宽，其胆管和血管没有扩张）。

8. 肾上腺 左右肾上腺：重量（各6g）。切面颜色和状态（髓质色灰，皮质色黄而浊，近髓质处则呈褐色，无见出血）。

9. 肾　左右肾的重量（各150g），大小（各为Acm×Bcm×Ccm）。肾包膜（脂肪膜含有少许脂肪组织，纤维膜菲薄，色灰而透明，容易剥下）。表面情况（肾表面深红褐色，光滑，星状静脉可见）。切面情况（皮质厚0.5cm，皮质和肾柱均没从切面胀起；皮质色红褐，杂浅灰色条纹，质实而稍软，湿润而光亮；皮髓质的分界清楚，锥体没缩小，条纹清楚，作放射状，其底部红灰交错，尖端呈灰色）。肾盂情况（呈袋状，无扩张，没积聚异常内容物，黏膜灰红，平滑）。输尿管情况（左右输尿管没扩张，没曲折，管腔空虚，黏膜平滑有光泽，管壁菲薄，无增厚）。

10. 膀胱　内腔情况（稍扩张或收缩，有少量色黄而澄清的尿液，无结石）。膀胱壁情况（无增厚，结膜灰色，形成皱纹。输尿管外孔无闭塞。男尸，前列腺尿道部无改变）。

11. 直肠　长度（18cm）。外膜（无改变）。肠内容物（有少许褐色成团大便）。肠壁情况（无增厚，黏膜色灰，除三个皱襞外均平滑，无溃疡，直肠肛门都无痔）。

12. 前列腺（女尸：阴道）　前列腺：大小（约核桃大小，左右对称）。切面情况（浅灰红色，质坚实）。阴道：管壁情况（壁厚如回肠壁，黏膜苍白，形成横行皱纹）。

13. 精囊（女尸：子宫）　精囊内腔情况（呈蜂窝状，无扩张，左右对称，含少许带黄绿色浓稠黏液）。子宫：子宫体及子宫颈情况（子宫体无增大，子宫颈无改变。子宫内腔呈三角形的裂隙，无扩张。内膜约0.2cm，色浅红，柔软而平滑。肌层无增厚，未见瘤结。浆膜与周围脏器无粘连）。

14. 睾丸、附睾和精索（女尸：卵巢和输卵管）　睾丸鞘膜情况（色灰白，平滑，鞘膜腔无积液）。睾丸表面及切面情况（睾丸呈椭圆形，大小左右对称。切面灰色带浅黄，作微粒状，呈扇形结构，精细管可用镊子从切面拉起，状若细丝）。

附睾情况（无肿大，切面浅褐色，无病灶）。

精索情况（在横切面上无硬结，输精管壶腹部也无改变。蔓状血管丛无血栓形成）。

卵巢：大小（Acm×Bcm×Ccm）。表面（不平）。切面（灰白色，可见几个小囊及灰白色小体）。

输卵管：管腔情况（左右输卵管无扩张或狭窄，无阻塞）。管壁情况（无增厚，黏膜无粘连）。

15. 腹部大血管和淋巴结　腹主动脉和髂动脉情况（如胸部主动脉及其分支，无病变可见）。下腔静脉情况（内有红色血凝块）。腹主动脉旁淋巴结（无肿大）。

（三）颅腔和脊椎管内脏器

1. 颅骨　头盖骨情况（没增厚，锯面见板障呈灰红色）。颅骨其他部分（无改变）。中耳及眼球必要时才进行检查及描述。

2. 硬脑膜　颜色和状态（色灰白，平滑而紧张）。各静脉窦情况（无血栓形成）。

3. 脑及软脑膜　脑重量（1 400g）。脑外形（两侧大脑及小脑半球对称，小脑无压迫性圆锥。脑干无变形）。

软脑膜情况（菲薄而透明，光滑而柔软，蛛网膜下隙有少许澄清液体，特别在大脑外侧裂及脑底脚间池、脑桥池等处为明显）。

大脑表面情况（两侧大脑半球的胸回没压扁或变窄，脑沟没消失或增宽）。脑血管及脑神经情况（脑基底动脉、大脑前、中、后动脉无硬化，脑静脉无扩张。脑神经无改变）。大脑切面情况（各处切面皮质厚约0.3cm。皮质灰红色，质实，皮髓质分界清楚；髓质色白，质实；尾状核、豆状核、丘脑及内囊均无出血及软化灶）。脑侧室及第三脑室情况（无扩张，脑液无增加。脑室膜无增厚。脉络丛无改变）。

4. 脑干　中脑情况（切面上红核，黑质可见，无改变）。导水管（无扩张，狭窄或阻塞）。脑桥情况（切面见白色条纹，无改变）。延髓情况（切面橄榄核可见，色灰红，无改变）。

5. 小脑　表面情况（两小脑半球及蚓部无改变）。切面情况（皮质厚约0.2cm，色灰红；小脑髓质白色；齿状核可见，无改变）。第四脑室情况（无扩张，脑液没增加。脑室膜无增厚。脉络丛无改变）。

6. 脑垂体　重量（0.68g）。颜色和状态（切面上前叶呈椭圆形，色灰褐，质实；后叶呈球状，色浅灰）。

7. 脊髓硬膜　颜色和状态（色灰白，平滑，无增厚）。

8. 脊髓软膜 颜色和状态（色白，透明而光滑，蛛网膜下隙有少许澄清液体）。

9. 脊髓 各段切面情况（灰质呈灰红色，作蝴蝶形外观，髓质白色，质实，均无出血及软化灶）。脊髓神经和脊椎管（无改变）。

10. 骨髓（胸骨、椎骨及股骨等）及关节（膝、踝、肘、腕等） 骨髓情况（胸骨及椎骨骨髓深红色，股骨骨髓浅黄色，偶见红色小岛，都不见病灶）。关节情况（膝、踝、肘、腕等关节腔无异常积液，滑膜光滑）。

微信扫码
◆临床科研
◆医学前沿
◆临床资讯
◆临床笔记

第四章　炎症和免疫性疾病

第一节　急性炎症

炎症的分类方法有多种，依据致炎因子的性质和病程的长短通常将炎症分为超急性、急性、亚急性和慢性炎症4类。其中急性炎症（acute inflammation）的病变特点是以渗出性病变和变质为主，浸润的炎症细胞主要为中性粒细胞。少数急性炎症则以增生为主，如伤寒、急性肾炎。慢性炎症（chronic inflammation）以增生性病变为主，其浸润的炎症细胞主要为淋巴细胞和单核细胞。

一、急性炎症过程中的血管反应

急性炎症过程中，则血管发生如下改变：①血流动力学改变；②血管通透性增加。

1. 血流动力学变化　急性炎症过程中组织发生损伤后，很快发生血流动力学变化，一般按以下顺序发生：①细动脉短暂收缩；②血管扩张和血流加速；③血流速度减慢。

2. 血管通透性增加　血管通透性增加是急性炎症的重要特征。渗出液若聚集在组织内称为炎性水肿（inflammatory edema），若聚集于浆膜腔则称为炎性浆膜腔积液。急性炎症过程中常可见明显的炎性水肿，引起炎性水肿的因素包括：血管扩张和血流加速引起流体静力压升高和血浆超滤；富含蛋白质的液体外渗到血管外，使血浆胶体渗透压降低，组织内胶体渗透压升高；其他各种因素所引起的血管通透性增加。

（1）在炎症过程中下列机制可引起血管通透性增加：①血管内皮细胞收缩导致内皮间隙增大；内皮细胞收缩是血管通透性增加最常见的机制，例如组胺作用于内皮细胞受体使内皮细胞迅速发生收缩；②内皮细胞穿胞作用增强；③内皮细胞损伤导致血管通透性增加。

（2）血管通透性增加所引起炎性水肿的意义：①水肿液能稀释和中和毒素，减轻毒素对局部组织的损伤作用；②带来营养物质，带走代谢产物；③所含的抗体、补体有利于消灭病原体；④纤维素网限制病原微生物的扩散，有利于白细胞吞噬消灭病原体及成为修复的支架；⑤刺激细胞免疫和体液免疫的产生。

渗出液过多有压迫和阻塞作用，渗出的纤维素过多，可发生机化，如过多的心包积液或胸腔积液可压迫心脏或肺，严重的喉头水肿可引起窒息；渗出物中的纤维素吸收不良可发生机化，例如肺肉质变、浆膜粘连甚至浆膜腔闭锁。

二、急性炎症过程中的白细胞反应

炎症过程中，白细胞参与了一系列复杂的连续过程，主要包括：①白细胞渗出血管并聚集到感染和损伤的部位；②识别感染的微生物和坏死组织；③清除致炎物质；④白细胞通过释放蛋白水解酶、炎症介质和氧自由基等，引起组织损伤。

白细胞通过血管壁逸出到血管外的过程称为白细胞游出（transmigration）。渗出的白细胞又称炎细胞，炎细胞散布在组织间隙内的现象称为炎细胞浸润（inflammatory infiltration）。

1. 白细胞渗出血管并聚集到感染和损伤的部位　白细胞渗出是炎症反应最重要的特征。白细胞的渗出过程包括白细胞边集、滚动和黏附在内皮细胞表面；白细胞游出血管；白细胞通过趋化因子的趋化作用而聚集到炎症病灶。

选择素（selectin）介导白细胞滚动过程中与内皮细胞的黏附。白细胞黏附于内皮细胞是由内皮细胞黏附分子（免疫球蛋白超家族分子）和白细胞表面的黏附分子（整合素）介导的。在炎症过程中介导白细胞滚动和黏附的机制包括：黏附分子再分布、诱导黏附分子的合成，以及增强黏附分子的亲和性。

化学因子作用于黏附的白细胞，刺激白细胞以阿米巴运动的方式从内皮细胞缝隙中逸出。穿过内皮细胞的白细胞可分泌胶原酶降解血管基底膜，进入周围组织中，然后通过白细胞表面的整合素和 CD44 分子而黏附于细胞外基质，使白细胞滞留于炎症病灶。许多黏附分子在白细胞游出中起重要作用。

炎症的不同类型、不同阶段渗出的白细胞种类有所不同，是因趋化因子的趋化作用及致炎因子的不同所决定。如急性炎症的早期以中性粒细胞渗出为主，后期以巨噬细胞渗出为主；化脓性炎症以中性粒细胞为主；病毒感染以淋巴细胞渗出为主；过敏反应则以嗜酸粒细胞渗出为主。

2. 识别感染的微生物和坏死组织　白细胞聚集到病灶后，必须被激活才能发挥作用。白细胞的激活可由病原体、坏死产物、抗原抗体复合物和细胞因子所引起。

3. 清除致炎物质　白细胞杀伤微生物和其他致炎物质最重要的反应是吞噬作用和细胞内杀伤，中性粒细胞和巨噬细胞有较强的吞噬能力。

4. 白细胞介导的组织损伤作用　对局部组织造成损伤、破坏作用。

三、炎症介质在炎症过程中的作用

在炎症过程中由细胞释放或体液中产生的参与或介导炎症反应的化学因子称为化学介质或炎症介质（inflammatory mediator）。炎症介质可引起炎症的血管扩张、血管通透性增加、趋化作用、发热、疼痛和组织损伤。

1. 细胞释放的炎症介质　细胞释放的炎症介质包括血管活性胺（组胺和 5- 羟色胺）、花生四烯酸代谢产物、活性氧和溶酶体酶、细胞因子和化学趋化因子、血小板激活因子、一氧化氮和神经肽。

（1）组胺和 5- 羟色胺引起扩张血管和血管通透性增加：组胺主要存在于肥大细胞和嗜碱粒细胞的颗粒中，通过血管内皮细胞的受体起作用，可使细动脉扩张和细静脉通透性增加。5- 羟色胺的作用与组胺相似。

（2）花生四烯酸代谢产物参与炎症的全身反应、血管反应及白细胞黏附和激活：花生四烯酸代谢产物包括前列腺素、白细胞三烯和脂质素。前列腺素参与炎症的全身反应、血管反应，引起血管扩张、水肿、发热和疼痛。

（3）活性氧和溶酶体酶可杀伤微生物和引起组织损伤：中性粒细胞和单核细胞可通过胞质内溶酶体颗粒的释放而引起炎症反应。

（4）细胞因子和化学趋化因子参与炎症的全身反应、白细胞激活和趋化作用，细胞因子不仅参与免疫反应，在炎症过程中也发挥着重要作用。TNF 和 IL-1 可促进内皮黏附分子的表达及其他细胞因子的分泌，引起发热。不同的化学趋化因子对不同的炎症细胞有趋化作用。

（5）血小板激活因子能够激活血小板及扩张血管和增加血管通透性，血小板活化因子（PAF）在极低浓度下可使血管扩张和小静脉通透性增加。

（6）一氧化氮（NO）可调控炎症反应以及杀伤微生物。NO 可引起小血管扩张和血管通透性增加。

（7）神经肽参与炎症的全身反应和血管反应，P 物质可传导疼痛，引起血管扩张和抑制炎症细胞反应。

2. 体液中的炎症介质　包括激肽系统、补体系统和凝血系统。

（1）激肽系统引起血管通透性增加和疼痛：缓激肽使细动脉扩张，血管通透性增加，引起疼痛。

（2）补体系统促进白细胞化学趋化作用和激活及增加血管通透性：C3a、C5a 和 C4a 引起血管扩张和血管通透性增加；C5a 是中性粒细胞、嗜酸性粒细胞、嗜碱性粒细胞和单核细胞的趋化因子。

（3）凝血系统促进内皮细胞的激活和白细胞聚集：凝血酶引起 P 物质选择素的重新分布、促进趋化因子的产生，刺激黏附分子的产生和促进前列腺素、血小板活化因子（PAF）和 NO 产生等。纤维蛋白降解产物可使血管通透性增加。

四、急性炎症的类型及其病理变化

急性炎症的形态学特点是小血管扩张、血流缓慢及白细胞和液体渗出。根据渗出物主要成分的不同，急性炎症可分为浆液性炎、纤维素性炎、化脓性炎和出血性炎。

1. 浆液性炎　浆液性炎（serous inflammation）以浆液渗出为特征，常发生于黏膜、浆膜、皮肤和疏松结缔组织等，可引起炎性水肿（如毒蛇咬伤）、皮肤水疱（如皮肤烧伤）、体腔积液（如结核性胸膜炎）、关节腔积液（如风湿性关节炎）和黏膜的浆液性炎（如浆液性卡他性炎）。

卡他（catarrh）：是指渗出物沿黏膜表面顺势下流的意思，如感冒初期鼻黏膜排出大量浆液性分泌物。

2. 纤维素性炎（fibrinous inflammation）　以纤维素渗出为主，好发生于浆膜、黏膜和肺。

（1）假膜性炎（pseudommembraneous inflammatton）：是指黏膜的纤维素性炎，渗出的纤维素、坏死组织和中性粒细胞形成假膜，又称假膜性炎。常见于白喉和细菌性痢疾。咽部白喉其假膜不易脱落称为固膜性炎；而发生于气管则较易脱落，称为浮膜性炎。

（2）绒毛心（shaggy heart）：是指心包纤维素性炎，渗出的纤维素附着于心脏表面，在心脏的搏动下，形成无数绒毛状物质，故称为绒毛心。大叶性肺炎的病变性质为肺的纤维素性炎。纤维素若不能完全溶解吸收则由肉芽组织取代、机化。绒毛心可导致心包粘连，大叶性肺炎则形成肺肉质变。

3. 化脓性炎（suppurative or purulent inflammation）　是以中性粒细胞渗出为主，并有不同程度的组织坏死和脓液形成特点。脓液呈灰黄色、由脓细胞、中性粒细胞、细菌、坏死组织碎片和少量浆液组成。

依病因和病变部位的不同，化脓性炎症可分为脓肿、蜂窝织炎、表面化脓和积脓。

（1）脓肿（abscess）：是指形成大量脓液的局限性化脓性炎，表现为组织坏死液化、形成充满脓液的脓腔，常发生于皮下和内脏。主要由金黄色葡萄球菌引起。疖是毛囊、皮脂腺及其周围组织的脓肿。痈是多个疖的融合，在皮下形成相互沟通、融合的脓肿。脓细胞指脓液中变性、坏死的中性粒细胞。

（2）蜂窝织炎（phlegmonous inflammation）：是一种发生在疏松结缔组织（如皮下、肌肉、阑尾）的弥漫性化脓性炎。蜂窝织炎多由溶血性链球菌引起，链球菌分泌的透明质酸酶，能降低疏松结缔组织中的透明质酸。链球菌分泌的链激酶，可溶解纤维素。因此，细菌易于通过组织间隙和淋巴管扩散，表现为疏松结缔组织内大量中性粒细胞弥漫性浸润。

（3）表面化脓：是指发生在黏膜和浆膜表面的化脓性炎，如化脓性尿道炎。当脓液在浆膜腔、胆囊和输卵管腔内积存，称为积脓（empyema）。如化脓性脑膜炎致蛛网膜下隙积液。

4. 出血性炎炎症病灶的血管损伤严重，致大量红细胞漏出的炎症。常见于流行性出血热、钩端螺旋体病和鼠疫等。

5. 急性炎症的结局　包括痊愈、转变为慢性炎症和蔓延扩散。大多数痊愈，少数迁延为慢性炎症，极少数蔓延，后者包括局部蔓延、淋巴路蔓延和血行蔓延（菌血症、毒血症、败血症和脓毒败血症）。

（1）败血症（septicemia）：是指细菌由病灶入血后大量繁殖，产生毒素，引起全身中毒症状和病变。

（2）脓毒败血症（pyemia）：是指化脓菌所引起的败血症，除有败血症的表现外，可在全身一些脏器中出现多发性栓塞性脓肿（embolic abscess）。

第二节　慢性炎症

慢性炎症多发生于急性炎症以后，也可隐匿地逐渐发生。

一、慢性炎症的特点

一般慢性炎症的形态特点是：①病灶内以淋巴细胞、浆细胞和单核细胞浸润为主；②常有明显的纤维结缔组织、血管和上皮细胞、腺体等实质细胞的增生，慢性炎症的纤维组织增生常伴有瘢痕形成，可造成管道性脏器的狭窄；在黏膜处由于局部黏膜上皮、腺体和肉芽组织增生及浆细胞、淋巴细胞浸润而形成炎性息肉（inflammatory polypus），如鼻息肉和子宫颈息肉；在肺或其他部位由于肉芽组织增生、实质细胞的增生及慢性炎症细胞的浸润而形成炎性假瘤（inflammatory pseudotumor）。炎性假瘤本质上是炎症，表现为境界清楚的瘤样肿块。

二、慢性肉芽性炎

慢性肉芽性炎（chronic granulomatous inflammation）是以肉芽肿形成特点的特殊慢性炎症。肉芽肿（granuloma）是由巨噬细胞及其衍生细胞局部增生构成的境界清楚的结节状病灶。不同的病因可引起形态不同的肉芽肿，可分为感染性和异物肉芽肿。病理学家常根据肉芽肿的形态特点作出病因诊断，如典型的结核肉芽肿诊断结核病。

常见的肉芽肿性疾病包括结核病、麻风、梅毒，风湿病、硅沉着病、伤寒、血吸虫病、真菌感染等，引起的肉芽肿及手术缝线、石棉、滑石粉等异物肉芽肿和结节病。典型结核性肉芽肿又称结核结节，是结核病具有诊断意义的特征性病灶。结节中心常为干酪样坏死，周围上皮样细胞、Langhans 巨细胞，外周大量淋巴细胞浸润。

第三节　自身免疫性疾病

自身免疫性疾病是指机体对自身组织或组织中的某种成分产生免疫反应，导致组织损伤和（或）多器官功能障碍的一类疾病。

（1）发病机制：自身免疫性疾病发生的根本原因在于机体对自身组织抗原免疫耐受的丧失，其中遗传或某些病原微生物感染可能是促发因素。

（2）免疫耐受的丧失的主要机制可能包括：①T 细胞激活，但未能诱导自身凋亡；②T 细胞"免疫不应答"功能的丧失；③B 细胞与 T 细胞协同作用失调；④T 细胞接到的抑制丧失；⑤交叉免疫；⑥多克隆淋巴细胞的激活；⑦隔离抗原的释放。

（3）遗传因素包括：①某些疾病存在家族史；②某些自身免疫疾病存在与 HLA 特别是 HIA–Ⅱ型抗原相关的特点；③转基因大鼠可诱发自身免疫性疾病。

（4）微生物感染因素包括：①微生物与自身抗原的交叉免疫；②微生物抗原与自身抗原形成免疫复合物导致不耐受；③微生物产物导致非特异性多克隆淋巴细胞激活；④感染引起的炎症反应。

一、系统性红斑狼疮

（一）病因和临床特点

免疫耐受的破坏和大量自身抗体的产生是系统性红斑狼疮（SLE）发生的根本原因。本病是一种常见的全身性自身免疫性疾病，几乎累及全身各脏器，但主要累及皮肤、肾、浆膜、关节和心脏。免疫学检查可以检出抗核抗体（ANA）为主的多种自身抗体。此病好发于女性，男女之比为 1∶9，临床表现复杂，预后差。诊断依赖临床表现、血清学检查和病理诊断。

SLE 的基本病理学改变是在肾、皮肤、血管及纤维结缔组织中有免疫复合物沉积。全身中小动脉急性坏死性血管炎，血管壁纤维素样物质沉积。在慢性患者，血管壁存在纤维性增厚伴管腔狭窄。

（二）肉眼改变

多数 SLE 患者（80%）有皮肤受累，50% 的患者鼻及面颊形成蝴蝶斑。类似红斑也可出现于四肢及躯干，还可伴有风疹、水疱、斑丘疹及溃疡。阳光照射可加重，成为光过敏。累及关节时，可有轻度变形；累及心包时因发生炎性渗出，可发生心包粘连或心包积液。慢性期心包常增厚，累及心瓣膜者可出现弥漫性心瓣膜增厚伴功能异常。血管可发生动脉粥样硬化。

（三）镜下改变

1. 肾改变　几乎所有患者都有肾异常。WHO 将狼疮性肾炎分为 5 类。

（1）光镜、免疫荧光及电镜下正常，少见（Class Ⅰ）。

（2）系膜狼疮性肾小球肾炎（Class Ⅱ）。

（3）局灶性增生性肾小球肾炎（Class Ⅲ）。

（4）弥漫性增生性肾小球肾炎（Class Ⅳ）。

（5）膜性肾小球肾炎（Classs Ⅴ）。

以上肾炎发病机制基本相同。肾小球 dsDNA– 抗 dsDNA 复合物最初沉积在基底膜，沉积物散在或沿着整个基底膜分布，有时累及整个肾小球。为何相同机制导致不同病理形态和临床表现目前尚不清楚。

2. 皮肤改变　受累皮肤表层及基底层液化，表皮与真皮间水肿，真皮内水肿及血管周单个核细胞浸润，纤维素性坏死性血管炎明显，免疫荧光由免疫球蛋白及免疫复合物沿着表皮、真皮间沉积。需要与硬皮病和皮肌炎鉴别。

3. 关节病变　典型病变为滑膜炎。急性期滑膜内有中性粒细胞和纤维素样渗出，血管有单核细胞浸润，需同类风湿关节炎鉴别。

4. 中枢神经系统　SLE 患者可伴有神经系统症状，形态学常表现为急性血管炎，但两者无直接联系。

5. 心包炎　纤维素性或浆液性渗出，慢性期可见心包增厚并发纤维组织增生。

6. 其他器官病变　心肌可表现为心肌非特异性单核细胞浸润；脾内可见脾中央动脉增厚及血管周围纤维化。

二、类风湿关节炎

（一）病因和临床特点

类风湿关节炎（RA）是以多发性和对称性关节非化脓性增生性滑膜炎为主要表现的慢性全身性自身免疫性疾病，也可累及关节外组织，多组织受累时病变常类似于 SLE。本病发病高峰年龄在 20 ～ 40 岁，男女发病率为 1：3 ～ 1：5，绝大多数患者血清中有类风湿因子（RF）及其免疫复合物存在。本病与遗传、免疫及感染因素有关。滑膜中浸润的淋巴细胞，通过分泌多种细胞因子激活其他免疫细胞，从而产生炎症介质和组织降解因子。RF 可在患者血清和关节滑液中出现，其滴度水平与疾病严重程度一致，可作为临床诊断和预后判断的依据。

（二）肉眼改变

RA 主要病变位于全身关节，包括手，足关节、肘、腕、膝、距小腿（踝）、髋关节等。病变多发并常对称分布。25% 的患者在前臂伸侧或其他受力部位出现皮下类风湿小结。该小结也可出现在肺、脾、心包、大动脉和心瓣膜，具有一定特征性。

（三）镜下改变

RA 引起的关节炎主要表现为：①滑膜细胞增生肥大；②滑膜下结缔组织中血管周围大量炎细胞浸润，有时可形成淋巴滤泡；③大量新生血管；④滑膜和关节表面常覆盖大量纤维素和中性粒细胞，可出现机化；⑤破骨细胞功能活跃，常有滑膜组织向骨内生长。可有关节面血管翳形成。类风湿小结镜下表现为小结中央为大片纤维素样物质，周围有呈栅栏状或放射状排列的上皮样细胞，外围是肉芽组织。

（四）并发症

病情严重的患者有类风湿小结和很高的 RF 滴度，很可能并发血管炎综合征，主要表现为累及大、小血管的坏死性血管炎；有的并发纤维素性胸膜炎和心包炎；肺可出现肺间质纤维化；也可出现葡萄膜炎或角膜结膜炎等。

三、干燥综合征

（一）病因和临床特点

干燥综合征（Sjogren 综合征）是由自身免疫引起的泪腺及唾液腺的损伤性疾病。患者主要表现为眼干及口干。本病有原发、继发之分。继发性常与其他自身免疫性疾病有关，以类风湿关节炎最为常见，还可见于多发性肌炎、硬皮病、血管炎、混合型结缔组织病或甲状腺炎等。本病患者 90% 为女性，发病年龄 35～45 岁。由于自身免疫性抗体对组织的攻击，导致泪腺及唾液腺淋巴细胞浸润和组织纤维化，导致泪液、唾液的分泌减少。75% 的患者可检出 RF 阳性，50%～80% 的患者可检出 ANA，其他一些重要的自身抗体还包括抗 RNP 抗体、抗 SSA 抗体和抗 SSB 抗体。90% 的患者这类抗体均增高，是干燥综合征血清特异性标志物。

（二）肉眼改变

泪腺及唾液腺是最主要受累部位，其他外分泌腺也可见于呼吸道、胃肠道和阴道。

（三）镜下改变

腺体导管周围及血管周围有淋巴细胞浸润，继而大唾液腺中大量淋巴细胞浸润，淋巴滤泡形成。导管上皮增生产生阻塞，导致腺泡萎缩、纤维化、玻璃样变和扩张。晚期腺泡严重萎缩由脂肪组织替代。

（四）并发症

由于患者缺乏泪液分泌，可导致角膜炎、角膜糜烂或溃疡。累及口腔、鼻黏膜可导致萎缩伴溃疡形成，严重者可最终导致鼻中隔穿孔。干燥综合征患者肾小管功能检查可出现肾小管酸中毒、尿酸及磷酸增高等。

四、炎性肌病

炎性肌病分为皮肌炎、多发性肌炎和包涵体肌炎。可单独发生，也可与其他自身免疫性疾病如系统性硬化并发发生。

（一）病因和临床特点

皮肌炎病变累及皮肤和肌肉，特点是皮肤出现典型红疹及对称性缓慢进行性肌无力。最初累及近端肌肉，远端肌肉受累发生运动障碍较晚。

（二）肉眼改变

皮肤出现典型红疹，呈对称性。包涵体肌炎常发生于膝部伸肌及腕部和手指的屈肌。病变缺乏特异的肉眼形态学改变，确诊依赖镜下诊断。

（三）镜下改变

（1）皮肌炎患者在小血管周围及肌周结缔组织有炎细胞浸润。典型病变位于肌束周边存在少量萎缩肌纤维，即使炎症细胞轻微或没有浸润，存在肌束周围肌萎缩也可诊断。肌肉内血管减少，可见肌纤维坏死及再生。

（2）多发性肌炎患者病变由 CD_8^+T 细胞直接引起，肌内及周围有淋巴细胞浸润，没有明显血管损伤。

（3）包涵体肌炎特点为围绕血管周围的炎细胞浸润，肌细胞内有空泡，周围有嗜碱性颗粒。另外空泡状肌纤维内含淀粉样沉积物，刚果红染色阳性。电镜下见胞质及核内含有丝管状包涵体。

（四）并发症

1/3 的皮肌炎患者可出现口咽及食管吞咽困难。部分出现肌肉以外表现，包括间质性肺病、血管炎和心肌炎。皮肌炎患者常有较高的内脏恶性肿瘤的发生率。

五、系统性硬化

（一）病因和临床特点

系统性硬化（SS） 以全身多个器官间质纤维化和炎症性改变为特征，主要累及皮肤，以往称为"硬皮病"。胃肠道、心、肾、肺也常受累。本病可发生于任何年龄，但以 30～50 岁最为多见，男女之比 1∶3。临床上将此病分为弥漫性（皮肤广泛受累伴早期内脏受累，预后差）和局限性（相对局限皮肤受累，内脏受累较晚，预后好）2 类。病因目前认为与多因素导致胶原沉积相关。

（二）肉眼改变

主要累及皮肤、消化道、骨骼肌系统、肾，也可累及血管、心、肺和周围神经。皮肤通常从手指及上肢远端开始，逐渐累及前臂、上臂、肩、颈部和面部。在进展期，手指变细并称鸡爪样，关节活动受限，面部变形，皮肤溃疡及终末指节萎缩，有时指端会自行断指脱落。

（三）镜下改变

（1）皮肤早期受累皮肤水肿，血管周围有 CD_4^+T 细胞浸润并伴有胶原纤维肿胀变性。毛细血管和小动脉基底膜增厚、内皮细胞损伤及部分阻塞。进展期真皮水肿进展为纤维化。表皮及真皮浅层胶原增多、钉突消失、皮肤附属器萎缩。真皮内动脉及毛细血管壁增厚及玻璃样变。

（2）消化道肌层进行性萎缩并纤维化。

（3）早期骨骼出现滑膜炎，晚期纤维化，与类风湿关节炎相比较，SS 没有关节破坏。10% 可出现肌炎，需要与多发性肌炎鉴别。

（4）病变主要累及叶间动脉：黏液和胶原物质沉积于此，致使血管壁增厚、内皮细胞增生，SS 缺乏肾小球特异的病理学改变。

（5）肺部动脉管壁增厚，间质纤维化。

（6）心包有渗出，心肌内沿小动脉分布出现心肌纤维化。

（四）并发症

消化道受累患者可出现胃食管反流。小肠受累者可有吸收不良综合征。约 30% 的肾脏受累者出现高血压，20% 出现恶性高血压。50% 的患者死于肾衰竭。肺血管内皮损伤可导致血管痉挛，临床表现为肺动脉高压。

六、血管炎

（一）病因和临床特点

血管炎是血管壁的炎症，可分为免疫介导的炎症和其他因子介导的炎症两类，常有肉芽肿形成，可累及各个层次的动脉。常见的如下：

1. 巨细胞性血管炎　常累及中等动脉和小动脉，常有肉芽肿形成。主要累及颞动脉，也可见于椎动脉和眼动脉，罕见于主动脉。此病常见于老年人，50 岁以前罕见。

2. 结节性多动脉炎　以累及中、小动脉等肌性动脉全壁，产生坏死性血管炎为代表。病变为全身性，常累及肾动脉和内脏动脉，一般不累及肺循环系统。虽可见于儿童和年长人群，但常发于青年人。

3. 血栓闭塞性脉管炎（Buerger 病）　主要累及胫动脉和尺动脉的节段性、血栓性急、慢性炎。此病主要发生于严重吸烟的男性. 与烟草成分对内皮细胞的直接毒性或过敏有关。

4. Wegener 肉芽肿特征性表现为三联征：①上下呼吸道的急性坏死性肉芽肿；②累及中小血管的局灶性坏死或肉芽肿性血管炎；③局灶性或坏死性肾疾病，最常见为新月体性肾小球肾炎。本病男性稍多于女性，平均发病年龄 40 岁。90% 活动期患者血清内可查出胞质型抗中性粒细胞胞质抗体（c-AN-CA）。

其他常见的还有 Takayasu 动脉炎、Kawasaki 血管炎等。

（二）肉眼改变

（1）巨细胞性动脉炎大体上动脉呈节段性受累，为结节状管壁增厚，管腔狭窄。有时可伴有血栓形成，管腔完全闭锁。

（2）结节性多动脉炎病变肉眼呈清楚的节段性，可累及管壁的一部分，动脉分支处更常见。常导致受累血管不规则呈动脉瘤样扩张、结节形成。血栓阻塞时可有组织梗死。

（3）血栓闭塞性脉管炎在节段性的基础上可继发累及邻近的静脉和神经。

（4）Wegencr 肉芽肿在上呼吸道病变中可为鼻窦炎，鼻、上颚、咽黏膜的肉芽肿和溃疡形成，周边为坏死性肉芽肿和血管炎。肺内散布的局灶性病灶可融合形成结节，结节内可形成空洞。

（三）镜下改变

（1）巨细胞性动脉炎组织学上有两种类型，常见者以内弹力板为中心的动脉中膜肉芽肿性炎为特征，其中可见单核细胞、朗格汉斯巨细胞和异物巨细胞，内弹力板常可断裂。另一型则罕见或无肉芽肿，仅见一些淋巴细胞、巨噬细胞和中性粒细胞、嗜酸粒细胞浸润。

（2）结节性多动脉炎的组织学特征为动脉壁的全壁性炎症，有密集的中性粒细胞、嗜酸性粒细胞和单核细胞浸润，常有血管壁内 1/2 的纤维素样坏死；后期炎症消退代之以管壁纤维性增厚，纤维组织增生呈结节状，同一血管常呈现新旧交替病变特征。

（3）血栓闭塞性脉管炎。

（4）显微镜下 Wegener 肉芽肿中心为地图状坏死，周边为淋巴细胞、浆细胞、巨噬细胞和巨细胞，可见小动脉和小静脉的坏死性或肉芽肿性血管炎。肾病变可出现肾小球局灶性增生和坏死，个别肾小球毛细血管伴有血栓形成，晚期可出现肾小球弥漫性坏死、增殖或新月体形成。

第四节 器官和骨髓的移植排斥反应

移植排斥反应是宿主免疫系统针对移植物的组织相容性抗原分子产生的由细胞和抗体介导的超敏反应。同种异体移植物排斥反应的方式与受体的免疫状态及移植物性质有关。若免疫功能正常的个体在不经任何免疫抑制处理的情况下，接受同种异体移植物，将立即发生宿主免疫系统对移植物的排斥反应，即宿主抗移植物反应（HVGR），导致移植物被排斥。移植物抗宿主病（GVHD）是指在机体的免疫功能缺陷，而移植物又具有大量的免疫活性细胞的情况下，宿主无力排斥移植的组织器官，而移植物中的供体免疫活性细胞可被宿主的组织相容性抗原所激活，产生针对宿主组织细胞的免疫应答，导致宿主全身性组织损伤。

一、病因和临床特点

目前机制如下：

1. T 细胞介导的排斥反应 移植物中供体淋巴细胞、树突状细胞等携带丰富的 HLA-I 分子和 HLA-Ⅱ 分子，是重要的致敏原。被宿主淋巴细胞识别后，将启动经典的迟发超敏反应。

2. 抗体介导的超敏反应 包括：①超急性排斥反应；②在原未致敏的个体中，随着 T 细胞介导的排斥反应的形成，可同时存在抗 HLA 抗体形成，产生移植物损伤。临床上大致分为超急性排斥反应、急性排斥反应和慢性排斥反应 3 类。

二、肉眼改变

（1）超急性排斥反应大体表现为移植物迅速由粉红或健康色泽转为暗红色，伴出血和梗死，有时可见花斑状外观。

（2）急性和慢性排斥反应大体上缺乏特异性表现。

三、镜下改变

（1）超急性排斥反应镜下为广泛急性的小动脉炎伴血栓形成及缺血性坏死。

（2）急性排斥反应镜下主要表现为间质内单个核细胞浸润；也可以体液免疫为主，以血管炎为特征，随后出现血栓形成及相应部位的梗死。此型更常出现亚急性血管炎，表现为纤维母细胞、平滑肌细胞和泡沫状巨噬细胞增生所引起的内膜增厚，导致管腔狭窄或闭锁。

（3）慢性排斥反应镜下的突出特征是血管内膜纤维化从而引起管腔严重狭窄，导致组织缺血。间质内除单个核细胞外，常可见淋巴细胞及浆细胞浸润。

第五节 免疫缺陷疾病

一、原发性免疫缺陷病

原发性免疫缺陷病是一组少见病，与遗传相关，常发生于婴幼儿，出现反复感染，严重威胁生命。因其中有些可能获得有效的治疗，故及时诊断仍很重要。按免疫缺陷性质的不同，可分为体液免疫缺陷为主、细胞免疫缺陷为主及两者兼有的联合性免疫缺陷三大类。此外，补体缺陷、吞噬细胞缺陷等非特异性免疫缺陷也属于本组。

（一）体液免疫缺陷为主—B 细胞缺陷病

1. 原发性丙种球蛋白缺乏病　如下所述。

（1）病因和临床特点有两种类型。

1）Bruton 型，较常见，为婴儿性联丙种球蛋白缺乏病，与 X 染色体隐性遗传有关，仅发生于男孩，于出生 6 个月后开始发病。

2）常染色体隐性遗传型，男女均可受累，也可见于成年人。本病的特点在于：血中 B 细胞明显减少甚至缺如，血清免疫球蛋白（IgM、IgG、IgA）减少或缺乏，骨髓中前 B 细胞发育停滞。

（2）镜下改变：全身淋巴结、扁桃体等淋巴组织生发中心发育不全或呈原始状态；脾和淋巴结的非胸腺依赖区淋巴细胞稀少；全身各处浆细胞缺如。T 细胞系统及细胞免疫反应正常。

（3）并发症：由于免疫缺陷，患儿常发生反复细菌感染，特别易受流感嗜血杆菌、脓链球菌、金黄色葡萄球菌、肺炎球菌等感染，可引起中耳炎、鼻窦炎、支气管炎、肺炎、脑膜炎或败血症而致死。

2. 普通易变免疫缺陷病　如下所述。

（1）病因及临床特点：是相当常见而未明确了解的一组综合征。男女均可受累，发病年龄在 15 ～ 35 岁，可为先天性或获得性。其免疫缺陷累及范围可随病期而变化，起病时表现为低丙种球蛋白血症，随着病情进展可并发细胞免疫缺陷。其临床特点是：①低丙种球蛋白血症，免疫球蛋白总量和 IgG 均减少；② 2/3 患者血循环中 B 细胞数量正常，但不能分化为浆细胞；③患者主要表现为呼吸道、消化道的持续慢性炎症，自身免疫病的发病率也较高。

（2）镜下改变：患者淋巴结、脾、消化道淋巴组织中 B 细胞增生明显，但缺乏浆细胞。部分病例有 T 辅助细胞减少、T 抑制细胞过多；部分病例有抗 T 细胞和 B 细胞的自身抗体；或巨噬细胞功能障碍。

（二）细胞免疫缺陷为——T 细胞缺陷病

单纯 T 细胞免疫缺陷较为少见，一般常同时伴有不同程度的体液免疫缺陷。T 细胞免疫缺陷病的发生与胸腺发育不良有关，故又称胸腺发育不良或 Di George 综合征。本病与胚胎期第Ⅲ、Ⅳ对咽囊发育缺陷有关。因此，患者常同时有胸腺和甲状旁腺缺如或发育不全，先天性心血管异常（主动脉缩窄、主动脉弓右位畸形等）和其他面、耳畸形。周围血循环中 T 细胞减少或缺乏，淋巴组织中浆细胞数量正常，但皮质旁胸腺依赖区及脾细动脉鞘周围淋巴细胞明显减少。常在出生后即发病，主要表现为各种严重的病毒或真菌感染，呈反复慢性经过。

（三）重症联合性免疫缺陷病

1. 病因和临床特点　本病是一种体液免疫、细胞免疫同时有严重缺陷的疾病，一般 T 细胞免疫缺陷更为突出。患者血循环中淋巴细胞数明显减少，成熟的 T 细胞缺如，可出现少数表达 CD2 抗原的幼稚的 T 细胞。免疫功能缺如。无同种异体排斥反应和迟发型过敏反应，也无抗体形成。本病的基本缺陷尚不清楚，可能与干细胞分化为 T、B 细胞发生障碍或胸腺及法氏囊相应结构的发育异常有关。有 25% ～ 50% 的重症联合免疫缺陷病例，主要与先天性缺乏腺苷脱氨酶（adenosine deaminase，ADA）有关。

2. 肉眼改变　病变主要表现为淋巴结、扁桃体及阑尾中淋巴组织不发育；胸腺停留在 6 ～ 8 周胎儿的状态。

3. 镜下改变　胸腺淋巴组织内无淋巴细胞或胸腺小体，血管细小。

4. 并发症　患儿由于存在体液和细胞免疫的联合缺陷，对各种病原生物都易感，临床上常发生反复肺部感染、口腔念珠菌感染、慢性腹泻、败血症等。

二、继发性免疫缺陷病

获得性免疫缺陷综合征（AIDS）

（一）病因和临床特点

获得性免疫缺陷综合征是因为感染人类免疫缺陷病毒（human immunodeficiency virus，HIV）后导致免疫缺陷，并发一系列机会性感染及肿瘤的临床综合征。本病的特点为 T 细胞免疫缺陷伴机会性感染和（或）

继发性肿瘤。临床表现为发热、乏力、体重下降、腹泻、全身淋巴结大及神经系统症状。

HIV 选择性地侵犯和破坏 Th 细胞，导致严重免疫缺陷构成 AIDS 发病的中心环节。此外，遗传素质对本病的发生也可能有一定影响，ADIS 患者中 HLA–DR5 抗原阳性率较高。

（二）肉眼改变

（1）淋巴样组织早期可出现肿大，包括淋巴结、脾脏等。

（2）机会性感染常累及各器官，其中以中枢神经系统、肺、消化道的疾病最为常见。

（3）恶性肿瘤：约有 30% 的患者可发生 Kaposi 肉瘤。该肿瘤为血管内皮起源，广泛累及皮肤、黏膜及内脏，以下肢最为多见。肉眼观肿瘤呈暗蓝色或紫棕色结节。其他常见的伴发肿瘤包括未分化性非霍奇金淋巴瘤、霍奇金淋巴瘤和 Burkitt 淋巴瘤。

（三）镜下改变

（1）淋巴样组织的变化早期及中期镜下见淋巴滤泡明显增生，生发中心活跃，髓质出现较多浆细胞。随后滤泡的外套层淋巴细胞减少或消失，小血管增生，并有纤维蛋白样物质或玻璃样物质沉积，生发中心被零落分割。副皮质区的淋巴细胞（CD_4^+ 细胞）进行性减少，代之以浆细胞浸润。晚期的淋巴组织病变呈现一片荒芜，淋巴细胞几乎均消失殆尽，无淋巴滤泡及副皮质区之分，仅有一些巨噬细胞和浆细胞残留。有时特殊染色可显现大量分枝杆菌、真菌等病原微生物，却很少见到肉芽肿形成等细胞免疫反应性病变。扁桃体、小肠、阑尾和结肠内的淋巴样组织均萎缩，淋巴细胞明显减少。胸腺的组织与同龄人相比，呈现过早萎缩，淋巴细胞减少、胸腺小体钙化的症状。

（2）机会性感染患者由于严重的免疫缺陷，感染所致镜下炎症反应往往轻而不典型。如肺部结核菌感染，很少形成典型的肉芽肿性病变，而病灶中的结核杆菌却甚多。约 50% 的病例有卡氏肺孢子虫感染，因此对诊断本病有一定参考价值。

（3）恶性肿瘤：Kaposi 肉瘤镜下显示成片梭形肿瘤细胞，构成毛细血管样空隙，其中可见红细胞。与典型的 Kaposi 肉瘤不同之处在于其多灶性生长和进行性临床过程。

（四）并发症

中枢神经系统受累者，其机会性感染常引起播散性弓形虫或新型隐球菌感染所致的脑炎或脑膜炎；巨细胞病毒和乳多空病毒（papovavirus）所致的进行性多灶性白质脑病。

微信扫码
◆ 临床科研
◆ 医学前沿
◆ 临床资讯
◆ 临床笔记

第五章　垂体与甲状腺疾病

第一节　垂体腺瘤

临床特点：垂体腺瘤好发 21 ~ 60 岁女性，但各年龄段均可发生。临床表现激素过剩的症状和颅内肿瘤症状，如头痛、正常垂体前叶激素减少，视野障碍及轻度高泌乳激素血症（垂体柄部分切除效应）。压迫脑神经可引起眼肌麻痹。垂体卒中。罕有尿崩症。

病理学改变：垂体腺瘤细胞形态单一，核圆形较一致，染色质纤细，核仁不明显，胞质中等量。核分裂不常见，Ki67 阳性细胞 <3%。

垂体不典型腺瘤除单一细胞形态外，可见核分裂，Ki67 阳性细胞 >3%，伴有 p53 核阳性。并有侵犯性生长的侵袭性生物行为。但无转移性的证据。

免疫表型：突触素（Syn）阳性，CgA 和低分子 CK 阳性率较低，激素表型用于腺瘤的分类，将在下面叙述。

分子遗传学：有 2 种明显特征的遗传学异常。第 1 种与染色体 11q13 上的抑制基因等位点缺失，与 MEN1 的遗传缺陷有关。第 2 种常见是 gsp 癌基因的突变，是一种 G 蛋白 α 亚单位的点突变。

预后：垂体腺瘤主要治疗方法是手术切除。许多泌乳素腺瘤和某些生长激素腺瘤可首先选择药物治疗。放射治疗用于复发病例和无法手术病例以及手术无法完整切除病例。肿瘤的侵袭性与复发性与肿瘤大小有关，大腺瘤发生率高。

一、生长激素腺瘤

（一）定义

分泌生长激素（growth hormone，GH）的垂体腺瘤。纯生长激素腺瘤（可分为密颗粒型和疏颗粒型），混合性生长激素 – 泌乳激素腺瘤，泌乳生长激素腺瘤，嗜酸性干细胞腺瘤伴有高泌乳激素血症。

（二）组织发生

来源于嗜酸性细胞。这个由生长激素、泌乳激素和促甲状腺激素构成的细胞系受通透性增进因子 –1（PIT–1）调控，该因子定位于生长激素细胞、泌乳激素细胞和促甲状腺细胞，并激活这 3 种激素的亚单位基因，因此这些肿瘤常表现为多激素分泌。

（三）部位

好发于蝶鞍内，微腺瘤可累及一侧翼，大腺瘤常向上和（或）两侧扩散。

（四）临床表现

青春期前主要表现为巨人症，青春后期多为肢端肥大症，无功能病例少见。20% ~ 30% 的患者有腕及跗骨的陷入性神经病变，外周关节病、糖尿病、左心室肥大、眼肌麻痹、溢乳、闭经和甲状腺功能亢进症等症状。

（五）肉眼改变

肿瘤灰红质软，微腺瘤境界清晰。大腺瘤可浸润脑膜、海绵窦、蝶鞍和碟窦骨组织，偶见肿瘤呈息肉样入鼻腔。

（六）镜下改变

1. 密颗粒型生长激素腺瘤　由中等大圆形或多角形的嗜酸性细胞构成，弥漫性生长。瘤细胞核圆形染色质细，核仁明显。胞质一致性。GH 免疫强阳性。电镜下有良好发育的高尔基体和粗面内质网，分泌颗粒直径为 300 ~ 450nm。

2. 疏颗粒型生长激素腺瘤　嫌色性腺瘤，小圆形细胞，核仁明显，核周有圆形包涵体－纤维小体。常见核多形性、分叶核或多核。GH 免疫反应不一。纤维小体表达低分子CK。电镜下粗面内质网呈平行排列，纤维小体为同心圆的中间丝，分泌颗粒直径 100 ~ 250nm。

3. 混合性生长激素－泌乳素腺瘤　由生长激素（GH）和泌乳激素（PRL）2 种腺瘤细胞组成。

4. 泌乳生长激素腺瘤　单一的细胞同时产生 GH 和 PRL 2 种激素。细胞多角形，嗜酸性弥漫分布。免疫组化染色 GH 和 PRL 定位于同一细胞内。电镜观察与密颗粒生长激素瘤相似，大分泌颗粒直径达 1 500nm，有特征性错位胞吐。

5. 嗜酸性干细胞腺瘤　细胞嫌色伴嗜酸性，明显多形性。核仁明显，可见胞质空泡。免疫组化 PRL 阳性，GH 弱阳性／阴性，低分子 CK 阳性。电镜观察有线粒体聚集，可见巨大线粒体，中间丝形成的纤维小体和错位胞吐。

6. 多激素的生长激素腺瘤　1 个肿瘤产生 1 种以上激素，常见生长激素腺瘤。

二、泌乳激素腺瘤

泌乳激素腺瘤产生泌乳素的垂体良性肿瘤，来源于腺垂体的泌乳细胞。

（一）组织发生

公认其起源于泌乳激素细胞或是一种前体细胞。

（二）部位

好发于垂体后叶或两侧，偶有异位于蝶鞍上区、脊柱和鼻窦或鼻咽区。

（三）临床表现

多数为微腺瘤，好发于生育年龄的女性，表现为闭经溢乳和不孕。大腺瘤（>1cm）多发生老年女性和男性，表现为头痛、神经功能障碍、视力下降、男性阳痿和性欲减退等高泌乳素血症。

（四）肉眼改变

肿瘤红棕褐色质软，大腺瘤可发生纤维化和囊性变。

（五）镜下改变

肿瘤细胞中等大小，胞质嫌色性或轻度嗜酸性，核椭圆形可见小核仁。10% ~ 20% 的患者有不同程度的钙化。同时，可见淀粉样物质和透明小体。

（六）免疫表型

PRL 阳性位于核周，呈点状分布。

（七）分类

泌乳激素腺瘤依据超微结构的特征性可分为致密颗粒型和稀疏颗粒型，以后者多见。稀疏颗粒型表现为明显的粗面内质网和高尔基复合体，少量小的分泌颗粒（150 ~ 300nm），典型的错位胞吐—颗粒从细胞侧面外泌。前者有大分泌颗粒，发育良好高尔基体，粗面内质网不丰富。

三、促甲状腺激素腺瘤

促甲状腺激素腺瘤是产生促甲状腺激素（TSH）的垂体良性肿瘤，来源于腺垂体细胞。

（一）部位

多数肿瘤诊断时已经是大腺瘤，无特殊定位。

（二）临床表现

因分泌 TSH 而产生甲状腺肿和甲状腺功能亢进症状，但无眼病和皮病。少数伴有分泌乳激素和生长激素患者也可表现为原发性肢端肥大症和（或）泌乳、闭经。

（三）肉眼改变

肿瘤纤维化质硬，有侵袭性生长的倾向。

（四）镜下改变

由嫌色细胞构成，细胞细长形、多角形或不规则形，界限不清。核有不同程度的异形。胞质有 PAS 染色强阳性的小球。间质纤维化常见，偶见砂砾体。可见侵犯海绵窦和硬脑膜。

（五）免疫表型

TSH 强阳性，有时伴有 GH 和（或）PRL 阳性的多激素反应。

（六）超微结构

电镜下，只有少数高尔基体和粗面内质网，分泌颗粒为 100 ～ 200nm。

四、促肾上腺皮质激素腺瘤

促肾上腺皮质激素（ACTH）腺瘤为良性肿瘤，起源于垂体前叶促肾上腺皮质激素细胞，合成阿片黑色素皮质素前体，进一步裂解为 ACTH、β - 促脂素激素（β-LPH）和 β - 内啡肽等。

（一）好发部位

位于蝶鞍内，好发中央区，垂体黏液部。

（二）临床表现

Cushing 综合征，肢端肥大，糖尿病，精神抑郁症、失眠、记忆力下降和皮肤色素沉着。

（三）肉眼改变

肿瘤多为小腺瘤，直径 4 ～ 6mn，色红软，有时可侵犯蝶窦并发生坏死。

（四）镜下改变

（1）功能性 ACTH 肿瘤由单一的圆形细胞构成，弥漫性排列，具有特征性包围毛细血管外的窦隙形排列，乳头状结构常见。细胞核圆，核仁明显，核有一定程度的多形性，核分裂罕见。胞质嗜碱性或嗜双色，PAS 染色强阳性。大腺瘤多呈嗜碱性，PAS 弱阳性。偶尔可见束状透明带环绕胞质，形成靶细胞样即 Crooke 透明变。

（2）静止性 ACTH 腺瘤（无功能性）分 2 种亚型即 I 型和 II 型。I 型形态学与功能性腺瘤相似。II 型可呈嗜碱性或嫌色性，PAS 染色强至中等阳性着色。

（五）免疫表型

ACTH、β-LPH 和 β 一内啡肽阳性，嫌色细胞弱／灶性阳性，嗜碱性细胞强阳性。低分子角蛋白阳性。

（六）超微结构

功能性腺瘤与正常皮质激素细胞相似，有中等发育的高尔基体和粗面内质网，大分泌颗粒直径 250 ～ 500nm，核周见细胞角蛋白阳性、直径为 7nm 中间丝。静止腺瘤 II 型分泌颗粒直径 150 ～ 300nm，不含细胞角蛋白丝。

五、促性腺激素腺瘤

促性腺激素腺瘤是由腺垂体促性腺细胞组成的良性肿瘤，可合成卵泡刺激素（FSH）和（或）黄体生成素（LH）。

（一）好发部位

肿瘤在诊断时常常已是大腺瘤，常表现为蝶鞍上扩展和蝶鞍周围侵犯。小腺瘤无明确好发部位。

（二）临床表现

好发 50 ～ 60 岁，常表现为无功能性肿瘤，多数为肿瘤压迫症状如视力障碍、垂体功能减退、头痛、性欲丧失和脑神经麻木，垂体卒中比其他腺瘤常见。

（三）肉眼改变

肿瘤体积大、富于血管、质软棕褐色，可见出血或坏死。可侵犯骨、海绵窦和脑组织。

（四）镜下改变

多数肿瘤细胞具有嫌色性胞质，核染色质细腻。细胞弥漫性排列，常见明确的乳头状排列，拉长的胞质突起附着于血管形成假菊形团结构。

（五）免疫表型

显示肿瘤细胞不同程度表达 β–FSH、β–LH 和 α–SU 或 3 种激素的联合表达，其中 β–FSH 的阳性表达更为常见，阳性强度较强，分布较广。

（六）超微结构

特点为细胞细长有极向，含有少量的小分泌颗粒（50～200nm），颗粒分布不均，常沿着细胞膜分布并聚集在胞质突中。

六、零细胞腺瘤

零细胞腺瘤无激素免疫活性，无其他免疫组织化学和超微结构特殊的腺垂体分化的标记。只有少数散在激素免疫反应细胞。肿瘤分类仍有争论。

（一）临床表现

肿瘤好发老年人，平均年龄 60 岁，40 岁以下罕见。多数无明显症状，少数表现轻度高泌乳激素血症（垂体柄部分切除效应）等肿瘤压迫症状。

（二）肉眼改变

肿瘤棕黄色，质软伴有出血囊性变。可侵犯海绵窦并向鞍上区扩展偶尔达下背侧丘脑，向下可达鼻腔。

（三）镜下改变

肿瘤细胞多为嫌色细胞，但有不同程度的嗜酸性。细胞弥漫性或乳头状排列，可见假菊形团。细胞圆或多角形，核无异形，核分裂罕见。PAS 染色阴性。

（四）免疫表型

CgA 和 syn 阳性，垂体前叶激素及其转化因子阴性，然而一些病例可见少数散在激素免疫反应细胞。

（五）超微结构

见发育不良的粗面内质网和高尔基体，大量微管和中等量小分泌颗粒（100～250nm）。

七、多激素腺瘤

多激素腺瘤罕见。可以出现 1 种以上的垂体激素免疫阳性反应。可分为单形性多激素腺瘤，由分泌 2 种或 2 种以上激素的单一细胞组成。多形性多激素分泌腺瘤则由 2 种或 2 种以上不同的细胞群组成。多激素分泌腺瘤可以出现任何激素组合，但不包括下列组合：GH、PRL 和 TSH 组合；FSH 和 LH 组合。

第二节　垂体癌

腺垂体细胞的恶性肿瘤，显示脑脊髓和（或）全身转移。

（一）好发部位

为垂体癌最初发生前叶，生长迅速侵袭性扩展至邻近组织及脑组织，转移至肝、肺和淋巴结。

（二）临床表现

为癌转移瘤灶的症状及垂体肿瘤临床综合征表现。

（三）镜下改变

体癌的诊断依赖于确诊的转移和扩散，而没有诊断性的组织细胞学特征，但可表现为细胞非典型性，核分裂活性高；增值指数高，p53 蛋白过表达等。多数有内分泌功能，以分泌 PRL 肿瘤最常见，其次为分泌 ACTH 肿瘤。

（四）免疫表型

Cg 和 SY 一致性阳性。

（五）超微结构

分化不好，不能区分肿瘤的亚型。

本病预后差，平均生存期 2 年，全身转移者生存期较短，偶有长期生存报道。

第三节　其他肿瘤

一、垂体细胞瘤

垂体细胞瘤是一种罕见的由梭形细胞构成的低级别的胶质细胞肿瘤。发生于垂体的神经部或者漏斗部，属于 WHO I 级。

（一）组织起源和部位

起源于神经垂体的胶质细胞，目前认同其来源于腺垂体的滤泡星状基质细胞。发生于神经垂体区域，包括垂体柄和垂体后叶。另外，也可见于蝶鞍区和蝶鞍上区或者同时跨越蝶鞍区及蝶鞍上区。

（二）临床特征

垂体细胞瘤相当罕见。至今报道不足 30 例，所有病例均为成年人。男性患者中有 3/4 是在 40 ~ 60 岁，而女性患者中则没有发现发病年龄高峰。

垂体细胞瘤最常见的症状是压迫视交叉、神经垂体和（或）腺垂体所引起的，包括视野缺损、头痛及垂体功能减退如闭经、性欲下降和血中催乳素水平增高。少数无症状的病例仅在尸检时发现肿瘤。

（三）肉眼改变

垂体细胞瘤大体表现为边界清楚的、质地较韧的实性肿物，周围组织粘连。体积可以较大。囊性变罕见。

（四）镜下改变

垂体细胞瘤细胞由拉长的、双极性梭形细胞排列成交织束状或车辐状，与周围组织连接紧密。肿瘤细胞胞质丰富嗜酸性，细胞从肥胖的短梭形到拉长成角状。细胞界限清晰，尤其是在束状排列的交叉区。PAS 染色弱阳性。细胞核中等大小，卵圆形至长形，无异型性或仅有轻度异型。核分裂象罕见。网纤蛋白染色显示细胞在血管周分布，细胞间的网状纤维稀少。垂体细胞瘤与纤维型星形细胞瘤及正常神经垂体的区别在于缺乏 Rosenthal 纤维和嗜酸性分泌小体。在外周部可以看见 Herring 小体（组织学类似神经垂体中轴索扩张储存神经肽）。

（五）免疫表型

Vimentin 和 S-100 强阳性。GFAP 可从小灶的弱阳性到散在的中等强度，只有极少数为弥漫的强阳性。Syn、CgA 以及垂体激素阴性。神经丝蛋白在肿瘤周边的神经垂体组织中表达，而肿瘤中不表达。CK 阴性，EMA 可能为散在的浆阳性而不是膜阳性。增殖指数 K167 0.5% ~ 2.0%，与预后无相关。

（六）预后

垂体细胞瘤生长缓慢，并且局限，外科手术完整切除即可治愈。手术切除未净可能复发。目前还未有恶性转化或远处转移的报道。

二、神经节细胞瘤

神经节细胞瘤是由肿瘤性成熟神经节细胞构成的肿瘤。

（一）临床特征

表现为瘤体肿块引起的症状，但多数是与垂体腺瘤伴发有激素分泌症状。

（二）镜下改变

丰富的神经纤维网中有神经元细胞，细胞大、多角形含有双或多核，核仁明显。胞质有嗜碱性 Nissl 小体。

多数肿瘤与垂体腺瘤伴发。有些神经节细胞瘤伴有特异性的腺垂体细胞增生。有些神经节细胞瘤垂体细胞无异常。

（三）免疫表型

染色神经节细胞 SY、CgA 和神经丝强阳性。相伴随的腺垂体瘤有相应的免疫染色特征。

（四）超微结构

见神经细胞有发育良好的粗面内质网和伸长的相互交织的胞质突，其中含有大量大小不一的分泌颗粒，以及相应的腺垂体细胞特征性的结构。

（五）预后

预后取决于肿瘤大小及临床表现。

第四节　甲状腺炎

甲状腺炎（thyroiditis）包括急性甲状腺炎、肉芽肿性甲状腺炎、自身免疫性甲状腺炎以及纤维性甲状腺炎，本节仅介绍临床上常见的自身免疫性甲状腺炎和肉芽肿性甲状腺炎。

一、自身免疫性甲状腺炎

自身免疫性甲状腺炎（autoimmune thyroiditis）是免疫介导的表现不同的器官特异性炎症性疾病，包括淋巴细胞性甲状腺炎（lymphocytic thyroiditis）、桥本甲状腺炎（Hashimoto thyroiditis）和 Graves 病。淋巴细胞性甲状腺炎也被称为"幼年型"淋巴细胞性甲状腺炎。桥本甲状腺炎也被称为淋巴瘤性甲状腺肿（struma lymphomatosa）。

（一）病因

自身免疫性甲状腺炎的发病具有多因素性，目前多认为，是环境因素与基因因素共同作用所致。

（二）临床特点

淋巴细胞性甲状腺炎较常见于儿童；桥本甲状腺炎主要发生于 40 岁以上的女性。

（三）肉眼改变

总体而言，甲状腺多弥漫性增大。淋巴细胞性甲状腺炎切面实性、白色，韧性增加，略呈结节状。桥本氏甲状腺炎切面质脆，黄灰色，非常类似于增生的淋巴结，有的病例可呈明显的结节状改变。

（四）镜下改变

自身免疫性甲状腺炎的共同病变特征是腺体广泛的淋巴细胞浸润伴有生发中心形成，但随疾病不同而程度不同。桥本甲状腺炎病变组织内，还可见到浆细胞、组织细胞及散在的滤泡内多核巨细胞。根据甲状腺滤泡上皮的形态特点决定其病理诊断：当甲状腺滤泡弥漫性增生时为 Graves 病（其主要病变参见下节）；当甲状腺滤泡相对正常时为淋巴细胞性甲状腺炎；而当甲状腺滤泡缩小且显示广泛嗜酸性（Hurthle cells）变时为桥本甲状腺炎。当桥本甲状腺炎病变组织中上皮成分呈明显的结节状生长时，可以理解为桥本甲状腺炎与结节性增生合并存在，并可将这种病变称为结节性桥本甲状腺炎（nodular Hashimoto thyroiditis）。桥本甲状腺炎的另外一种变异是有 1 个或 1 个以上完全由嗜酸性细胞组成的清楚的增生性结节，嗜酸性细胞形成滤泡或实性结构。此外，桥本甲状腺炎病变中常可见到认为是由滤泡细胞化生而来的鳞状细胞巢。

（五）免疫组化

由于桥本甲状腺炎可并发恶性淋巴瘤，有时需用免疫组织化学和（或）基因重排技术证实淋巴浆细胞是否为单克隆性增生。

（六）预后

桥本甲状腺炎的治疗方式取决于它的严重程度。由于桥本甲状腺炎可并发恶性淋巴瘤和白血病、乳头状癌及嗜酸细胞性肿瘤，所以，要尽力做到早期诊断，以便及时治疗相应疾病，改善患者预后。

二、肉芽肿性甲状腺炎

肉芽肿性甲状腺炎（granulomatous thyroiclitis）包括亚急性甲状腺炎和其他肉芽肿性甲状腺炎。

（一）亚急性甲状腺炎或 de Quervain 甲状腺炎

特指 de Quervain 甲状腺炎或亚急性甲状腺炎。

1. 病因　病因尚不清楚。临床和流行病学常提示病毒感染可能是发病原因，但尚未定论。

2. 临床特点　典型者发生于中年妇女。患者有咽喉痛、吞咽痛及触诊时甲状腺区明显压痛，常伴有发热和不适。最初的症状消退后，可能发生压迫症状和（或）轻微的甲状腺功能减退。

3. 肉眼改变　病变通常累及整个甲状腺，但常呈不对称性增大。在典型病例，腺体肿大约为正常时的 2 倍。在疾病后期，受累的腺体质地坚硬。与 Riedel 甲状腺炎不同，亚急性甲状腺炎几乎不与周围组织粘连。

4. 镜下改变　可见明显的炎症和含有异物巨细胞的肉芽肿。其特征是肉芽肿围绕滤泡，多核巨细胞吞噬类胶质。没有干酪样坏死。还可见到片状分布的纤维化区域。

5. 免疫组化　肉芽肿中心 CEA 阳性是急性期的一个特征，晚期病变 CA19-9 免疫反应呈强阳性。

（二）其他肉芽肿性甲状腺炎

触诊性甲状腺炎（palpation thyroiditis）是指一种较常见、但不具有临床意义而大体改变又不明显的甲状腺病变。可能是由于腺体轻微外伤造成的，有时是自发性的，甚至认为是由于体检时触摸甲状腺用力太重所致，因而得名触诊性甲状腺炎。

其他肉芽肿性甲状腺炎包括甲状腺结核、结节病及真菌感染所致者，其中，真菌感染所致的多数病例以坏死和急性炎症为突出特征。

尚有报道，手术可致甲状腺发生术后坏死性肉芽肿（postoperative necrotizing granuloma），形态类似于类风湿小结。

第五节　甲状腺肿瘤

一、腺瘤

腺瘤（adenoma）是滤泡细胞分化的具有包膜的良性肿瘤，是最常见的良性甲状腺肿瘤。

（一）临床特点

多数患者是成年人，女性常受累，首先表现为甲状腺肿块，甲状腺功能正常。扫描发现肿块通常为"冷"结节，有时为"凉"或"温"结节，极少情况下为"热"结节。

（二）肉眼改变

几乎总是单发性，大小常在 1 ~ 3cm，周围有完整的薄的包膜包绕。

（三）镜下改变

腺瘤可表现为多种组织形态，包括正常滤泡性（单纯性）、巨滤泡性（胶样性）、微滤泡性（胎儿性）及小梁状／实性（胚胎性）腺瘤，这些形态既可单独发生，又可合并存在。腺瘤的组织学结构和细胞学特征不同于周围的甲状腺，周围腺体通常显示受压的表现。肿瘤细胞常呈立方状、柱状或多角形，其胞核常均一、圆形与深染。核分裂象很少或缺如，出现核分裂象并不一定代表恶性，但当出现相当数量的核分裂象时，应该特别注意标本的取材和检查。肿瘤较大时常继发退行性改变，如出血、水肿、纤维化、钙化、骨生成和囊性退变等。当腺瘤呈现乳头状或假乳头状结构时，可诊断为滤泡性腺瘤伴有乳头状结构（follicular adenomas with papillary architecture），注意与乳头状癌鉴别。此外，滤泡性腺瘤的鉴别诊断还包括结节性增生的优势结节，微小浸润性滤泡癌以及乳头状癌的滤泡变异型。一些滤泡型腺瘤因其具有丰富的血管成分，还可能与血管肿瘤混淆。

应当特别指出的是，滤泡性腺瘤还存在许多特殊形态的变异型，如嗜酸性细胞腺瘤（oncocytic adenoma）；非典型性腺瘤（atypical adenoma）、伴有奇异性细胞核腺瘤（adenoma with bizarre nuclei）及曾经称为的玻璃样变小梁状腺瘤（hyalinizing trabecular adenoma，HTA）。非典型性腺瘤是指具有显著的细胞增生、细胞结构形态不规则，但缺少被膜或血管侵犯依据的腺瘤。伴有奇异性细胞核腺瘤的特征是有巨大而深染的细胞核，奇异核通常成簇出现，不伴有其他恶性特征。这种现象与在甲状旁腺腺瘤和其他内分泌肿瘤中所见到的一样。"HTA"曾被认为是一种特殊类型的腺瘤，呈明显的小梁状排列，并且具有突出的小梁内玻璃样变性的特点。小梁或直或曲，形成奇特的器官样结构。这种生长方式极似副神经节瘤和髓样癌。在细针吸取的标本中，当出现核沟和沙粒体时，可能误诊为乳头状癌。"HTA"尚有另一种独特的形态学特征，即所谓胞质黄色小体（cytoplasmic yellow body）。它是圆形淡黄色胞质包涵体，位于胞核周围，具有折光性。鉴于报道少数病例有淋巴结转移，且具有与乳头状癌密切相关的分子生物学证据，因此，在目前最新版的WHO肿瘤分类中，已经将其作为一种独立的肿瘤类型（hyalinizing tra-becular tumor，HTT）单独列出，而不再称为"玻璃样变小梁状腺瘤"。考虑到文献的延续性，仍在此处介绍。

此外，还有其他一些少见的滤泡型腺瘤的变异型，如印戒细胞腺瘤、黏液性腺瘤、透明细胞腺瘤、脂性腺瘤以及毒性（高功能性）腺瘤，鉴于其名称已赋予相应的形态或功能特点，并且有的已在其他章节论述，此处不再一一介绍。

（四）免疫组化

总体上，腺瘤的酶组织化学和免疫组织化学表现与正常滤泡相同。应用检测细胞增生活性的一些单克隆抗体（如MIB-1）染色，阳性免疫反应出现在细胞膜和细胞质而不是细胞核，这一奇特现象尚无法解释。

（五）预后

DNA倍体分析不能增加预后的信息。

二、腺癌

甲状腺滤泡上皮细胞来源的恶性肿瘤称为甲状腺癌（adenocarcinoma），常见的甲状腺癌包括乳头状癌和滤泡癌，属于分化的（differentiated）甲状腺癌。除分化的甲状腺癌外，甲状腺尚可发生未分化（undifferentiated）或间变性（anaplastic）癌，这是一种高度恶性的肿瘤，光镜下可见肿瘤由全部或部分未分化细胞组成，只有通过免疫组织化学或电镜才能识别其上皮分化的特征，以往曾称之为肉瘤样癌或多形性癌等。此外，还有一种形态特点及生物学行为介于分化与未分化癌之间的癌，称为低分化癌（poorly differentiated carcinoma），包括3种组织学类型，即岛状（insular）、小梁状（trabecular）和实体性（solid）癌，其名称已可勾画出各自的特征性生长方式。此外，甲状腺尚可发生其他少见的癌，如鳞状细胞癌、黏液表皮样癌、伴有嗜酸性细胞增多症的硬化性黏液表皮样癌以及黏液癌。考虑到它们的组织病理学特点在其他章节已有论述，此处主要介绍常见的分化型甲状腺癌。

（一）乳头状癌

乳头状癌（papillary carclnoma）是具有甲状腺滤泡细胞分化的证据及独特的细胞核特点（毛玻璃状或透明、核内假包涵体及核沟等）的恶性上皮性肿瘤。

1. 病因　少部分病例有颈部放射线接触史。桥本甲状腺炎患者的乳头状癌发生率确有升高，但文献报道数字差异很大。至于Graves病患者乳头状癌的发生率是否增加，仍有争议。甲状腺乳头状癌的主要分子改变是原癌基因RET的改变，并认为与甲状腺乳头状癌的类型、肿瘤细胞特点有关。

2. 临床特点　乳头状癌是最常见的甲状腺恶性肿瘤。女性比男性多见（4∶1）。可以发生于任何年龄，最初诊断时的平均年龄约为40岁。儿童的甲状腺恶性肿瘤90%以上是乳头状癌。沙粒体的出现可作为诊断甲状腺乳头状癌的非常重要的线索。

3. 肉眼改变　肿瘤大小不一，从仅镜下可见到非常巨大。在直径<1cm的甲状腺癌中，乳头状癌占有很高的比例。大体检查时，多数肿瘤为实性，呈灰白色、质硬有明显的浸润；有完整包膜的病例不到10%。约10%的病例可见显著的囊性变。

4. 镜下改变　典型的乳头状癌含有许多真正的乳头。乳头通常复杂，具有分支，排列方向无序，具有纤维血管轴心，被覆单层或复层立方细胞。乳头间质可能水肿或玻璃样变，而且可能含有淋巴细胞、泡沫样巨噬细胞、含铁血黄素。这些乳头几乎总是伴有滤泡结构，不同病例之间 2 种成分的比例差别很大。滤泡趋向于形状不规则，常为管状并呈分支状。乳头状和滤泡状结构混合存在的肿瘤具有乳头状癌的生物学行为，因而应该归入乳头状癌而不诊断混合性癌。应当特别指出，乳头状癌癌细胞胞核的改变更具特征性。这些特征非常重要，以致当今诊断乳头状癌主要依靠核的特征而不是乳头状结构。当乳头状结构不明显甚至完全缺如时，只要具有乳头状癌癌细胞核的特征仍可诊断乳头状癌（包括特殊类型乳头状癌）。这些细胞核的特征如下。

（1）毛玻璃状（透明）细胞核：核常较大并有重叠，核仁常不明显，核膜增厚。

（2）核内假包涵体：实际上是胞质内陷，表现为轮廓清晰的嗜酸性结构。

（3）核沟：易于出现在卵圆形或梭形细胞核中，通常沿核的长轴走行。如同假包涵体一样，核沟是核膜内折所致。

（4）核的微丝：在少数病例，核的透明变是由纤细的线样原纤维堆积所致。约 50% 的病例中可见到沙粒体。它们可以位于乳头干内、纤维性间质内或实性肿瘤细胞巢之间。出现砂粒体高度提示乳头状癌的诊断，因为在其他甲状腺病变中，沙粒体极其罕见。如果沙粒体出现在其他表现正常的甲状腺组织或颈部淋巴结中，则附近存在乳头状癌的机会非常高。

约 1/5 的病例可见实性 / 小梁状生长方式及鳞状化生灶；这 2 种形态经常合并存在，可能具有相关性。有学者认为，具有突出的实性 / 小梁状结构的肿瘤应该放在低分化癌的范畴。如果随机取材切取少数切片，20% 的病例可见多发性微小癌灶；若将整个腺体连续切片检查，超过 75% 的病例可见多发性微小癌灶。血管侵犯的病例仅占 5%。

5. 组织病理变异型　与腺瘤具有多种形态变异型相似，乳头状癌也有许多组织病理的变异型，在目前最新版的 WHO 肿瘤分类中，介绍了十多种乳头状癌的变异型，现归纳并主要介绍以下几种。

（1）滤泡性乳头状癌（follicular variant）：这是一类主要或完全由滤泡组成的乳头状癌。诊断的主要根据是出现乳头状癌典型的胞核特征。包括以实性乳头状癌（solid variant）、巨滤泡性乳头状癌（macrofollicular-variant）、弥漫性（多结节性）乳头状癌（cliffuse multinodular variant）及包膜内滤泡性乳头癌（encapsulated follicular variant）4 种亚型。

（2）嗜酸细胞性乳头状癌［oncocytic（oxyphilic） variant］：这种变异型仍然具有乳头状癌细胞核的特征，但是胞质丰富，呈嗜酸性颗粒状。

（3）弥漫硬化性乳头状癌（diffuse sclerosing variant）：该型的特征是弥漫累及甲状腺的 1 叶或 2 叶，致密的硬化，丰富的沙粒体，广泛的实性灶，鳞状化生，大量淋巴细胞浸润以及广泛的淋巴管侵犯。临床上可能被误诊为桥本甲状腺炎。几乎总存在淋巴结转移，肺转移常见，此后可发生多发性脑转移，比普通的乳头状癌预后差。

（4）高细胞变异型（tall cell variant）：高细胞变异型乳头状癌是以乳头被覆单层"高"细胞（高度至少是宽度的 3 倍）为特征的乳头状癌，高细胞具有丰富的嗜酸性胞质，类似于嗜酸瘤细胞。至少有 50% 以上的肿瘤细胞具有上述特征时才能将其归入这种肿瘤。因其缺乏常见于乳头状癌及其各种亚型的透明细胞核、核沟和假包涵体，因此，有人怀疑此亚型是否真正是乳头状癌的变异型。

（5）柱状细胞变异型（columnar cell variant）：柱状细胞变异型乳头状癌由假复层柱状细胞组成，有些细胞核上下的胞质内含有空泡，在多数肿瘤中可见不同比例的乳头、滤泡、小梁及实性生长方式。以往，人们曾把上述 2 种乳头状癌列为 1 种变异型。在目前最新版的 WHO 肿瘤分类中，已将其列为 2 种变异型，均很罕见。与经典的乳头状癌相比，上述 2 种变异型均显示侵袭性的临床行为。

（6）筛状乳头状癌（crinbriform vatiant）：以出现筛状生长方式和桑椹状结构为特征的乳头状癌。

（7）乳头状微癌（papillary microcarcinoma）：当乳头状癌直径 ≤ 1cm 时称为微小乳头状癌或乳头状微癌。与上述的乳头状癌不同，男性微小乳头状癌似乎比女性常见。尽管肿瘤较小，可能伴有颈部淋巴结转移，但是远处转移极其少见，预后通常极好。

此外，在目前最新版的 WHO 肿瘤分类中，还介绍了伴有其他病变或组织成分的乳头状癌，如伴有结节状筋膜炎样间质的乳头状癌（papillary carcinoma with fasciitis-Like stroma）：这种变异型具有突出的间质反应，可能掩盖其肿瘤性上皮成分。因此，活检时可能被误诊为结节性筋膜炎、纤维瘤病或其他间质增生性病变。另外，还有伴有局部岛状成分的乳头状癌（papillary carcinoma with focalinsular compo-nent）、伴有鳞状细胞癌或黏液表皮样癌的乳头状癌（papillary carcinoma with squamous cell or mucoepi-dermoid carcinoma）、伴有梭形及巨细胞癌的乳头状癌（papillary carcinoma with spindle and giant cell carci-noma），甚至乳头状癌可与髓样癌并存。

6. 免疫组化　在甲状腺乳头状癌的诊断与鉴别诊断时，有时需用免疫组化染色解决2个问题。一种是，需要确定位于淋巴结或甲状腺外其他部位的乳头状癌是否为甲状腺来源。甲状腺球蛋白和TTF—1在这方面起着决定性的作用，这是现有的2个最具特异性的标志物（注意：TTF-1在肺上皮也有表达）。另一种情况相当复杂，即应用免疫组化染色能否鉴别甲状腺乳头状癌和其他良性和恶性甲状腺病变。遗憾的是，至今几乎所有的染色缺乏明显的特异性。

7. 预后　甲状腺乳头状癌患者的总体预后很好，但高细胞及柱状细胞变异型乳头状癌患者的预后不好。此外研究发现，患者的发病年龄、肿瘤大小、是否存在低分化、鳞状或间变性癌巢、有无包膜、甲状腺外播散及远处转移，以及一些免疫标志物如EMA等及DNA倍体分析对判断患者预后有临床意义。而有些因素如性别、是否有既往放射线接触史及治疗方式尚有争议。

（二）滤泡癌

任何显示滤泡细胞分化证据并且缺乏诊断乳头状癌细胞特征的甲状腺恶性肿瘤都称为滤泡癌（follicu-lar carcinoma）。根据浸润程度，滤泡癌可以分为微小浸润性滤泡癌（minimallylnvasive follicular carcino-ma）和广泛浸润性滤泡癌（widelyinvasive follicular carcinoma）。

1. 临床特点　滤泡癌也好发于女性，但是平均发病年龄比乳头状癌患者大10岁。滤泡癌在儿童罕见。

2. 肉眼改变　与乳头状癌不同，滤泡癌几乎总是单发性的。微小浸润性滤泡癌表现为有包膜的肿块，切面常呈实性并具有肉质感。

3. 镜下改变　诊断滤泡癌的主要根据是癌组织出现被膜、血管或邻近甲状腺组织的侵犯。光镜下，癌组织表现差异很大，从分化良好的滤泡到实性生长方式。可见分化差的滤泡、筛状区或小梁状结构，有时它们混合存在。核分裂象与核的非典型性通常可见，没有砂粒体形成，鳞状化生非常罕见。与乳头状癌不同，目前认为滤泡癌有2种组织病理变异型，即嗜酸细胞变异型（oncocytic variant）与透明细胞变异型（clear cell variant）。嗜酸细胞变异型又可称为嗜酸性（oxyphil）或Hurthle细胞癌，占甲状腺恶性肿瘤的3%～4%，当嗜酸性肿瘤细胞超过75%时才可诊断。同样，当滤泡癌主要由透明细胞组成时，才可称为透明细胞变异型。透明细胞因含糖原、黏液、脂质或线粒体扩张所致。根据浸润程度，滤泡癌可以分为微小浸润性癌和广泛浸润性癌。

（1）微小浸润性滤泡癌：生长方式通常类似于胚胎性、胎儿性或非典型性腺瘤。研究提示，有些病例的确是由腺瘤恶变而来。由于诊断恶性完全依靠证实有血管和(或)包膜侵犯，因此要严格掌握这些标准。镜下检查，受累血管为静脉，位于被膜或紧贴被膜外（而不是肿瘤内血管），内含一团或数团肿瘤细胞，肿瘤细胞附着于管壁并突向管腔中。血管内肿瘤细胞团经常被覆内皮细胞，表现类似于普通的血栓。因此，应用血管内皮标志物（CD31; CD34; 但有文献推荐CD31，认为它比其他标记物相对稳定而特异。）识别内皮细胞极为重要。确认包膜侵犯的标准必须是病变穿透包膜全层。若包膜浸润明确，诊断为滤泡癌；若包膜浸润可疑且缺乏乳头状癌的胞核改变时，则诊断为不能确定恶性潜能的滤泡性肿瘤（follicular tumor of uncertain malignant potential）；如果乳头状癌胞核的改变可疑，则诊断为不能确定恶性潜能的高分化肿瘤（well-differentiated tumor of uncertain malignant potential）。

（2）广泛浸润性滤泡癌：对应微小浸润性滤泡癌而言。它显示血管和（或）邻近甲状腺组织的广泛浸润，常完全缺乏包膜。

4. 免疫组化　免疫组织化学染色对鉴别滤泡癌与滤泡性腺瘤、滤泡癌与乳头状癌一般不具有决定性意义。但是，甲状腺球蛋白和（或）TTF-1染色对于证实转移性肿瘤来源于甲状腺是必不可少的。

5. 预后　滤泡癌的预后与包膜浸润的程度直接相关，因而微小浸润性与广泛浸润性滤泡癌的预后存在很大的差别。此外，与通常型的滤泡性癌相比，嗜酸细胞变异型滤泡癌更具侵袭性。滤泡癌通常为血行转移（尤其是肺和骨），而不转移到局部淋巴结。骨转移通常是多中心性的，但好发生于肩胛带、胸骨、颅骨和髂骨。

三、髓样癌

髓样癌（medullary carcinoma）是由 C 细胞（滤泡旁细胞）发生的一种特殊类型的甲状腺恶性肿瘤。髓样癌存在散发性和家族性 2 种类型，前者约占 80% 的病例。C 细胞增生是家族性综合征的前期病变，典型的部位是在侧叶中心部分，呈弥漫性或结节状。

1. 临床特点　散发性髓样癌多累及成年人，女性稍多，平均年龄 50 岁，几乎总是单发性的。家族性髓样癌主要见于年轻人（平均年龄 35 岁），常为多发性和双侧性的，残余腺体总伴有 C 细胞增生。肿瘤大小为 1cm 或 <1cm 时称为微小髓样癌，几乎所有发生于儿童的甲状腺髓样癌病例均属于这种类型，呈常染色体显性遗传，具有完全的外显率。

2. 肉眼改变　典型的髓样癌呈实性、质硬、无包膜，但界限相对清楚，切面呈灰白色到黄褐色。与乳头状癌的分类原则相似，当肿瘤的最大径为 1cm 或 <1cm 时，称为微小髓样癌（medullary microcarcinoma）。

3. 镜下改变　典型的表现是圆形到多角形细胞呈实性增生，胞质颗粒状、嗜双染性，胞核中等大小，肿瘤被富含血管的间质、玻璃样变的胶原和淀粉样物分隔，常见钙化，甚至在 X 线摄影时即能发现。肿瘤细胞也可以是浆细胞样细胞、梭形细胞、嗜酸性细胞、鳞状细胞样细胞或鳞状细胞，或者呈现奇异性特征。髓样癌细胞的生长方式可为类癌样、副节瘤样、小梁状、腺样（小管状和滤泡状）或假乳头状。间质可以稀少、出血、骨化或水肿。淀粉样物沉积可能广泛，或者完全缺如。有时，淀粉样物还能引起明显的异物巨细胞反应。可出现真正的沙粒体。偶尔可见大量的中性粒细胞浸润，可诊断为所谓"炎症性"髓样癌。其他不常见的髓样癌变异型包括真正的乳头状髓样癌、黏液性髓样癌、透明细胞变异型髓样癌、小细胞性髓样癌及色素性（黑色素生成性）髓样癌。

当肿瘤既具有髓样癌的形态特点（包括降钙素反应性），又具有滤泡细胞癌的形态特点（包括甲状腺球蛋白的反应性）时，可诊断为混合性髓样 – 滤泡细胞癌（mixed medullary and follicular cell carcnoma），在目前最新版的 WHO 肿瘤分类中，已将此肿瘤单独列出。其中，滤泡细胞癌可以是乳头状癌，也可是嗜酸性癌、低分化癌或间变性癌。

4. 免疫组化　肿瘤细胞表达上皮性标记物，如低分子角蛋白；通用的甲状腺标志物，如，TTF-1；广谱内分泌标志物，如 NSE；嗜铬素等；最重要的是表达 C 细胞的特异性产物降钙素（calcitonin）。CEA 在大多数病例阳性表达，而甲状腺球蛋白通常阴性。

5. 鉴别诊断　甲状腺内或附近还可发生副神经节瘤（paraganglioma），有时伴有颈动脉体瘤，仅凭光镜形态与髓样癌的鉴别有时很困难，免疫组织化学染色时，降钙素、甲状腺球蛋白、TTF—1 和角蛋白阴性，对解决上述问题很有帮助。

6. 预后　髓样癌局部浸润并能引起颈部和纵隔淋巴结转移，也能远处转移。年轻、女性、家族性发病、肿瘤较小以及肿瘤局限于甲状腺内的患者预后良好。另外，散发性病例预后较差。此外，尚有 2 种肿瘤，即伴有胸腺样分化的梭形细胞肿瘤（spindle cell tumor with thymus-like differentiation）和显示胸腺样分化的癌（carcinoma showing thymus-like clifferentiation），均很罕见，此处不作介绍。

四、恶性淋巴瘤

恶性淋巴瘤是指原发于甲状腺的淋巴瘤（malignant lymphoma）。

1. 病因　大部分原发性甲状腺淋巴瘤的发生与淋巴细胞性甲状腺炎或桥本甲状腺炎有关。

2. 临床特点　多见于成年人或老年女性（女性与男性之比为 3：1 ～ 7：1）。甲状腺常迅速增大，并可导致气管或喉的压迫症状。

3. 肉眼改变　肿瘤切面实性白色，呈鱼肉样外观。

4. 镜下改变　大多数病例为弥漫性大 B 细胞型淋巴瘤。可见明显的局灶性硬化。第 2 种常见的类型是边缘区 B 细胞淋巴瘤，是由小淋巴细胞或中等大小淋巴细胞组成的低度恶性的淋巴瘤，常伴有局灶性浆细胞样分化，具有弥漫性或结节状（滤泡性）生长方式，属于黏膜相关淋巴瘤的范畴。甲状腺原发的 T 细胞淋巴瘤极其罕见。

5. 免疫组化　几乎所有的病例均优势表达 B 细胞性标志物（CD20；CD79a，PAX-5）。

6. 预后　淋巴瘤可局限于甲状腺内，可以直接扩散到周围软组织，也可以累及局部淋巴结。局限于甲状腺内的淋巴瘤比蔓延到甲状腺包膜外者预后好，边缘区 B 细胞淋巴瘤比弥漫性大 B 细胞淋巴瘤预后好。

五、其他肿瘤

（一）原发性肿瘤

在目前最新版的 WHO 肿瘤分类中，介绍了原发于甲状腺的 8 种肿瘤，即异位胸腺瘤（ectopicthymoma）、血管肉瘤（angiosarcoma）、平滑肌肿瘤（smooth muscle tumour）、周围神经鞘肿瘤（peripheral nerve sheath tumour）、副节瘤（paraganglioma）、孤立性纤维性肿瘤（solitary fibrous tumour）、滤泡树突细胞肿瘤（follicular dendritic cell tumour）及朗格汉斯细胞增生症（langerhans cell histocytosis）。虽然上述肿瘤的起源或分化特征不同，但认识掌握时应注意以下几点。

（1）原发于甲状腺的这些肿瘤均非常罕见，其中孤立性纤维性肿瘤报道较多，总体而言，诊断时应严格把握。

（2）与其高发部位或组织的同类肿瘤的病变特征相同，包括诊断与鉴别时免疫组织化学标记物的应用。比如，甲状腺的异位胸腺瘤的组织学亚型与纵隔胸腺瘤相一致；又如，甲状腺原发的血管肉瘤与软组织血管肉瘤的病变特点相一致等；因此，这里不再介绍上述肿瘤病变特点，可参照相应章节的具体内容。有一点应特别注意：当肿瘤低分化时，要特别注意与甲状腺未分化癌的鉴别，甲状腺滤泡细胞的标志物必须阴性。

（3）在几种肿瘤命名中使用了"肿瘤"而不是"瘤"，因为这些肿瘤既可能是良性的，也可能是恶性的，因为病例太少尚不能得出明确结论；鉴别依据与其他部位相同。

此外，除上述 WHO 肿瘤分类中报道的肿瘤外，其他间叶性肿瘤如脂肪瘤、血管瘤、淋巴管瘤、脂肪肉瘤、软骨肉瘤、骨肉瘤等也都有过报道。同样需要牢记的是，在诊断甲状腺原发性肉瘤时，必须首先排除未分化癌。

另外，甲状腺的其他一些原发肿瘤和瘤样病变也有报道。其中，甲状旁腺肿瘤可以发生在甲状腺内，造成与甲状腺滤泡性肿瘤的鉴别诊断问题，其余罕见肿瘤或瘤样病变不再介绍。

（二）转移性肿瘤

喉、咽、气管和食管癌及邻近颈淋巴结的转移性病变均可直接蔓延到甲状腺，其中多数是鳞状细胞癌；因此，当在甲状腺标本中遇到鳞状细胞癌尤其是分化相对好者时，应考虑到继发性侵犯的可能性。

此外，虽然文献关于甲状腺转移癌原发肿瘤常见部位的报道不尽相同，但总体而言常见的器官包括皮肤（黑色素瘤）、乳腺、肾和肺。甲状腺的转移瘤可以是孤立的，亦可为多发性或弥漫性的。有研究表明，不正常比完全正常的甲状腺更可能有转移性肿瘤。需与甲状腺原发的具有透明细胞特点的肿瘤进行鉴别的甲状腺转移性肿瘤主要是肾细胞癌。文献报道，肾原发性肿瘤切除数年甚至数十年之后，可以表现为甲状腺包块而缺少肾的症状。甲状腺球蛋白和 TTF-1 免疫组化染色对鉴别诊断很有帮助。对于其他类型的腺癌，黏液染色也能起到一定作用。尽管偶有例外，但位于甲状腺内的上皮性恶性肿瘤的胞质内出现黏液时，一般表明为转移性肿瘤。另外，少数神经内分泌癌可以转移到甲状腺，并可类似于甲状腺原发性肿瘤特别是髓样癌。

第六章 呼吸系统疾病

呼吸系统包括鼻、咽、喉、气管、支气管和肺。以喉环状软骨为界将呼吸道分为上、下两部分。由于呼吸道与外界直接相通，外界的各种病原微生物、有害气体、粉尘等均可随空气进入呼吸系统引起病变。但正常呼吸系统具有自净和免疫功能，只有在这种功能降低或遭受破坏时，疾病才容易发生。常见的呼吸系统疾病很多，本章仅就肺炎、慢性阻塞性肺疾病、肺结核以及各种原因引起的肺癌作重点介绍。

第一节 肺炎

肺炎（pneumonia）通常是指肺的急性渗出性炎性疾病，是呼吸系统的常见病、多发病。它可以是原发的独立性疾病，也可以是其他疾病的并发症。由于病因和机体的免疫状态不同，肺炎病变的性质与累及范围也常各不相同，从而形成各种不同的肺炎。由各种生物因子引起的肺炎，可分为细菌性肺炎、病毒性肺炎、支原体肺炎、真菌性肺炎和寄生虫性肺炎等；由理化因子引起的肺炎，可分为放射性肺炎、类脂性肺炎和吸性肺炎或过敏性肺炎等；根据炎症发生部位，分为肺泡性肺炎、间质性肺炎；根据病变累及的范，分为大叶性肺炎、小叶性肺炎和节段性肺炎（图6-1）；按炎症性质可分为浆液性、纤维素性、化脓性、出血性、干酪性及肉芽肿性肺炎等。

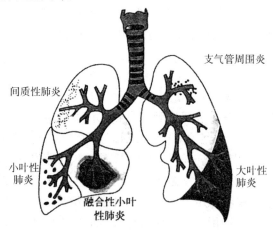

图6-1 按肺炎累及的范围分类

一、细菌性肺炎

（一）大叶性肺炎

大叶性肺炎（lobar pneumonia）是主要由肺炎链球菌引起的以肺泡内纤维素渗出为主的炎症性疾病，病变常累及肺大叶的全部或大部。临床起病急骤，常以寒战、高热开始，继而出现胸痛、咳嗽、咳铁锈色痰、呼吸困难，并常伴有肺实变体征及外周血白细胞增多等。一般病程为5～10天，退热后，症状和体征消退。

多见于青壮年，冬春季节多见。

1. 病因和发病机制　本病90%以上由肺炎链球菌引起，以1、3、7和2型多见，以3型毒力最强。少数由肺炎杆菌、金黄色葡萄球菌、流感嗜血杆菌及溶血性链球菌等引起。本病主要经呼吸道感染、传染源为患者及健康带菌者。当感冒、受寒、醉酒、疲劳和麻醉时呼吸道防御功能减弱，机体抵抗力降低，易致细菌侵入肺泡而发病。进入肺泡的病原菌迅速繁殖并引发肺组织的超敏反应，使肺泡－毛细血管膜发生炎症反应与微循环障碍，出现肺泡间隔毛细血管扩张，通透性升高，浆液和纤维蛋白原大量渗出。细菌和炎性渗出物沿肺泡间孔或呼吸性细支气管向邻近肺组织蔓延，从而波及整个大叶或部分大叶的肺组织。

2. 病理变化和临床病理联系　大叶性肺炎的主要病理变化是肺泡腔内的纤维素性炎。常见于单侧肺，以左肺或右肺下叶多见，也可同时或先后发生于两个或多个肺叶。典型的自然发展过程大致可分为四期。

（1）充血水肿期（发病第1~2天）：病变肺叶肿胀，重量增加，呈暗红色，切面湿润并可挤出大量血性浆液。

镜下见肺泡间隔内毛细血管扩张充血，肺泡腔内有较多浆液渗出及少量红细胞、中性粒细胞和巨噬细胞。渗出物中可检出肺炎链球菌。

临床有因毒血症而引起的寒战、高热、外周血液中白细胞升高等。由于肺泡腔内有渗出液，听诊可闻及湿啰音。X线检查显示肺纹理增多和淡薄而均匀的片块状阴影。

（2）红色肝样变期（发病后第3~4天）：病变肺叶肿胀，重量增加，色暗红，质地变实如肝，故称为"红色肝样变"。相应部位之胸膜面有纤维素渗出物覆盖（纤维素性胸膜炎）。镜下见肺泡壁毛细血管仍扩张充血，肺泡腔内充满大量连接呈网状的纤维素和红细胞，并有一定数量中性粒细胞和少量吞噬细胞。有的纤维素穿过肺泡孔与相邻肺泡中的纤维素网相连接（图6-2）。纤维素网的大量形成既防止了细菌的扩散和减少毒素的吸收，又为巨噬细胞提供了更多表面，促进了吞噬作用。但大量渗出物充塞肺泡腔，使肺泡发生实变，换气和通气功能障碍，并致肺动脉血不能进行气体交换而直接进入左心，形成静脉血掺杂，造成动脉血氧分压降低，并出现发绀等缺氧症状。肺泡腔内的红细胞被巨噬细胞吞噬，崩解后形成含铁血黄素，使咳出的痰呈铁锈色；由于病变波及胸膜，常有胸痛，并随呼吸和咳嗽而加重；由于病变肺组织发生实变，病变区叩诊呈浊音，听诊可闻及支气管呼吸音。X线可见大片致密阴影，常波及一个肺段或大叶。

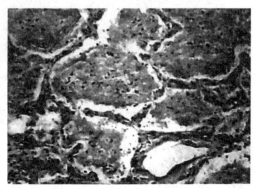

图6-2　大叶性肺炎红色肝样变期

肺泡壁毛细血管扩张充血，肺泡腔内充满大量连接呈网状的纤维素和红细胞，并有一定数量中性粒细胞和少量巨噬细胞

（3）灰色肝样变期（发病后第5~6天）：病变肺叶仍肿胀，但充血消退，病变区由暗红转为灰白色，质实如肝，故称"灰色肝样变"（图6-3）。

镜下见，肺泡腔内纤维素渗出继续增多，红细胞逐渐被巨噬细胞吞噬而消失，但仍充满纤维素和大量中性粒细胞。纤维素通过肺泡间孔相连接的现象更明显。胸膜扩张充血，表面仍有纤维素渗出。此期机体特异性抗体已形成，渗出物中肺炎链球菌大多数已被消灭，故不易检出细菌（图6-4）。

临床上病变区叩诊呈浊音，听诊可闻及支气管呼吸音。X线可见大片致密阴影，患者咳出的痰液由铁锈色逐渐转变成黏液脓性痰。此期虽然病变区肺泡仍无气体，但因流经该部的血流大为减少，静脉血掺杂现象也因此而减少，缺氧状况得以改善。

（4）溶解消散期（发病后第7天进入此期）：此时机体防御功能显著增强。病变肺组织质地变软，切面颗粒状外观逐渐消失，加压时有脓样混浊液体流出。镜下见，肺泡腔内中性粒细胞大多变性崩解，并释放大量蛋白水解酶将渗出物中的纤维素溶解，由淋巴管吸收或经呼吸道咳出，肺内实变病灶消失，肺组织逐渐恢复正常的结构和功能。胸膜渗出物亦被吸收或机化。患者体温下降，临床症状和体征逐渐减轻、消失，X线检查显示病变区阴影密度逐渐降低，透光度增加，恢复正常。

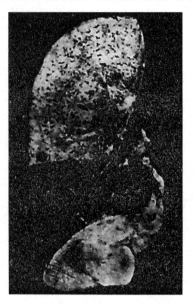

图6-3　大叶性肺炎灰色肝样变期

右肺上叶实变，呈灰白色

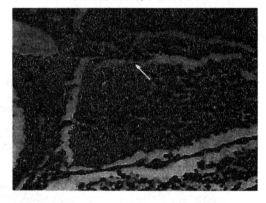

图6-4　大叶性肺炎灰色肝样变期

肺泡腔内充满大量纤维素和中性粒细胞，纤维素穿过肺泡孔（箭头所示）

上述各期病变的发展是连续的，彼此之间并无绝对界限，同一肺叶的不同部位可出现不同阶段病变，尤其是病变早期使用抗生素后，常干预疾病的自然经过，故临床已很少见到典型四期病变过程，常表现为节段性肺炎，病程也明显缩短（图6-5，图6-6）。

3. 结局和并发症　绝大多数患者经及时治疗均可痊愈：如延误诊断或治疗不及时则可发生以下并发症：

（1）中毒性休克：见于重症病例，是最危重的并发症。可引起严重全身中毒症状和微循环衰竭，故称中毒性或休克性肺炎，临床较易见到，死亡率较高。

（2）肺脓肿及脓胸：见于病原菌毒力强或机体抵抗力低下时。由金黄葡萄球菌和肺炎链球菌混合感染者，易并发肺脓肿，并常伴有脓胸。

（3）肺肉质变：也称机化性肺炎。由于肺内渗出中性粒细胞过少，释放的蛋白酶不足，致肺泡内纤维素性渗出物不能完全溶解吸收而由肉芽组织取代并机化，病变肺组织呈褐色肉样外观，故称肺肉质变。

（4）胸膜增厚和粘连：大多数大叶性肺炎伴有纤维素性胸膜炎，但一般均随肺炎病变的消散而消散，若胸膜及胸腔内纤维素不能被完全溶解吸收，则可发生机化，并导致胸膜增厚或粘连。

（5）败血症或脓毒败血症：少见，发生在严重感染时，细菌侵入血液大量繁殖并产生毒素所致，如发生全身迁徙性感染，则称脓毒败血症。

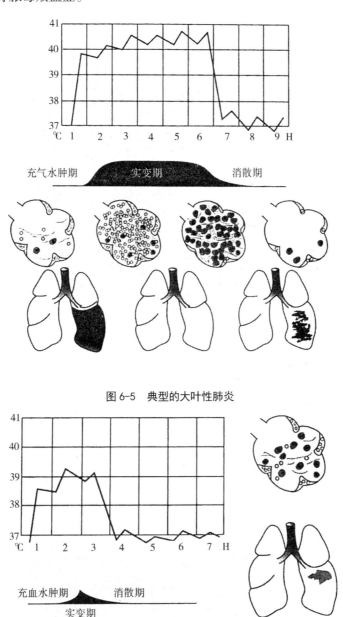

图 6-5　典型的大叶性肺炎

图 6-6　不典型的大叶性肺炎

（二）小叶性肺炎

小叶性肺炎（lobular pneumonia）是以肺小叶为病变单位的急性渗出性炎症，其中绝大多数为化脓性炎症。由于病变是以细支气管为中心向周围肺组织扩展，故也称支气管肺炎。临床上有发热、咳嗽、咳痰等症状，肺部听诊可闻及散在湿性啰音。多见于小儿、老年体弱或久病卧床的患者。

1. 病因和发病机制　小叶性肺炎大多由细菌感染引起。常见的致病菌为致病力较弱的 4、6、10 型肺炎链球菌、葡萄球菌、嗜血流感杆菌、肺炎克雷白杆菌、链球菌、铜绿假单胞菌及大肠杆菌等。这些病原菌多系正常人口腔及上呼吸道内的常驻菌，当患传染病（如麻疹、百日咳、流感、白喉等）或营养不良、受寒、醉酒、麻醉、昏迷、恶病质和手术后等状况，由于机体抵抗力降低，呼吸系统防御功能受损，上述呼吸道常驻细菌就可侵入细支气管与末梢肺组织生长繁殖，引起小叶性肺炎。因此，小叶性肺炎常是某些疾病的并发症。故临床上根据继发原因把某些小叶性肺炎又称为麻疹后肺炎、吸入性肺炎、坠积性肺炎等。

2. 病理变化　小叶性肺炎的病变特征是以细支气管为中心的肺组织化脓性炎症。肉眼观：双肺表面和切面可见散在分布之灰黄色或暗红色实性病灶，以下叶背侧多见，病灶大小不一，直径多在 0.5～1cm（相当于 1 个小叶范围），形态不规则，病灶中央常可见细支气管的横断面，挤压时有脓性液体溢出。严重病例，病灶可互相融合，甚至累及整个大叶，称融合性小叶性肺炎（图 6-7）。一般胸膜不受累及。

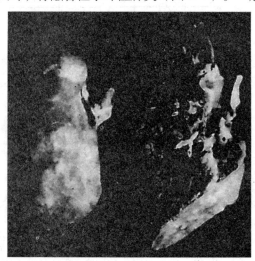

图 6-7　小叶性肺炎

肺表面和切面可见散在分布之灰黄色小的实变病灶

镜下见，病灶中央或周边常有一些病变的细支气管，管壁充血、水肿并有大量中性粒细胞浸润，管腔内充满中性粒细胞及脱落崩解的黏膜上皮，病变细支气管周围肺泡腔内也充满中性粒细胞、少量红细胞和脱落肺泡上皮细胞。病灶周围肺组织充血，有浆液渗出，部分肺泡过度扩张（代偿性气肿）（图 6-8）。由于病变发展阶段不同，各病灶的病变程度不一，严重的病例可引起支气管和肺组织结构破坏。

3. 临床病理联系　由于小叶性肺炎常为其他疾病的并发症，其临床症状常被原发疾病所掩盖，但发热、咳嗽、咳痰症状仍是通常最常见的症状。支气管黏膜由于炎性渗出物刺激及黏液分泌增多可引起咳嗽、咳痰，痰液往往为黏液脓性或脓性。由于病变细支气管及肺泡腔内有炎性渗出物，听诊可闻及湿性啰音。由于病灶呈散在小灶分布，一般无实变体征，但融合性病变范围达到 3～5cm 以上时，也可出现实变。X线检查可见散在不规则小片状或斑点状阴影。

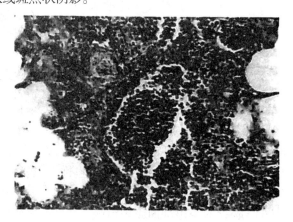

图 6-8　小叶性肺炎

以支气管为中心周围肺泡脓性渗出物，最外边肺泡代偿性肺气肿

4. 结局及并发症　本病大多数经及时有效治疗可以痊愈。但幼儿、老人特别是并发其他严重疾病者，

预后较差。小叶性肺炎的并发症较严重，甚至可危及生命，常见的有呼吸功能不全、心功能不全、脓毒败血症、肺脓肿和脓胸等。

二、病毒性肺炎

病毒性肺炎（viral pneumonia）常是上呼吸道病毒感染向下蔓延所致。常见的病毒是流感病毒，其次为呼吸道合胞病毒、腺病毒、副流感病毒、麻疹病毒、单纯疱疹病毒及巨细胞病毒等。除流感病毒、副流感病毒外，其余的病毒性肺炎多见于儿童。此类肺炎的发病可由一种病毒感染，也可由多种病毒混合感染或继发于细菌感染引起。临床症状、病变特点及其严重程度可因病毒类型和患者状态而异，但一般除有发热和全身中毒症状外，主要表现为剧烈咳嗽、气急和发绀等缺氧症状。病理变化：病变主要表现为间质性肺炎，炎症从支气管、细支气管开始沿间质伸展。肉眼观，肺组织因充血水肿而轻度肿大，无明显实变。镜下常表现为肺泡间隔明显增宽，其内血管扩张充血，间质水肿，淋巴细胞和单核细胞浸润，肺泡腔内一般无渗出物或仅有少量浆液（图6-9）。

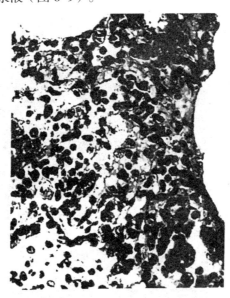

图6-9　间质性肺炎
肺泡间隔增宽，血管充血，间质水肿，伴淋巴细胞和单核细胞浸润

严重病例，肺泡腔内有巨噬细胞和多少不等浆液与红细胞渗出，甚至出现肺组织坏死。由流感病毒、麻疹病毒和腺病毒引起的肺炎，其肺泡腔内渗出的浆液性渗出物常可浓缩成一薄层膜样物贴附在肺泡内表面，即透明膜形成。此外，细支气管和肺泡上皮可明显增生并形成多核巨细胞。如麻疹性肺炎时出现的巨细胞就较多，故又称巨细胞肺炎。在增生的支气管和肺泡上皮细胞内可见病毒包涵体。病毒包涵体呈圆形或卵圆形、约红细胞大小、嗜酸或嗜碱，周围有薄而不均匀的透明晕，其在细胞内的位置可因病毒不同而异，腺病毒、单纯疱疹病毒和巨细胞病毒感染时，病毒包涵体出现在上皮细胞核内并呈嗜碱性；呼吸道合胞病毒感染时，出现在胞质呈嗜酸性；麻疹病毒感染时，胞质和胞核均可见到。检出病毒包涵体是诊断病毒性肺炎的重要依据。

病毒性肺炎若为两种病毒并发感染或继发细菌感染，则病变将更严重和复杂。如麻疹肺炎并发腺病毒感染时病灶可呈小叶性、节段性和大叶性分布，且支气管和肺组织可出现坏死、出血（坏死性支气管炎和坏死性支气管肺炎）。继发细菌感染时，常混杂有化脓性病变，可掩盖病毒性肺炎的病变特征。

附：严重急性呼吸综合征

严重急性呼吸综合征（severe acute respiratory syndrome，SARS）是新近由世界卫生组织命名的以呼吸道传播为主的急性传染病。曾称"非典型性肺炎"。本病有极强传染性，自2002年11月我国广东第一个病例发现起，数月内在国内一些省市及港台地区就发生了暴发流行，而且同时波及世界30余个国家及地区。现已确定本病的病原体是一种新型冠状病毒。SARS病毒以近距离空气飞沫传播为主，直接接触患者血液、尿液及粪便也可被感染，故医务人员为高发人群，发病有家庭和医院聚集现象。发病机制尚未阐明，可能与病毒直接损伤呼吸系统和免疫器官有关。SARS起病急，常以发热为首发症状，体温一般高于38℃，偶有畏寒，可伴有头痛、关节和肌肉酸痛、乏力、腹泻、干咳、少痰、偶有血丝痰，严重者出现呼吸困难，气促，进而呼吸衰竭。外周血白细胞不高或降低，常有淋巴细胞计数减少。X线检查，两肺呈大片云絮状、片状阴影，但密度比一般间质性肺炎要高，病变分布也更广泛。病理变化：部分SARS死亡病例尸检报告显示病变主要集中在肺和免疫系统；心、肝、肾、肾上腺等实质器官有不同程度累及。

1. 肺部病变　肉眼观双肺呈斑块状实变，重症患者双肺完全性水肿实变；表面暗红色，切面可见肺出血灶及出血性梗死灶（图6-10）。镜下病变以弥漫性肺泡损伤为主，肺组织重度充血、出血和肺水肿。肺泡腔内充满大量脱落和增生的肺泡上皮细胞及渗出的单核细胞、淋巴细胞和浆细胞。部分肺泡上皮细胞胞质内可见典型病毒包涵体，电镜证实是病毒颗粒。大部分肺泡腔及肺泡管内有透明膜形成（图6-11）。部分病例肺泡腔内渗出物出现机化呈肾小球样机化性肺炎改变（图6-12）。肺小血管呈血管炎改变，部分管壁可见纤维素样坏死伴血栓形成，微血管内有纤维素性血栓形成。

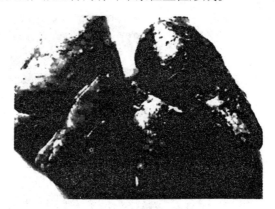

图6-10　SARS肺脏大体病变

外观呈苍白色，肺脏明显膨胀，体积增大，重量明显增加，肺表面有散在出血灶

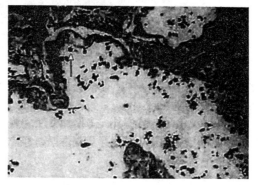

图6-11　SARS肺组织病变之一

大部分肺泡腔及肺泡管内透明膜（↑）形成

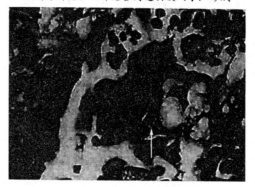

图6-12　SARS肺组织病变之二

立方形的Ⅱ型上皮细胞增生，部分呈腺样结构（假性肾小球样病变）（↑）少数区域呈乳头状增生

2. 脾和淋巴结病变　脾体积略有缩小，质软。镜下，脾小体明显萎缩，脾中央动脉周围淋巴鞘内淋巴细胞减少，红髓内淋巴细胞稀疏。白髓和被膜下淋巴组织大片或灶性出血坏死。肺门及腹腔淋巴结皮髓质分界不清，皮质区淋巴细胞数明显减少，并常出现淋巴组织灶性坏死。

3. 心、肝、肾、肾上腺等器官　除小血管炎症病变外，均有不同程度变性、坏死和出血。本病发病过程凶险，但如能及时发现并积极有效治疗，大多数可以治愈；有 5% 左右严重病例可死于呼吸衰竭。

三、支原体肺炎

支原体肺炎（mycoplasmal pneumonia）是由肺炎支原体引起的一种间质性肺炎。在未发现肺炎支原体前曾称为原发性非典型肺炎。支原体种类很多，但仅有肺炎支原体对人体呼吸道致病。多见于青少年，主要经飞沫感染，常为散发，偶见流行。临床上起病较急，多有发热、头痛、咽喉痛和咳嗽、气促与胸痛，咳痰常不显著。肺部可闻及干、湿性啰音，X 线显示节段性纹理增强及网状或片状阴影。外周血白细胞计数轻度增多，淋巴细胞和单核细胞增多。本病在临床上不易与病毒性肺炎相鉴别，可通过对患者痰、鼻分泌物和喉拭培养检出肺炎支原体确诊。本病一般预后良好，死亡率在 1% 以下。

病理变化：病变可以波及整个呼吸道，引起气管炎、支气管炎和肺炎。常累及叶肺组织，呈节段性分布，下叶多见，也偶尔波及双肺。病变主要发生在肺间质，故实变不明显，可伴有急性支气管炎和细支气管炎。肉眼观呈暗红色，切面有少量红色泡沫液体溢出，支气管和细支气管腔内有黏液性渗出物，胸膜一般不累及。镜下见病变区肺泡间隔明显增宽，血管扩张、充血，并有大量淋巴细胞、浆细胞和单核细胞浸润。肺泡腔内无渗出物或仅有少量浆液与单核细胞。小细支气管壁及其周围组织间质充血水肿，并有淋巴细胞和单核细胞浸润，如伴细菌感染时可有中性粒细胞浸润。严重病例支气管黏膜上皮和肺组织可发生明显坏死、出血症状。

第二节　中、晚期肺癌

根据 TNM 分类，除原位癌及其他类型早期肺癌外，I 期和 II 期肺癌均可手术治疗，属中期肺癌；III 期及 IV 期肺癌，因癌组织直接蔓延至邻近组织，或发生纵隔淋巴结等转移，或经血路有远距离转移不能手术治疗，则属晚期肺癌。

TNM 分期临床上，根据 TNM 分类的不同情况，中、晚期肺癌可分为 4 期，即：

0 期 Tis（原位癌）；

I 期　包括 IA 期（T1 NO MO）、IB 期（T2 NO MO）；

II 期　包括 II A 期（T1 N1 MO）、II B 期（T2 N1 MO、T3 NO MO）；

III 期　包括 III A 期（T1、T2 N2 MO、T3 N1，N2 MO）、III B 期（任何 T N3 MO、T4 任何 N MO）；

IV 期任何 T 任何 N M1。

中、晚期肺癌无论大体形态还是组织学类型，基本上是相同的。

一、肺癌的大体类型

1. 按肿瘤发生的部位　肺癌可分为中央型和外周型两型。

（1）中央型：主要是鳞癌、小细胞癌、大细胞癌和类癌；少部分腺癌也可是中央型。

（2）外周型：主要是细支气管肺泡癌、腺癌，也有少部分鳞癌、小细胞癌、大细胞癌和类癌为外周型。大多表现为孤立的瘤结节，大小不等，也有多结节者。

2. 按肿瘤的大体形态可把肺癌分为 4 型。

（1）支气管内息肉样型：少见，主要是鳞癌及涎腺型癌，癌组织在支气管腔内呈息肉状生长，致支气管腔扩大，将其堵塞，而支气管外的扩散较轻微。中央型类癌也可向支气管腔内突出，呈息肉状生长。腺癌及肺母细胞瘤在支气管内生长呈息肉状者较少见。

（2）结节型：多为外周型肺癌，一般呈球形，直径小于 5cm，与周围肺组织分界清楚。有时亦可为多结节型，可见于腺癌、细支气管肺泡癌和周围型类癌。

（3）巨块型：较多见，且多为中央型。癌块较大，直径超过5cm，以鳞癌为多，常伴有明显坏死，有的可形成空洞；小细胞癌亦常围绕大支气管形成巨块。

（4）弥漫型：癌组织在肺实质内弥漫性生长，可累及一叶的大部或两叶，使组织发生实变。在影像学上，犹如大叶性肺炎，与周围肺组织之间无明显分界。此型一般为细支气管肺泡癌。

二、肺癌的组织学类型

一般情况下，根据光镜观察所见，即可确定肺癌的组织学类型，并不困难。但当癌组织分化特征不明显，光镜观察难以准确判断其组织学类型时，常需借助于免疫组化及电镜观察，明确诊断。本章主要讨论来自支气管表面上皮的癌——具有腺、鳞分化的癌。此种癌具有腺、鳞分化特征，包括鳞癌、腺癌、腺鳞癌及其他呈腺、鳞分化表型的癌。

（一）鳞状细胞癌（squamous cell carcinoma）

鳞状细胞癌是具有鳞状上皮分化特征的一种癌。它是肺癌中最多见的一种，约占肺癌的40%，98%患者与吸烟有密切关系，且80%为男性。在18%的鳞癌组织中发现有HPV。鳞癌多为中央型，外周型远较中央型者少见。

1. 中央型鳞癌　发生在段支气管及次段大支气管，因其常累及大呼吸道，故脱落的癌细胞从痰液中较其他癌易于发现。肿瘤常较大，在X线胸片或CT上，多为肺门或其周围的肿块。

（1）大体：从支气管内息肉样包块到肺实质巨大包块，大小、形态各异。肿块常呈灰白色或浅黄色，角化明显者则较干燥而呈片屑状，坏死、出血常见。1/3病例见有空洞，并可发生继发性感染，或有脓肿形成。如间质有明显的纤维组织增生则质较硬。

（2）光镜：诊断鳞癌的依据是癌组织有角化现象及细胞间桥存在。角化可为癌巢内形成角化珠，或为单个细胞的角化，即胞质内有角蛋白形成，呈强嗜酸性。这两种表现是鳞癌的分化特征，也是判定鳞癌分化程度的依据。

如癌组织有较广泛的分化特征，即角化明显，有癌珠形成，细胞间桥甚显著，则为分化好的（well differentiated）（图6-13）；如癌组织中很少角化细胞，或仅见灶性不甚明显的癌细胞巢内角化显著细胞间桥，则为分化差的（poorly difrentiated）；居二者之间者为中分化鳞癌（intermediate differentiated）（图6-14、图6-15）。

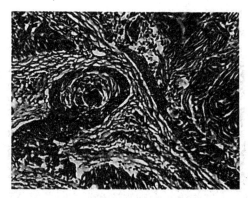

图6-13　高分化鳞状细胞癌

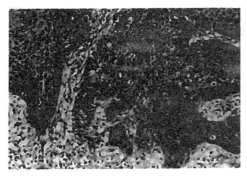

图 6-14 中分化鳞状细胞癌

癌细胞巢内见有局灶性角化癌细胞，胞质红染

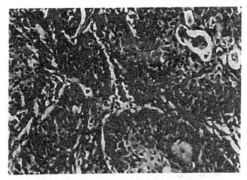

图 6-15 分化差的鳞状细胞癌

癌细胞巢内细胞角化不明显，仅见个别角化癌细胞

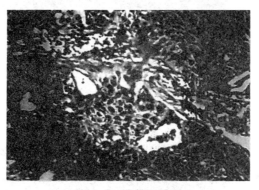

图 6-16 外周型鳞癌

3. 鳞癌的变异型

（1）梭形细胞鳞癌（spindle cell squamous carcinoma）（图 6-17）：鳞癌组织有时可见梭形癌细胞，但完全由梭形鳞状细胞构成的癌较少见。此癌为鳞癌的一种特殊类型。

1）光镜：癌组织完全由梭形鳞状细胞构成，或由介于鳞状细胞和梭形细胞之间的过渡形细胞构成，或无明确的鳞癌分化特征，或可见不明显的角化细胞及细胞间桥，但癌组织与间质分界尚清楚。本质上它是一种分化差的鳞癌，电镜下梭形癌细胞具有鳞癌的分化特征。

2）免疫组化：梭形细胞 CK、EMA（+），vim、actin、desmin、CEA（−）。

（2）透明细胞鳞癌（clear cell squamous carcinoma）：在鳞癌组织中，透明细胞灶并不少见。有很小比例的鳞癌，癌组织主要或全部由透明细胞构成，但也具有呈鳞癌分化特征的少量癌组织，可见二者相互移行形成癌细胞巢：

鉴别诊断：此癌应注意与肺的透明细胞癌相鉴别，后者呈实性团块，分化差，透明细胞癌核的异型性较著，且无鳞癌分化的特征。

（3）小细胞鳞癌（squamous cell carcinoma, small cell vanant）：这是一种分化差的鳞癌，癌细胞较小，核浆比例增大，胞质较少，但仍保持非小细胞癌的形态特征，核染色质呈粗颗粒状或泡状，有的癌细胞可见明显核仁。与小细胞癌的不同点是，癌细胞巢与其周围发育成熟的纤维性间质分界清楚，癌巢中心可见鳞状细胞分化灶，坏死不常见。

鉴别诊断：在诊断为小细胞鳞癌之前，应排除复合性小细胞癌／鳞癌的可能，这是鳞癌与真正的小细胞癌的混合。小细胞鳞癌缺乏小细胞癌核的特征性，具有粗颗粒状或泡状染色质及较明显的核仁，细胞境界较清楚，并可见角化。免疫组化及电镜观察有助于把二者区分开来。复合性小细胞癌神经内分泌标记呈阳性，而小细胞鳞癌呈阴性；在超微结构上，复合性小细胞癌既可见神经分泌颗粒，又可见含有张力微丝束的鳞癌细胞。而小细胞鳞癌的超微结构与一般鳞癌者类似，细胞内仅见张力微丝，而无神经内分泌颗粒。

（4）基底样鳞癌（squamous cell carcinoma，basaloid variant）：此型鳞癌的特点是癌组织具有基底样癌的特征，即癌细胞巢周边的细胞呈明显的栅栏状排列，胞质较少，核深染，而位于癌巢中心的细胞则具有较丰富的胞质，并有明显的角化现象。

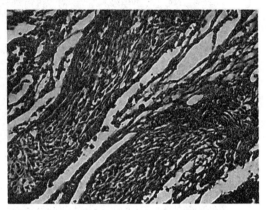

图 6-17　梭形细胞鳞癌

癌细胞呈梭形，可见细胞间桥及角化

（二）基底细胞癌（basal cell carcinoma）

此癌亦名基底样癌（basaloid carcinoma），较少见，多为中央型。

1. 中央型（图 6-18）　发生在大支气管，在支气管腔内呈外生性生长，堵塞管腔，并向管壁外浸润生长。

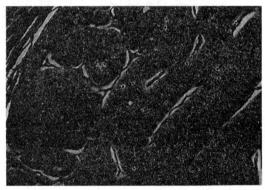

图 6-18　中央型基底细胞癌

癌细胞呈基底细胞样，癌巢周边部细胞呈栅栏状

（1）光镜：癌细胞较小，呈立方状或梭形，呈实性分叶状或相互吻合的小梁状；核染色质中等，核仁不明显，核分裂象多见；癌巢中心可见凝固性坏死，其周边部癌细胞呈栅状排列，十分明显。

（2）免疫组化：AE1/AE3、CK%/CK6 大多数阳性，CEA、CK7、TTF1 亦有少数阳性表达者。

2. 外周型（图 6-19）　更为罕见，文献中尚未见报道。从小支气管发生的外周型基底细胞癌，癌组织在肺实质内浸润性生长，呈结节状，分界清楚。

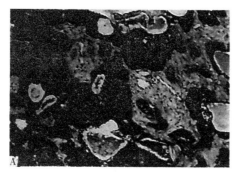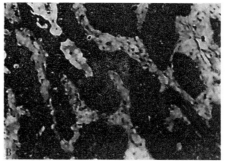

图 6-19　外周型基底细胞癌

A. 癌细胞呈基底细胞样，癌组织在肺泡周间质中浸润生长，残留肺泡清楚可见；B. 癌组织
呈窄带状浸润生长，其中尚见残存的肺泡

（1）光镜：清楚地看到小支气管上皮下基底细胞增生、癌变现象。癌组织形态除具有基底细胞癌的特征，呈相互吻合的不规则片块、小梁状外，癌巢周边部细胞亦呈栅栏状排列。此外，尚见与外周型鳞癌的相似之处，即在基底细胞癌巢内，亦见有许多残存的肺泡，肺泡上皮呈立方状或扁平，清楚可见，有的腔内尚可见尘埃细胞。

（2）免疫组化：癌细胞的免疫表型与支气管上皮的基底细胞类似，对低分子量角蛋白大多呈阳性表达，而对高分子量角蛋白亦可呈阳性反应。

（3）电镜：癌细胞间有小桥粒连接，并附有短的张力微丝，胞质内张力微丝不常见。

（三）腺癌（adenocarcinoma）

腺癌约占肺癌的 20%，女性较男性多见。它的发生与吸烟亦有关，但较其他类型的肺癌为少。大多发生在肺外周部，它是外周型肺癌中最多见的类型，约占外周型癌的 60%。大多数腺癌在手术切除时已累及脏层胸膜。有时小的隐匿性腺癌可伴有广泛转移，或累及胸膜形成巨块。腺癌亦可为中央型，或甚至位于支气管内。

（1）大体：腺癌常位于胸膜下，为境界清楚的包块，其上的胸膜常纤维化增厚或呈皱纹状。腺癌的大小悬殊，可从小至 1cm 到大至占据一整叶。切面呈灰白色，有时呈分叶状，中央常有瘢痕形成，并有炭末沉着，可称之为"马乔林溃疡"。坏死、出血常见。如癌组织有大量黏液分泌，则质软呈黏液样。如间质纤维组织增生明显则质较硬。肺腺癌如邻近胸膜，可侵及胸膜并可广泛种植，致胸膜明显增厚，而类似恶性间皮瘤，可称为假间皮瘤性癌（pseudomesotheliom atous carcinoma）。

（2）光镜：诊断腺癌的依据是癌组织有腺样分化的特征，表现为癌细胞形成分化成熟的管状、腺泡状，或有柱状细胞内衬的乳头状结构，或有黏液分泌。腺癌分化好者，上述分化特征明显。分化差者，上述分化特征不明显，多出现实性区，可见细胞内黏液，或仅见小灶性腺样结构，腺癌的间质常有明显的促纤维形成反应，成纤维细胞增生显著马乔林溃疡时，间质纤维化更为明显，有大片瘢痕形成。根据腺癌的细胞、组织结构特征，可分为以下 8 种亚型：

1. 腺泡性腺癌（acinar adenocarcinoma）在腺癌中最常见，占 40%。共同的特点是癌组织呈腺泡状或小管状。根据癌组织的分化程度，可分为 3 级，与其预后相关。

（1）光镜：癌组织分化好者由大小不等的腺泡状或小管状结构构成，其上皮细胞常为立方状或柱状细胞，有的可产生黏液，胞核圆形或卵圆形，大小较一致，可见小核仁及分裂象，胞质中等。腺管腔内有的可见蛋白性分泌物。腺管之间有多少不等的纤维性间质，其中有少量淋巴细胞浸润。中分化者部分呈腺管状，核呈中度异型性，排列不整齐，多有明显核仁。有的腺管上皮细胞增多呈复层，或有的几乎呈实性巢，仅见一个或多个小腔，间质纤细，富于血管。有的间质中可见大量淋巴细胞和浆细胞浸润。

分化差者主要由实性巢构成，其中可伴有含黏液的癌细胞，并可见少数或偶见腺泡状结构的癌组织。

（2）预后：分化好者预后较好，5 年存活率为 16% ~ 22%，分化差者预后较差。

2. 乳头状腺癌（papillary adenocarcinoma）　及伴微乳头结构的肺腺癌（pulmonary adenocarcinoma with

a micropapillary pattern， MPPAC）

（1）乳头状腺癌（papillary adenocarcinoma）：真正的乳头状腺癌少见，男性较女性多，平均年龄为 64.5 岁，多为孤立结节，平均直径 4.1cm，亦可多发。诊断时 45% 病例已有淋巴结转移。

1）光镜：癌组织主要由高柱状或立方状上皮细胞形成较大的乳头状腺管构成（图 6-20A），大小、形状极不等，可有或无黏液产生。突出的组织形态特征是含有纤维血管轴心的乳头，亦可再分支，乳头表面被覆的癌细胞异型性显著，胞核较大呈泡状，含有明显核仁。此癌的纤维性间质一般较少，其间常有淋巴细胞浸润，有的可见砂粒体。

2）鉴别诊断：需与乳头状型细支气管肺泡癌鉴别，后者保持肺泡基本结构，而非大的腺管，虽也有乳头状突起，但表面衬覆上皮为肺泡上皮，而非柱状或立方状腺上皮。免疫组化亦有助于鉴别诊断。

3）预后：均较细支气管肺泡癌差。

（2）伴微乳头结构的肺腺癌（pulmonary adenocarcinoma with a micropapillary patten，MPPAC）：其组织学表现为无纤维血管轴心的微乳头簇漂浮在肺泡腔或密集的纤维间隙中，常见淋巴结转移，是一种独特类型的肺腺癌，且预后较差。

1）光镜：组织形态学上表现为无纤维血管轴心的微乳头簇［微乳头（micropapillary pattern，MPP）］，漂浮在肺泡腔（图 6-20B）或小乳头密集在纤细的纤维间隙中（图 6-20C）：另外一个变异型表现为无血管轴心小乳头漂浮在衬覆肿瘤细胞的腔内（图 6-20D）。单纯的浸润性微乳头癌很少见，常见与其他组织学类型的腺癌混合存在，可出现在几乎所有亚型的肺腺癌中。MPP 在肿瘤中所占比例从 1% ~ 90% 不等，有研究按微乳头所占比例进行分组：无 MPP，局灶 MPP，中等量 MPP 以及广泛 MPP，各学者划分的比例不一致。

2）诊断及鉴别诊断：诊断要点：①具有特征性的微乳头结构（经典型 MPP，即无纤维血管轴心的细胞簇漂浮在肺泡腔或密集在纤维间隙中），微乳头状结构需与乳头状腺癌中的真乳头鉴别，真乳头结构的定义为被覆单层或多层的腺上皮，中心为纤维血管组织的结构；而 MPP 表现为小的缺乏纤维血管轴心的微乳头簇，免疫组织化学染色显示 CD34/CD31 阴性；②变异型是指相似的微乳头漂浮在衬覆肿瘤细胞的腔内，类似细支气管肺泡癌；③因 MPP 易侵犯淋巴管或小静脉，常见淋巴结转移，故 MPP 在肿瘤中所占比例只要 >5% 就应在病理诊断中提出来；④ MPP 可以出现在几乎所有肺腺癌亚型中；⑤免疫组织化学特点：肿瘤细胞巢团、微乳头表面（面向间质侧）EMA、E-cadherin、β-catenin 呈阳性表达，此外，MPPAC 需与原发于乳腺、膀胱、卵巢或涎腺的浸润性微乳头状癌转移至肺相鉴别，原发于肺的 IMPCa 免疫组化染色显示 TTF1（+），CK7（+），CK20（-）；若 CK7（-），CK20（+），则支持结直肠来源的 IMPCa；若 CK7（+），CK20（+），则支持尿路上皮来源的 IMPCa；虽然 BRST-2 在乳腺及涎腺的 IMPCa 均为（+），但 ER、PR 几乎仅在乳腺中呈阳性表达；卵巢的 IMPCa WT-1（+）。

3）治疗及预后：微乳头为主型的腺癌预后差，即使早期诊断仍然预后不良。对于 MPPAC 首选的治疗方案还有待于今后的研究。由于这种类型的癌常见淋巴结转移，淋巴管及静脉瘤栓密切相关，具有高度侵袭性，故仅靠手术切除肿瘤明显是不够的。手术及综合性的放、化疗及靶向治疗有助于延长患者的生存期。

3. 黏液性（胶样）腺癌（mucinous adenocarcinoma）

（1）大体：肿瘤可见于胸膜下，呈分叶状结节，切面呈胶样，黄白色。

（2）光镜：癌组织由极度扩大的肺泡腔隙构成，腔内充满大量黏液，形成黏液湖。分化好的柱状黏液性上皮衬附在增厚的纤维性肺泡壁上。黏液细胞也可形成大小、形状不等的腺样结构，腺管上皮细胞呈柱状，胞质较透亮，核位于基底部，有的含有黏液，有的见分化良好的癌细胞漂浮在黏液池中。

（3）免疫组化：除一般腺癌标记外，癌组织对 CDX-2 及 MUC2 呈阳性表达。

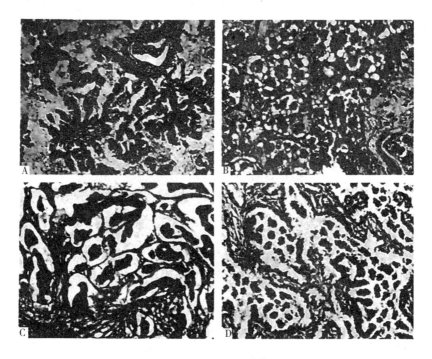

图 6-20 乳头状腺癌

A. 癌组织由较大的腺管构成，有明显的乳头形成；B. 微乳头型腺癌无血管轴心的

微乳头，漂浮在肺泡腔中（HE×20）；C. 微乳头型腺癌无血管轴心的微乳头密集，

周围有组织收缩的纤维间隙（HE×20）；D. 微乳头型腺癌无血管轴心微乳头漂浮在衬覆肿瘤细胞的腺腔内（HE×20）

4. 印戒细胞腺癌（signet ring adenocarcinoma） 此癌多发生在大支气管，诊断时首先要排除转移性，特别是来自胃肠道的转移性印戒细胞腺癌（图 6-21）。

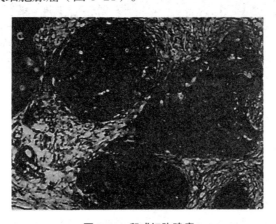

图 6-21 印戒细胞腺癌

支气管软骨旁的癌组织由富含黏液的印戒细胞形成实性团

（1）光镜：癌组织呈实性团块状，由分化好、胞质充满黏液的印戒细胞构成，常在支气管软骨附近的间质浸润。根据免疫表型，此癌可分为肠型及肺型印戒细胞腺癌 2 类，需借助免疫组化来区分，肠型印戒细胞腺癌较常见，而肺型较少见。

（2）免疫组化：肠型印戒细胞腺癌，CK20、CDX-2、MUC2 呈阳性表达，预后好；而肺型上述 3 种抗体均为（-），则表达 TTF-1 及 CK7，预后差。

5. 实性黏液细胞腺癌（solid mucinous cell adenocarcinoma）（图 6-22）

（1）光镜：癌组织由分化不等的黏液细胞构成，形成较大的实性团块或癌巢，很少或几乎不形成腺管，间质为中等量纤维组织，将其分隔，与肺组织分界清楚。癌细胞分化好者呈印戒状，核较小偏位，胞质内充满黏液，呈半透明状，PAS 染色呈强阳性；分化较差者，细胞较小，核居中央，胞质内含有黏液不明显；分化中等者，细胞中等大小，核居中或稍偏位。这些癌细胞相互过渡，无明显分界，核分裂象不多见。

（2）电镜：癌细胞胞核奇形，呈蟹足状，胞质内细胞器少，含有大量不同发育阶段的黏液颗粒。

成熟的黏液颗粒，大小不等，中等电子密度，可有或无膜包绕。小颗粒可融合为大颗粒。有时可见黏液颗粒从胞质内穿过细胞膜向细胞外排出的现象。

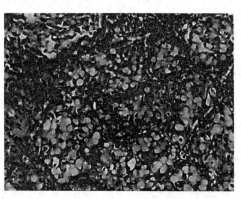

图 6-22　实性黏液细胞腺癌

癌组织由不同分化程度的黏液细胞形成大的实性团，间质较少

6. 透明细胞腺癌（clear cell adenocarcinoma）　肺的透明细胞腺癌极罕见，在日常病理工作中很难见到。诊断时须除外转移性肾透明细胞癌的可能（图 6-23）。

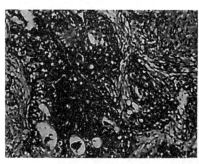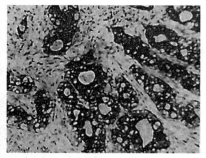

图 6-23　透明细胞腺癌

A. 癌组织由砥柱状透明细胞形成的腺管状结构组成，腔内充有红染的分泌物；

B. 癌组织 CK18（＋）

（1）光镜：癌组织位于肺实质，几乎全由立方状、砥柱状透明细胞构成，有明确的腺管形成，腔内充满红染的分泌物；癌细胞核圆形，大小一致，位于基底部，胞质透明，可见核分裂象，间质较少。

（2）免疫组化：癌组织 CK18（＋）、CK7 部分（＋）、CK5（－）、NSE（－）。

7. 分泌性腺癌（secretory adenocarcinoma）　分泌性腺癌较少见，WHO 肺癌分类中尚无此型腺癌。癌组织的主要成分与分泌性乳腺癌相似。

（1）光镜：在呈腺样结构或实性巢的癌组织中，许多癌细胞的胞质内见有大小不等呈嗜酸性的分泌小球，呈圆形均质状，亦可位于细胞外。PAS 染色，分泌小球呈强阳性。

（2）免疫组化：瘤细胞 CEA 呈阳性，而分泌小球呈阴性。

（3）电镜：癌细胞内的分泌小球位于细胞间或细胞内微腔内，呈均质状。微腔表面见有微绒毛。

8. 混合性腺癌（mixed adenocarcinoma）　在常规工作中，除可见单纯的上述各种类型的腺癌外，由上述各型腺癌中的任何两种或两种以上的成分构成者较为常见，按单一的组织形态类型诊断较困难。如腺癌以某一种组织结构为主，占其肿瘤组织成分的 70% ～ 80% 时，则以占主要成分的癌组织来命名；如果几种结构的癌组织之间难以区分主次，即可诊断为混合性腺癌，并按所占比例依次注明包括的各种腺癌成分。如混合性腺癌，包括乳头状腺癌及印戒细胞腺癌。免疫组化：对腺癌的诊断，一般无须进行免疫组化染色，因在光镜下基本上都能做出明确诊断。除非在某些情况下，如鉴别原发性和转移性腺癌，原发性肺腺癌和恶性间皮瘤。肺腺癌对 CK7、AE1/AE3、EMA、35β H11、HMFG-2、CEA，Leu-M1 及分泌成分（secretory component）呈阳性反应；甲状腺转录因子 TTF-1（thyroid transcription factor-1）、E-cadherin 亦可阳性，有的可共同表达角蛋白及波形蛋白，对鉴别诊断有一定价值。转移性腺癌可表达器官特异性标记，如甲状球蛋白（TG）、前列腺特异性抗原（prostate specific antigen，PSA）、前列腺酸性磷酸酶（prostatic acid phosphatase，PAP）及绒毛素（villin），对鉴别转移性甲状腺癌、前列腺癌及胃肠道腺癌有一定帮助。恶性间皮瘤新近也有一些间皮相关抗原问世，如 MS-2761、AMAD-2、thrombomodulin、calretinin 及 N-cadherin 等，在恶性上皮型间皮瘤呈阳性反应，有助于鉴别诊断。

电镜：观察腺癌的主要特征是，癌细胞间及细胞内有微腔形成，其表面有微绒毛；癌细胞胞质内见黏液颗粒，为低电子密度、不透明或呈絮状的黏液物质，被一层清楚的膜包绕；不少腺癌具有 Clara 细胞的分化特征，即在癌细胞胞质内含有嗜锇性致密颗粒。腺癌细胞间可见连接复合体，也可有桥粒连接，但较鳞癌少。分化差的腺癌，要识别上述各种特征较困难，应注意识别其中间型细胞。少数腺癌亦可伴有神经内分泌分化，即在少数癌细胞胞质内，尚可见神经分泌颗粒。

（四）腺鳞癌（adenosquamous carcinoma）（图 6-24）

腺鳞癌是指在同一个肿瘤内有明确的腺癌和鳞癌两种成分并存，其中的一种成分最少要占整个肿瘤的 10%。故腺鳞癌的诊断应建立在对手术切除标本进行全面检查的基础上。如果在鳞癌组织中偶见含有产生黏液的细胞巢，或在腺癌组织中含有小的鳞状分化灶，均不能诊断为腺鳞癌，则应按其主要成分来命名。光镜下诊断的腺鳞癌并不多见，约占肺癌的 2%，大多数患者有吸烟史。

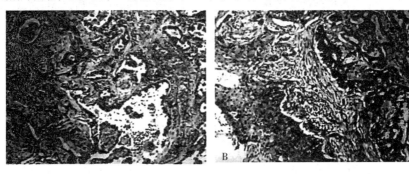

图 6-24　腺鳞癌

A. 癌组织包含腺癌及鳞癌两种成分，左上为鳞癌，右为腺癌；B. 癌组织包含两种
成分，左为鳞癌，右为腺癌

1. 大体　腺鳞癌大多位于外周部，且常伴有瘢痕形成。

2. 光镜　腺鳞癌含有明确的腺癌及鳞癌两种成分，二者的比例各异，或一种占优势，或二者比例相等。其组织形态特征如在鳞癌及腺癌中所述，二者均可表现为分化好的、中分化的和分化差的，但两种成分的分化程度并非一致，而是相互组合。两种成分可相互分开而无联系，或相互混杂在一起。此外，有的尚可见大细胞癌的成分，间质如同鳞癌或腺癌，可有炎细胞浸润。有学者报道，腺鳞癌的间质中可见细胞外嗜酸性物质沉着，类似淀粉样物质。电镜观察显示，此物质不是淀粉样物质，而是具有基底膜样物质及胶原的特征。

3. 电镜　观察发现，肺的腺鳞癌特别是在分化差的癌中远比光镜诊断者为多，可达近 20%。电镜下，发现癌细胞具有分别向腺癌或鳞癌分化的超微结构特征，也可在同一个癌细胞内见有两种分化特征。

4. 免疫组化　与鳞癌和腺癌两种成分表达者相同。

5. 鉴别诊断　包括鳞癌、腺癌伴有上皮鳞化及高度恶性分化差的黏液表皮样癌。主要是后者与具有分化差成分的腺鳞癌的鉴别。黏液表皮样癌发生在近侧大支气管内，呈外生性，突入腔内，由表皮样细胞及黏液细胞杂乱混合构成，呈不规则片块，或有腔隙形成，杯状细胞通常散布在细胞巢内，而不形成腺管，亦无单个细胞的角化及鳞状细胞珠形成。而腺鳞癌多位于外周部，可见角化或细胞间桥。

（五）大细胞癌（large cell carcinoma）（图 6-25）

大细胞癌亦可称为大细胞未分化癌，它是一种由具有大核、核仁明显、胞质丰富、境界清楚的大细胞构成的癌。它不具有鳞癌、腺癌或小细胞癌的任何形态学特征，即光镜下癌细胞大，未见有任何特异性分化特征时，始可诊断为大细胞癌。

1. 临床表现　它约占肺癌的 10% ~ 20%，大约 50% 发生在大支气管。几乎所有患者均为吸烟者，平均年龄近 60 岁。影像学上大细胞癌为中央型或外周型。

2. 大体　肿瘤通常较大，直径一般大于 3cm，坏死广泛且常见。可侵及胸膜及其邻近的组织。

3. 光镜　癌组织常呈紧密分布的实性团或片块，或弥漫分布呈大片，无腺、鳞分化特征。癌细胞较大，胞质中等或丰富、淡染，或呈颗粒状，或略透亮；核呈圆形、卵圆形或不规则形，有的呈多形性，染色质呈泡状或细颗粒状，核分裂象易见。有的可出现局灶性巨细胞，其胞核可比静止期淋巴细胞大 3 ~ 4 倍。大细胞癌组织坏死常见，且较广泛，而间质较少。有的大细胞癌可能见少数黏液阳性的细胞。如经黏液染色并淀粉酶消化后，见有产生丰富的黏液的细胞，则应诊断为实性腺癌伴黏液形成。

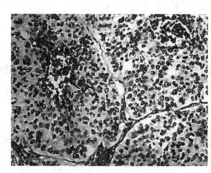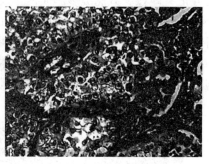

图 6-25　大细胞癌

A. 癌组织呈大小不一的实性巢，间质稀少；B. 癌组织呈实性巢，癌细胞大，核仁显著

4. 免疫组化　AE1/AE3 几乎全部阳性，EMA70% 阳性，35β H11 近 70% 阳性。部分病例亦可表达 EMA、CEA、CK7 及 vim。

免疫组化及电镜观察：大细胞癌的分化表型并无特征性，大多表现为腺分化，也可为鳞分化。有少数大细胞癌具有腺、鳞、神经内分泌三相分化表型。如有的表现为神经内分泌分化占优势，可称为大细胞神经内分泌癌，将其归入神经内分泌癌。故从分化表型上看，大细胞癌在一定意义上是一种混杂类型（miscellaneous category）；在另一种意义上，它是一种暂时的类型（temporary category）。

5. 大细胞癌的变异型（vanants）

（1）透明细胞癌（clear cell carcinoma）：肺原发性透明细胞癌极罕见，故在诊断此癌时，应先排除来自肾、甲状腺及涎腺等的转移性透明细胞癌。另外，因在肺鳞癌、腺癌中有的可出现局灶性透明细胞癌，不能诊断为透明细胞癌，只有当透明细胞占癌组织的 50% 以上，又无腺、鳞分化特征时，才可诊断为透明细胞癌。

1）光镜：由透明细胞构成的癌组织占优势成分，常呈实性片块，癌细胞较大，呈多角形，境界清楚，胞质呈透明状，或呈泡沫状，核较大，异型性明显，形状不规则，核仁显著，可见分裂现象。组织化学染色证实，癌细胞内常含糖原，也可不含糖原，无黏液。

2）电镜：透明细胞癌无特征性超微结构，大多具有腺癌或鳞癌的分化表型特征，有的为未分化性大细胞癌。

（2）巨细胞癌（giant cell carcinoma）：此癌罕见，大多位于肺外周部，也可为中央型。患者为吸烟者。当确诊时，多形成巨块，大者可达 15cm，并广泛侵袭和转移。此癌具有向胃肠道转移的倾向。

1）光镜：癌细胞巨大，多形性明显，除单核、双核及多核奇异形瘤巨细胞外，大多呈多角形，或相互结合成小巢，或结合不良，松散分布，犹如肉瘤。无论单核还是多核癌细胞均含有一个或多个核仁，偶见核内包涵体。癌细胞之间，常见有大量炎细胞浸润，除淋巴细胞外，尤以中性粒细胞为著。有的癌细胞胞质内充满中性粒细胞，称之为中性粒细胞侵入癌细胞（emperipolesis）。有些病例，可见有腺样分化灶或类似绒癌的结构。在 30% ~ 40% 的病例，可伴有梭形细胞癌成分。

2）免疫组化：与大细胞癌类似，癌细胞通常显示 AE1/AE3、CAM5.2 阳性，有的波形蛋白亦阳性，EMA 偶尔阳性。

3）电镜：巨细胞癌特征性的超微结构是癌细胞有丰富的线粒体，涡旋状张力微丝样纤维及多对中心粒。有些病例与大细胞癌一样，亦可显示腺分化或鳞分化特征，以腺样分化者为多。有学者发现数例巨细胞癌无论在免疫组化还是超微结构上，均显示神经内分泌分化特征，可称之为巨细胞神经内分泌癌，将其从巨细胞癌中分出，归为神经内分泌癌的第 5 型。

（3）梭形细胞癌（spindle cell carcinoma）：单纯的梭形细胞癌非常少见，但它常见于构成多形性癌的成分之一。它和多形性癌具有相同的侵袭行为。

1）光镜：癌组织主要为梭形细胞成分，具有肉瘤样生长方式，主间质分界不清，常与非肿瘤性结缔组织成分混合癌细胞，常具有明显的多形性，可见异常分裂现象。如肿瘤组织中尚含有鳞癌、腺癌、巨细胞癌或大细胞癌成分，则应诊断为多形性癌。

2）免疫组化：梭形细胞成分 CK 呈阳性表达，如角蛋白呈阴性，则难以与肉瘤区分，应做其他免疫组化，进一步明确诊断。

（4）多形性癌（pleomorphic carcinoma）：此癌是一种分化差的癌，癌组织可由多种类型的癌混合构成，其中常见的是梭形细胞癌和（或）巨细胞癌成分，至少占癌组织的 10% 以上；而大细胞癌灶亦较常见，亦常伴有鳞癌或腺癌成分。

1）免疫组化：梭形细胞成分如显示上皮性标记 keratin、EMA 阳性，可证实为癌分化，如为阴性，则需与癌肉瘤鉴别。

2）鉴别诊断：免疫组化及电镜观察，有助于把多形性癌和癌肉瘤区别开来。癌肉瘤的上皮成分无论是鳞癌、腺癌还是大细胞癌，上皮性标记呈阳性表达，而梭形细胞成分上皮性标记阴性，vimentin 呈阳性。如含有其他异质性恶性成分如骨、软骨、横纹肌等，诊断为癌肉瘤更无问题。

（六）淋巴上皮瘤样癌（lymphoepithelioma-like carcinoiiia）

此癌在多方面与发生在鼻咽部的淋巴上皮癌相同，在肺部较罕见，但有报道，在远东地区较多见。肿瘤多位于肺实质内。有人在癌组织的石蜡切片上，用原位杂交技术检测 EBER，癌细胞显示强的核信号，提示 EBV 在此型肺癌的发病中可能起作用。

1. 光镜　癌的组织形态与鼻咽部淋巴上皮癌完全相同。癌细胞大，胞质中等量，核呈泡状，核仁十分明显，形成大小不等的片块或呈巢。这些未分化的癌细胞巢无腺、鳞分化特征，被有多量淋巴细胞、浆细胞浸润的纤维性间质包绕，癌巢内亦有淋巴细胞浸润。

2. 免疫组化　AE1/AE3、高分子量角蛋白大部阳性表达，低分子量角蛋白、CK7、EMA、vim 少部分呈阳性表达，NSE、CgA、Syn 少数细胞呈阳性表达。

第三节　结核病

一、概论

结核病（tuberculosis）是由结核分枝杆菌引起的一种慢性肉芽肿性疾病。以肺结核最常见，但可见于全身各器官。典型病变为结核结节形成，伴有不同程度干酪样坏死。

结核病曾威胁整个世界，由于有效抗结核药物的发明和应用，由结核病引起的死亡一直呈下降趋势。20 世纪 80 年代以来，由于艾滋病的流行和耐药菌株的出现，其发病率又趋于上升。全球现有结核患者 2 000 万，如不加以控制，今后 10 年还将有 9 000 万人发病。中国结核患者数位居世界第二，仅次于印度。1993 年 WHO 宣布"全球结核病紧急状态"，1998 年又重申遏制结核病刻不容缓。由此可见，控制结核病已成为全球最紧迫任务。

（一）病因和发病机制

结核病的病原菌是结核分枝杆菌，对人致病的主要是人型、牛型。结核菌主要经呼吸道传染，少数可因进食带菌食物或含菌牛奶而经消化道感染，偶见经皮肤伤口感染。

呼吸道传播是通过肺结核（主要是空洞型肺结核）患者在谈话、咳嗽和喷嚏时，从呼吸道排出大量带菌微滴，每个微滴可携带 1 ~ 20 个细菌，带菌微滴直径小于 5μm 即可被吸入并到达肺泡引起感染。到达肺泡的结核杆菌吸引巨噬细胞，并为巨噬细胞吞噬。在有效细胞免疫建立以前，巨噬细胞对结核杆菌的杀伤能力很有限，结核杆菌可以在细胞内繁殖，一方面引起局部炎症，另一方面可发生全身性血源性播散，成为今后肺外结核病发生的根源。机体对结核杆菌产生特异性细胞免疫一般需要 30 ~ 50 天时间。这种特异的细胞免疫在临床上表现为皮肤结核菌素试验阳性。

结核病的抗感染免疫反应和超敏反应常同时发生和相伴出现，贯穿在结核病过程中。抗感染免疫反应的出现提示机体已获得免疫力，对病原菌有杀伤作用和抵抗力。而超敏反应常引起干酪样坏死，引起局部组织结构的破坏。已经致敏的个体动员机体产生防御反应较未致敏的个体快，但组织的坏死也更明显。故机体对结核杆菌感染所作出的临床表，现决定于不同的机体免疫状态。如机体状态是以抗感染免疫反应为主，则病灶局限，结核菌可被杀灭；如机体状态是以超敏反应为主，则病变将以急性渗出和组织结构破坏为主。结核病基本病变与机体的免疫状态有关（表 6-1）。

表 6-1 结核病基本病变与机体的免疫状态

病变	机体状态		结核杆菌		病理特征
	免疫力	超敏反应	菌量	毒力	
渗出为主	低	较强	多	强	浆液性或浆液纤维素性炎
增生为主	较强	较弱	少	较低	结核结节
坏死为主	低	强	多	强	干酪样坏死

（二）结核病的基本病理变化

结核病是一种特殊性炎症。其基本病变也具有变质、渗出和增生的特性。由于机体的免疫反应、超敏反应和细菌的数量、毒力以及病变组织的特性不同，可表现三种不同病变类型。

见于病变早期或机体免疫力低下、细菌数量多、毒力强或超敏反应较强时。好发于肺、浆膜、滑膜及脑膜等处。表现为浆液性或浆液纤维索性炎。早期有中性粒细胞浸润，但很快为巨噬细胞所取代。在渗出液和巨噬细胞内可查见结核杆菌。当机体抵抗力增强时，可完全吸收不留痕迹，或转变为增生为主的病变，如机体抵抗力低、超敏反应剧烈或细菌数量多、毒力强时，渗出性病变可迅速发生坏死，转变为以变质为主的病变。

1. 渗出为主的病变　见于机体免疫力较强、细菌数量较少、毒力较低时。由于机体对结核杆菌已有一定免疫力，病变常以增生为主，形成具有一定形态特征的结核结节。结核结节是在细胞免疫反应的基础上形成的。由上皮样细胞、朗格汉斯巨细胞（Langhans giant cell）以及外周局部集聚的淋巴细胞和少量反应性增生的成纤维细胞构成。典型的结核结节中央有干酪样坏死。巨噬细胞吞噬结核杆菌后细胞胞体可增大逐渐转变为上皮样细胞。上皮样细胞体积变大，呈梭形或多角形，胞质丰富，淡伊红染，境界不清，细胞间常有胞质突起互相联络。核呈圆形或卵圆形，染色质少，可呈空泡状，核内有 1 ~ 2 个核仁。上皮样细胞的活性增加，有利于吞噬和杀灭结核杆菌。朗格汉斯巨细胞是由多个上皮样细胞互相融合或一个上皮细胞核分裂而胞质不分裂形成的。朗格汉斯巨细胞是一种多核巨细胞，细胞体积大，直径可达 300μm，胞质丰富，染淡伊红色，胞质突起常和上皮样细胞的胞质突起相连接，核与上皮样细胞核相似，核数为十几个到几十个不等。核排列在胞质周围呈花环状、马蹄形或密集在胞体一端。单个结核结节肉眼和 X 线片不易查见，3 ~ 4 个结节融合成较大结节时才能看到，约粟粒大小，灰白色，半透明，境界分明。有干酪样坏死时略带黄色，可微隆起于脏器表面。

2. 坏死（变质）为主的病变　常见于结核杆菌数量大、毒力强，机体抵抗力低或超敏反应强烈时。上述渗出性和增生性病变也可发生干酪样坏死，也有极少数病变一开始就发生干酪样坏死。结核坏死灶由于含脂质较多呈淡黄色，均匀细腻，质地较实，状似奶酪，故称干酪样坏死。镜下为红染无结构的颗粒状物。干酪样坏死对结核病病理诊断具有一定的意义。干酪样坏死物中大都会有一定量的结核杆菌，可成为结核病恶化进展的原因。渗出、坏死和增生三种变化往往同时存在并以某一种改变为主，而且可以互相转化。

（三）结核病基本病理变化的转化规律

结核病的发展和结局主要取决于机体抵抗力和结核杆菌致病力之间的斗争。当机体抵抗力增强时，病变可向好的方向转化，即吸收、消散或纤维化、钙化；反之，则向坏的方向转化，即浸润进展或溶解播散。

1. 转向愈合

（1）吸收、消散：是渗出性病变的主要愈合方式。当机体抵抗力增强或经治疗有效时，渗出物可通过淋巴道吸收而使病灶缩小或完全吸收、消散。X线检查时可见边缘模糊、密度不匀的云絮状阴影逐渐缩小或完全消失。临床上称为吸收好转期。

（2）纤维化、纤维包裹、钙化：增生性病变、未被完全吸收的渗出性病变以及较小的干酪样坏死灶，可被逐渐纤维化形成瘢痕而愈合。较大的干酪样坏死灶难以纤维化，病灶周围的纤维组织可增生，将干酪样坏死包裹，中央逐渐干燥浓缩，并经钙盐沉着而发生钙化。钙化亦为临床痊愈一种指标，但钙化灶内常残留少量细菌，在一定条件下可以引起复发。病灶纤维化后，一般已无结核杆菌存活，可认为是完全愈合。X线检查可见纤维化病灶边缘清晰，密度增大，钙化病灶密度更高。临床上称为硬结钙化期。

2. 转向恶化

（1）浸润进展：当机体抵抗力低下，又未能得到及时治疗时，在原有病灶周围可出现渗出性病变，范围不断扩大，并继发干酪样坏死。X线检查，原病灶周围出现云絮状阴影，边缘模糊。临床上称为浸润进展期。

（2）溶解播散：是机体抵抗力进一步下降，病变不断恶化的结果。干酪样坏死发生溶解、液化后，可经体内的自然管道（如支气管、输尿管）排出，致局部形成空洞。液化的干酪样坏死物中含有大量结核杆菌，播散至其他部位后，可形成新的渗出、变质病灶。X线检查，可见病灶阴影密度深浅不一，出现透亮区及大小不等之新播散病灶阴影。临床上称为溶解播散期。此外，结核杆菌还可经淋巴道播散到淋巴结，引起结核性淋巴结炎，经血道播散到全身各处，引起全身粟粒性结核。

二、肺结核病

结核杆菌主要经呼吸道侵入人体，故肺是发生结核病最常见器官。由于初次感染和再次感染结核杆菌时机体的反应性不同，肺部病变的发生和发展亦各有其特点，故肺结核病（pulmonary tuberculosis）可分为原发性和继发性两大类。

（一）原发性肺结核病

原发性肺结核病（primary pulmonary tuberculosis）是指机体第一次受结核杆菌感染后所发生的肺结核病。多见于儿童，故又称儿童型肺结核病。偶见于从未感染过结核杆菌的青少年或成年人。由于初次感染，机体尚未形成对结核杆菌的免疫力，病变有向全身各部位播散的趋向。

1. 病变特点 结核杆菌经支气管到达肺组织，最先引起的病灶称原发病灶或称Ghon's病灶。原发病灶通常只有一个，多见于通气较好的部位，即上叶下部或下叶上部靠近胸膜处，以右肺多见。病灶直径多在1.0~1.5cm，呈灰白或灰黄色。病变开始为渗出性变化，继而中央发生干酪样坏死，周围则有结核性肉芽组织形成。由于是初次感染，机体缺乏对结核杆菌的免疫力，病变局部巨噬细胞虽能吞噬结核杆菌，但不能杀灭，结核杆菌在巨噬细胞内仍继续生存，并侵入淋巴管循淋巴流到达肺门淋巴结，引起结核性淋巴管炎和肺门干酪性淋巴结结核。肺部原发病灶、结核性淋巴管炎和肺门淋巴结结核，三者合称原发复合征（Primary-Complex），是原发性肺结核的特征性病变。X线检查，可见肺内原发病灶和肺门淋巴结阴影，两者间有结核性淋巴管炎的条索状阴影相连，形成哑铃状阴影。

2. 发展和结局 绝大多数（约95%）原发性肺结核，由于机体免疫力逐渐增强而自然愈合。小的病灶可完全吸收或纤维化，较大的病灶可纤维包裹和钙化。这些病变通常无任何自觉症状而不治自愈，但结核菌素试验阳性。有时肺内原发病灶已愈合，而肺门淋巴结结核病变仍存在，甚至继续发展蔓延到肺门附近淋巴结，引起支气管淋巴结结核。X线检查，可见病侧肺门出现明显的淋巴结肿大阴影。经过适当治疗，此病灶可被包裹、钙化或纤维化。

少数病例因营养不良或患其他传染病（如麻疹、流感、百日咳等），使机体抵抗力下降，肺部原发病灶及肺门淋巴结结核病灶继续扩大，病灶中干酪样坏死可液化并进入血管、淋巴管和支气管引起播散。

（1）支气管播散：原发病灶不断扩大，干酪样坏死物液化，侵及连接的支气管，病灶内液化坏死物可通过支气管排出而形成空洞，含菌的干酪样坏死物可沿支气管向同侧或对侧肺叶播散，引起多数小叶性干酪样肺炎。此外，肺门淋巴结干酪样坏死也可因淋巴结破溃而进入支气管，引起上述同样播散。但原发性肺结核经支气管播散较少见，可能儿童的支气管发育不完全、口径较小、易受压而阻塞有关。

（2）淋巴道播散：肺门淋巴结病灶内的结核杆菌，可沿引流淋巴管到达支气管分叉处、气管旁、纵隔及锁骨上、下淋巴结。如淋巴管被阻塞，也可逆流到达腹膜后、腋下和腹股沟淋巴结，引起多处淋巴结结核。颈部淋巴结常可受累而肿大，中医称"瘰疬"。病变轻者，经适当治疗可逐渐纤维化或钙化而愈合；重者可破溃穿破皮肤，形成经久不愈的窦道（俗称"老鼠疮"）。

（3）血道播散：在机体免疫力低下的情况下，肺内或淋巴结内的干酪样坏死灶可侵蚀血管壁，结核菌直接进入血液或经淋巴管由胸导管入血，引起血行播散性结核病。若进入血流的菌量较少，而机体的免疫力很强，则往往不发生明显病变。

（二）继发性肺结核病

继发性肺结核病（secondary pulmonary tuberculosis）是指机体再次感染结核杆菌后所发生的肺结核病。多见于成年人，故称成人型肺结核病。其感染来源有二：①外源性再感染：结核杆菌由外界再次侵入机体引起。②内源性再感染：结核杆菌来自已呈静止状态的原发复合征病灶，当机体抵抗力降低时，潜伏的病灶可重新活动而发展成为继发性肺结核病。

1. 病变特点　由于继发性肺结核病患者对结核杆菌已有一定免疫力和敏感性，故其病变与原发性肺结核相比较，有以下不同特点。

（1）早期病变多位于肺尖部，且以右肺多见：其机制尚未完全阐明，可能是由于直立体位时该处动脉压较低，且右肺动脉又较细长，局部血液循环较差，加之通气不畅，以致局部组织抵抗力较低，结核杆菌易于在该处繁殖有关。

（2）由于超敏反应，病变易发生干酪样坏死：且液化溶解形成空洞的机会多于原发性肺结核。同时由于机体已有一定免疫力，局部炎症反应又常以增生为主，病变容易局限化。且由于结核杆菌的繁殖被抑制，不易发生淋巴道、血道播散，故肺门淋巴结病变，全身粟粒性结核病患者较少见。

（3）病程长：随着机体免疫反应和超敏反应的相互消长，病情时好时坏，常呈波浪式起伏，有时以增生为主，有时以渗出、变质为主。肺内病变呈现新旧交杂、轻重不一，远较原发性肺结核病复杂多样。

（4）因机体已有一定免疫力：病变在肺内蔓延主要通过受累的支气管播散。

2. 类型及病变　继发性肺结核的病理变化和临床表现比较复杂。根据病变特点和临床经过，可分为以下几种主要类型。

（1）局灶型肺结核：是继发性肺结核的早期病变，多位于肺尖部，右侧多见，病灶常为一个或数个，一般0.5～1.0cm大小。病变多数以增生为主，也可有渗出性病变和干酪样坏死，临床症状和体征常不明显。病灶常发生纤维化或钙化而愈合。X线检查，肺尖部有单个或多个结节状阴影，境界清楚。如患者抵抗力降低时，病变可恶化发展为浸润性肺结核。

（2）浸润型肺结核：是继发性肺结核最常见的临床类型，属活动性肺结核病。多数由局灶型肺结核发展而来。病灶多位于右肺锁骨下区，故临床上又称锁骨下浸润。病变常以渗出为主，中央有干酪样坏死，周围有直径2～3cm渗出性病变（即病灶周围炎）。镜下，病灶中央为干酪样坏死，病灶周围肺泡腔内充满浆液、单核细胞、淋巴细胞和少量中性粒细胞。X线检查在锁骨下区可见边缘模糊的云雾状阴影。患者常有低热、盗汗、食欲不振、乏力等中毒症状和咳嗽、咯血。如能得到及时恰当治疗，渗出病变可在半年左右完全或部分吸收（吸收好转期）；中央干酪样坏死灶可通过纤维化、纤维包裹和钙化而愈合（硬结钙化期）。如病变继续发展，干酪样坏死病灶可扩大（浸润进展期）；如干酪样坏死液化溶解，液化坏死物可经支气管排出而形成急性薄壁空洞，空洞壁坏死层含有大量结核杆菌，坏死物经支气管播散可引起干酪样肺炎（溶解播散期）。急性空洞一般易愈合，适当治疗后洞壁肉芽组织增生，空洞腔可逐渐缩小、闭合，最后形成瘢痕而愈合（图 6-26）。如空洞经久不愈，则可发展为慢性纤维空洞型肺结核。

（3）慢性纤维空洞型肺结核：为成人慢性肺结核病常见类型，多在浸润型肺结核形成急性空洞的基础上发展而来。此型病变的特点为：①肺内有一个或多个形态不规则、大小不一的厚壁空洞，多位于肺上叶。厚壁空洞最厚处达 1cm 以上（图 6-27）。镜下见，空洞壁由三层结构组成：内层为干酪样坏死物，中层为结核性肉芽组织，外层为纤维组织。此外，空洞内还常可见有残存之梁柱状组织，多为有血栓形成并机化而闭塞的血管。②在同侧或对侧肺内常有经支气管播散引起的很多新旧不一、大小不等、病变类型不同的病灶。病变发展常自上而下，一般肺上部病变旧而重、下部病变新而较轻。③由于病程长，病变常时好时坏，反复发作，最后导致肺组织的严重破坏和广泛纤维化，胸膜增厚并与胸壁粘连，肺体积缩小、变形、变硬，称为硬化性肺结核，严重影响肺功能，甚至功能丧失。此时，由于病变处毛细血管床减少，肺循环助理增加，肺动脉压增高，导致右心负担加重，进而引起肺源性心脏病。

此外，由于空洞和支气管相通，空洞内大量结核杆菌可随痰咳出而成为本病的传染源（开放性肺结核）；若大血管被侵蚀可引起咯血；如空洞穿破肺膜，可造成气胸和脓气胸；如咽下含菌痰液，可引起肠结核。

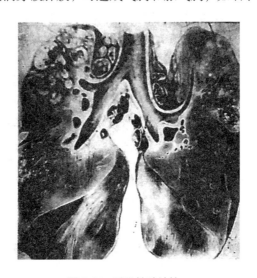

图 6-26　继发性肺结核
左肺上叶有干酪样坏死，右肺上叶及左肺下叶有散在性结核，肺门淋巴结病变不明显

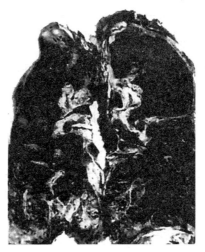

图 6-27　慢性纤维空洞型肺结核
右上肺有大空洞，空洞壁有纤维组织，下叶有散在的干酪样结核

（4）干酪样肺炎：常发生在机体抵抗力极差和对结核杆菌敏感性过高的患者。是由于大量结核杆菌经支气管播散引起，在肺内可形成广泛渗出性病变，并很快发生干酪样坏死。按病变范围可分为大叶性和小叶性干酪样肺炎。受累肺叶肿大、实变、干燥，切面淡黄色、干酪样；有时干酪样坏死液化，可形成多数边缘不整齐的急性空洞，并进一步引起肺内播散。镜下见，肺泡腔内有浆液、纤维索性渗出物，内含以巨噬细胞为主的炎细胞，并可见广泛红染无结构的干酪样坏死。临床有高热、咳嗽、呼吸困难等严重全身中毒症状，如不及时抢救，可迅速死亡（称为"奔马痨"）。

（5）结核球：结核球又称结核瘤（tuberculoma），是一种直径 2～5cm 孤立的纤维包裹性球形干酪样坏死灶。多数为单个，偶见多个，常位于肺上叶。可以由浸润型肺结核之干酪样坏死灶纤维包裹形成；也可因空洞的引流支气管被阻塞，空洞腔由于干酪样坏死物填满而形成；有时亦可由多个结核病灶融合而成。结核球是一种相对静止的病灶，临床上常无症状，可保持多年而无进展；但当机体抵抗力降低时，可恶化进展，在肺内重新播散。由于结核球有较厚的纤维膜，药物一般不易渗入发挥作用。X 片有时需与肺癌鉴别，故临床常采用手术切除。

（6）结核性胸膜炎：在原发性和继发性肺结核的各个时期均可发生。按其病变性质，可分为湿性和干性两种，以湿性多见。

1）湿性胸膜炎：又称渗出性胸膜炎。常见于 20～30 岁的青年人。大多为肺内原发病灶的结核菌播散到胸膜引起，或为结核杆菌菌体蛋白发生的超敏反应。病变为浆液纤维索性炎。渗出物中有浆液、纤维素和淋巴细胞，有时有较多红细胞。浆液渗出多时可引起胸腔积水或血性胸水。临床上有胸痛及胸膜摩擦音，叩诊呈浊音，呼吸音减弱。积液过多时可压迫心脏。或致纵隔移位。一般经适当治疗 1～2 个月后可吸收。有时渗出物中纤维素较多，表现为纤维索性胸膜炎，则不易吸收而发生机化与粘连。

2）干性胸膜炎：又称增生性胸膜炎。是由肺膜下结核病灶直接蔓延至胸膜所致。常发生于肺尖部，多为局限性，病变以增生性病变为主，很少有胸腔积液。痊愈后常致局部胸膜增厚、粘连。综上所述，原发性肺结核与继发性肺结核在多方面有不同的特征，其区别见（表 6-2）。

表 6-2　原发性和继发性肺结核病比较表

	原发性肺结核病	继发性肺结核病
结核杆菌感染	初染	再染或静止病灶复发
发病人群	儿童	成人
对结核杆菌的免疫力或过敏性	无	有
病理特征	原发复合征	病变多样，新旧病灶并存，较局限
起始病灶	上叶下部、下叶上部近胸膜处	肺尖叫
主要播散途径	淋巴道或血道	支气管
病程	短，大多自愈	长，需治疗

三、肺结核病引起血源播散性肺结核病

原发性和继发性肺结核病恶化进展时，细菌可通过血道播散引起血源性结核病。除肺结核外，肺外结核病也可引起血源性结核病。

由于肺内原发病灶、再感染病灶或肺门干酪样坏死灶，以及肺外结核病灶内的结核杆菌侵入血流或经淋巴管由胸导管入血，可引起血源播散性结核病。分以下几种类型：

1. 急性全身粟粒性结核病　结核杆菌在短时间内一次或多次大量侵入肺静脉分支，经左心至体循环，播散至全身各器官（如肺、肝、脾、肾、腹膜和脑膜等），引起粟粒性结核，称为急性全身粟粒性结核病。病情凶险，临床有高热、寒战、盗汗、衰竭、烦躁不安，甚至神志不清等中毒症状，肝脾肿大，并常有脑膜刺激征。各器官均可见分布均匀、大小一致、灰白或灰黄色、圆形、粟粒大小的结核病灶。镜下见，病灶常为增生性病变，有结核结节形成，偶尔出现渗出、变质为主的病变。X 线检查双肺可见密度均匀、大小一致的细点状阴影。若能及时治疗，仍可愈复，少数病例可死于结核性脑膜炎。若抵抗力极差，或应用大量激素、免疫抑制药物或细胞毒药物后，可发生严重的结核性败血症，患者常迅速死亡。尸检时

各器官内出现无数小坏死灶，灶内含大量结核杆菌，灶周无明显细胞反应，故有"无反应性结核病"之称。此种患者可出现类似白血病的血象，称类白血病反应。

2. 慢性全身粟粒性结核病　如急性期不能及时控制而导致病程迁延3周以上，或病菌在较长时间内以少量反复多次进入血液，则形成慢性粟粒性结核病。病变的性质和大小均不一致，同时可见增生、坏死及渗出性病变，病程长，成人多见。

3. 急性粟粒性肺结核　常是全身粟粒性结核病的一部分，有时仅局限于肺。由于肺门、纵隔、支气管旁的淋巴结干酪样坏死破入邻近大静脉（如无名静脉、颈内静脉、上腔静脉），或因含菌的淋巴液由胸导管回流，经静脉入右心，沿肺动脉播散于两肺，引起两肺急性粟粒性结核病（图6-28）。临床上多起病急骤，有较严重结核中毒症状。X线见两肺有散在分布、密度均匀、粟粒大小的细点阴影。

4. 慢性肺粟粒性结核病　多见于成人。患者原发灶已痊愈，由肺外某器官的结核病灶内的细菌在较长时间内间歇性地入血而致病。病程较长，病变新旧、大小不一。小的如粟粒大，大的直径可达数厘米以上。病变以增生为主。

5. 肺外结核　也称肺外器官结核病，多由原发性肺结核病经血道播散所致。在原发复合征期间，如有少量细菌经原发灶侵入血液，在肺外一些脏器内可形成潜伏病灶，当机体抵抗力下降时，恶化进展为肺外结核病。

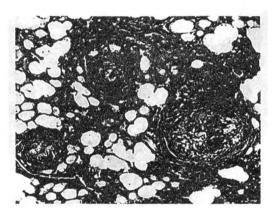

图6-28　急性粟粒性肺结核

肺内有大小一致，分布均匀的结核结节

四、肺外结核

（一）肠结核病

肠结核病（intestinal tuberculosis）可分为原发性和继发性。原发性肠结核病很少见，常发生于小儿，一般由饮用未经消毒、带结核杆菌的牛奶或乳制品而感染。细菌侵入肠壁，在肠黏膜形成原发性结核病灶，结核杆菌沿淋巴管到达肠系膜淋巴结，形成与原发性肺结核相似的肠原发复合征（肠原发性结核性溃疡、结核性淋巴管炎和肠系膜淋巴结结核）。绝大多数肠结核继发于活动性空洞型肺结核病，常由于咽下含大量结核杆菌的痰引起的。

继发性肠结核病85%发生在回盲部，其次为升结肠。病变多见于回盲部的原因，可能是由于该段淋巴组织特别丰富，结核菌易通过淋巴组织侵入肠壁，加之肠内容物通过回盲瓣处，滞留于回肠末端时间较长，增加与结核菌接触的机会。

根据病理形态特点，肠结核病可分为两型：①溃疡型：较多见。结核菌首先侵入肠壁淋巴组织，形成结核结节，结节融合并发生干酪样坏死，黏膜破坏脱落形成溃疡。病变沿肠壁淋巴管向周围扩展，使溃疡逐渐扩大，由于肠壁淋巴管沿肠壁呈环形分布，故溃疡多呈半环状，其长径与肠长轴垂直。溃疡一般较浅，边缘不整齐，如鼠咬状，底部不平坦，附有干酪样坏死物，偶见溃疡深达肌层及浆膜层（图6-29），但很少引起穿孔或大出血，与溃疡相对应的肠浆膜面常见纤维素渗出和结核结节形成。结核结节呈灰白色连接成串，是结核性淋巴管炎所致。临床上有慢性腹痛、腹泻、营养障碍等症状。溃疡愈合后，由于瘢痕组织收缩，可引起肠腔狭窄。一般很少发生肠出血和穿孔。②增生型：较少见。病变以增生为主，在肠壁内有大量结核性肉芽组织和纤维组织增生，使病变处肠壁增厚、变硬，肠腔狭窄，黏膜可有浅在溃疡和息肉形成，故也称息肉型肠结核（图6-30）。临床上表现为慢性不完全低位肠梗阻。右下腹可触及包块，易误诊为结肠癌。

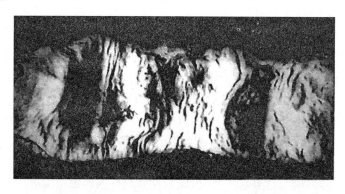

图6-29　溃疡性肠结核回肠呈环状性溃疡，溃疡长轴与肠道呈垂直状

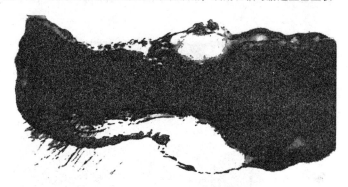

图6-30　增生性肠结核
回肠肠壁增厚，形成干酪样肿块，肠黏膜有多发性息肉形成

（二）结核性腹膜炎

结核性腹膜炎（tuberculous peritonitis）多见于青少年。大多继发于溃疡型肠结核、肠系膜淋巴结结核或结核性输卵管炎，少数可因血行播散引起。本病可分为湿、干两型，但通常以混合型多见。湿型的特点是腹腔内有大量浆液纤维素性渗出液，外观草黄色，混浊或带血性，肠壁浆膜及腹膜上密布无数粟粒大小结核结节，一般无粘连。临床常有腹胀、腹痛、腹泻及中毒症状。干型较常见，其特点是腹膜除有结核结节外，尚有大量纤维素性渗出物，机化后可引起腹腔脏器特别是肠管间、大网膜、肠系膜广泛粘连，甚至引起慢性肠梗阻。腹上部可触及横行块状物，为收缩及粘连之大网膜。由于腹膜有炎性增厚，触诊时有柔韧感或橡皮样抗力。坏死严重者病灶液化可形成局限性结核性脓肿，甚至侵蚀肠壁、阴道、腹壁、形成瘘管。

（三）结核性脑膜炎

结核性脑膜炎（tuberculous meningitis）多见于儿童。常由原发复合征血道播散引起，故常是全身粟粒性结核病的一部分。成人的肺及肺外结核晚期亦可引起血源播散导致本病。病变以脑底部最明显，在视交叉、脚间池、脑桥等处，可见多量灰黄色胶冻样混浊的渗出物积聚，偶见灰白色粟粒大结核结节。镜下见：蛛网膜下隙内有炎性渗出物，主要为浆液、纤维素、单核细胞、淋巴细胞，也可有少量中性粒细胞。部分区域可发生干酪样坏死，偶见典型的结核结节病变，严重者可累及脑皮质，引起脑膜脑炎。病程较长者常并发闭塞性血管内膜炎，从而导致循环障碍而引起多发性脑软化灶。若病程迁延，可因渗出物机化粘连而致脑积水，出现颅内压增高症状和体征，如头痛、呕吐、眼底视盘水肿和不同程度的意识障碍甚至脑疝形成。

（四）泌尿生殖系统结核病

1. 肾结核病　最常见于 20～40 岁男性，以单侧多见。多由原发性肺结核血行播散引起。病变常起始于皮髓质交界处或肾乳头。病变初为局灶性，继而发生干酪样坏死破坏肾乳头而破溃入肾盂，形成结核性空洞。随着病变在肾内继续扩大蔓延，可形成多个结核性空洞，肾组织大部分或全部被干酪样坏死物取代，仅留一空壳。由于液化的干酪样坏死物随尿下行，输尿管、膀胱可相继感染受累。临床上引起尿频、尿急、尿痛及血尿、脓尿等症状。膀胱受累后可因纤维化而容积缩小（膀胱挛缩）；如病变导致输尿管口狭窄，可引起肾盂积水，或逆行感染对侧肾脏。如两侧肾脏严重受损，可导致肾功能不全。

2. 生殖系统结核病　男性泌尿系统结核病常波及前列腺、精囊和附睾，以附睾结核多见，病变器官有结核结节形成和干酪样坏死。临床上附睾结核表现为附睾肿大、疼痛，与阴囊粘连，破溃后可形成经久不愈的窦道。女性以输卵管和子宫内膜结核病多见。主要经血道或淋巴道播散，亦可由邻近器官结核病直接蔓延引起。临床可引起不孕症。

（五）骨与关节结核病

骨与关节结核病多见于儿童及青少年，因骨发育旺盛时期骨内血管丰富，感染机会较多。主要由原发复合征血源播散引起。骨结核多见脊椎骨、指骨及长骨骨骺（股骨下端和胫骨上端）。关节结核以髋、膝、踝、肘等关节多见。外伤常为本病的诱因。

1. 骨结核　病变起始于松质骨内的小结核病灶，病变可有两种表现：①干酪样坏死型：病变部出现大量干酪样坏死和死骨形成，周围软组织发生干酪样坏死和结核性"脓肿"，由于局部无红、肿、热、痛，故有寒性脓肿（冷脓肿）之称。病灶若穿破皮肤，可形成经久不愈之窦道。此型比较多见。②增生型：骨组织中形成大量结核性肉芽组织，病灶内的骨小梁渐被侵蚀、吸收和消失。但无明显干酪样坏死和死骨形成。此型较少见。

脊椎结核（tuberculosis of the spine）是骨结核中最常见者，多见于第 10 胸椎至第 2 腰椎。病变始于椎体中央，常发生干酪样坏死，可破坏椎间盘及邻近锥体。由于病变锥体不能负重，可发生塌陷而被压缩成楔形，造成脊柱后凸畸形（驼背），甚至压迫脊髓，引起截瘫。液化的干酪样坏死物可穿破骨皮质，侵犯周围软组织，在局部形成结核性"脓肿"。还可沿筋膜间隙向下流注，在远隔部位形成"冷脓肿"。如腰椎结核可在腰大肌鞘膜下、腹股沟韧带下以及大腿部形成"冷脓肿"；胸椎结核时脓肿可沿肋骨出现于皮下；颈椎结核时可于咽后壁出现"冷脓肿"。如穿破皮肤可形成经久不愈的窦道。

2. 关节结核　多继发于骨结核，常见于髋、膝、踝、肘等关节。如膝关节结核，常由于胫骨上端或股骨下端之骨骺或干骺端先有病变，当干酪样坏死侵及关节软骨和滑膜时，则形成膝关节结核。关节结核时关节滑膜上有结核性肉芽组织形成，关节腔内有浆液、纤维素渗出。游离纤维素凝块长期互相撞击，可形成白色圆形或卵圆形小体，称为关节鼠。由于软组织水肿和慢性炎症，关节常明显肿胀。若病变累及软组织和皮肤，可穿破皮肤形成窦道。关节结核愈合后，关节腔内渗出物机化可造成关节强直而失去运动功能。

（六）淋巴结结核病

淋巴结结核病（tuberculosis of the lymph node）常由肺门淋巴结结核沿淋巴道播散，也可来自口腔、咽喉部结核感染灶。临床上以颈部淋巴结（中医称瘰疬）最常见，其次为支气管和肠系膜淋巴结结核。病变淋巴结常成群受累，有结核结节形成和干酪样坏死。淋巴结逐渐肿大，当病变累及淋巴结周围组织时，淋巴结可互相粘连，形成包块。淋巴结结核干酪样坏死物液化后可穿破皮肤，形成多处经久不愈的窦道。

第七章　消化系统疾病

第一节　食管肿瘤和瘤样病变

一、上皮源性肿瘤

（一）鳞状上皮乳头状瘤

1. 病因和临床特点　鳞状上皮乳头状瘤是食管良性的外生性肿瘤，通常位于食管下段。发生率为 0.01%～1% 不等，男女比例为 24∶9。主要分为两型：一种为湿疣型，与人类乳头状瘤病毒（HPV）感染有关，常见的是 HPV16 型，其次是 HPV18、6b 和 11 型；另外一种即为与 HPV 感染无关的类型，常称作鳞状上皮乳头状瘤。

2. 肉眼改变　一般为单发，肿瘤呈外生性、分叶状、质地软、粉白色，表面光滑或略粗糙，部分有蒂。肿瘤直径 0.2～1cm，平均 0.4～0.5cm。

3. 镜下改变　不明显的结缔组织轴心被覆良性增生的复层鳞状上皮，轴心内含有薄壁血管和间质细胞。鳞状细胞从基底层向表层顺序成熟，基底层细胞可比较显著，但无明显细胞异型性。如果为湿疣型，鳞状细胞出现 HPV 感染的特征性细胞学改变，包括巨细胞、多核细胞、浅表层的挖空细胞以及细胞核的大小不等和不规则。表层过度角化、棘细胞层肥厚和角化不良等。

此外，食管乳头状瘤还有几种特殊的组织结构类型：①外生性病变具有光滑、指样、乳头状和尖细结构，纤维血管轴心延伸到乳头表面；②内生性病变由良性增生的鳞状上皮构成，表面上皮向内呈乳头瘤样增生；③钉齿型表面具有钉齿样结构，颗粒细胞层较突出，并伴有显著的角化过度。这些组织学结构可单独存在或与其他结构并存。

4. 预后　乳头状瘤是良性病变，很少恶变。

（二）食管鳞状上皮异型增生和上皮内肿瘤

食管鳞状上皮异型增生为明确的肿瘤性细胞局限于基底膜之上的黏膜内，是食管鳞状细胞癌直接的癌前病变。2000 年 WHO 分类中明确使用食管上皮内肿瘤代替异型增生。上皮内肿瘤包括异型增生和原位癌。目前，食管上皮异型增生和上皮内肿瘤在病理界均有使用。

1. 病理学改变　上皮内肿瘤包括组织结构异常和细胞学异常。组织结构异常表现为正常上皮结构破坏，失去正常的细胞极向。细胞学异常表现为细胞不规则，大小不一；细胞核深染，异型；细胞核与细胞质比例增加，核分裂象增多，可为病理性核分裂。

2. 分级　传统上异型增生分为轻、中和重度。轻度异型增生是指异常细胞和组织结构的紊乱常局限于上皮层的下 1/3 部分，而重度异型增生中的异常细胞和组织结构的紊乱累及黏膜上皮层 2/3 以上，介于两者中间为中度异型增生。原位癌是指高度不典型的细胞累及整个上皮，表层上皮无成熟证据。鉴于异型增生三级分级系统一致性较差，现一般采用低级别和高级别两级分级法。在两级系统里，低级别上皮内肿瘤是指异常细胞和组织结构异常只累及上皮层的下半部分，包括三级分级系统的轻度异型增生和部分中度异型增生。高级别上皮内肿瘤是指异常细胞和组织结构异常累及到上皮层的上半部分，甚至累及全层上皮，包括三级分级系统的重度异型增生和原位癌。

（三）食管鳞状细胞癌

1. 病因和临床特点　食管鳞状细胞癌是我国最常见的恶性肿瘤之一，也是食管癌最常见组织学类型。食管鳞状细胞癌发病率具有显著的地域性和种族性，我国太行山南部地区、伊朗、南非和巴西南部是食管癌高发区。欧美国家食管鳞状细胞癌的发生率相对较低。患者男多于女，以50岁以上者多见。一般认为饮酒、吸烟、营养失衡、过热饮食、亚硝胺和食物真菌污染及人乳头状瘤病毒可能与食管鳞状细胞癌发生有关。

根据临床进展情况分为：早期食管癌、浅表扩散癌和晚期食管鳞状细胞癌。

（1）早期食管癌：癌组织局限于黏膜或黏膜下层，无肌层浸润，无淋巴结转移，包括黏膜内癌和黏膜下癌。

1）大体分型：早期食管癌的大体表现可呈糜烂型、斑块型、乳头／息肉样型和隐伏型。糜烂型表现为病变处黏膜凹陷，边缘不规则，呈地图样，糜烂区有渗出物。此型占早期食管癌的1/3。斑块型是早期食管癌最常见的类型，约占50%。病变处黏膜稍隆起，表面粗糙不平，食管黏膜皱襞变粗或中断。乳头／息肉样型病变处黏膜呈乳头或息肉样突向食管腔内，表面可有糜烂，约占8%。另外一种为隐伏型，病变黏膜既不高起，也不凹陷。此型大体固定后不易查到，必须组织学才能确定，此型约占7%。

2）组织学分型：早期食管癌根据肿瘤侵犯的深度，组织学上分为黏膜内癌和黏膜下癌。黏膜内癌指癌细胞已经穿破基底膜，侵入黏膜固有膜或黏膜肌内，但未侵入黏膜下层。而黏膜下癌是指癌细胞穿破黏膜肌，侵入黏膜下层，但未累及肌层。WHO分类中提出了表浅性食管癌的概念，定义为肿瘤局限于黏膜层或黏膜下层，不管是否存在区域性淋巴结转移。此概念与国人提出的食管早期癌的理念不同，也不尽合理，不建议使用。

（2）进展期鳞状细胞癌

1）临床特点：进展期食管癌患者最常见的症状为吞咽困难、体重减轻、胸骨后疼痛及肿瘤所致食管狭窄导致的反胃。食管中、下1/3是常见的发生部位。

2）大体分型：传统上我国学者一般将进展期食管鳞状细胞癌可分为髓质型、蕈伞息肉型、溃疡型和狭窄型。①髓质型：病变处食管壁明显增厚，上下呈坡状隆起，表面可见相对表浅的溃疡。肿瘤切面灰白、致密，易穿透食管壁。此型最多见，约占60.9%。②蕈伞息肉型：肿瘤呈卵圆形突入食管腔，边缘隆起、外翻，表面多有表浅溃疡，切面多已经穿透食管壁。此型约占15.4%。③溃疡型：肿瘤呈较深的溃疡，边缘略高，溃疡底部较薄，常有较多炎性渗出物。此型约占12.6%。④狭窄型：病变处食管明显管状狭窄，局部食管壁缩短，黏膜呈放射状皱缩，表面一般无溃疡形成。肿瘤切面质地较硬。此型约占5.5%。此分类方法基本上能够区分我国食管鳞状细胞癌的生长方式，但也有一定局限性，临床工作中遇到的具有特别典型髓质型表现的食管鳞状细胞癌很少，往往与溃疡型难以区分。

WHO分类中采用Ming推荐的蕈伞型、溃疡型和浸润型3种大体分型。蕈伞型的特点是明确的外生性生长；而溃疡型的特点是肿瘤在管壁内生长，形成溃疡，溃疡边缘隆起；浸润型最少见，表现为管壁内生长，黏膜缺损很小。

2. 镜下改变　食管鳞状细胞癌可呈现不同程度的分化，根据肿瘤细胞与成熟的非肿瘤性鳞状细胞的相似程度、细胞核大小和分裂活性，将其分为高分化、中分化和低分化。多数肿瘤为高到中分化病变。高分化鳞状细胞癌中，大的、分化好的、角化细胞样鳞状细胞和（或）角化珠占肿瘤的大部分，肿瘤细胞巢周边为少部分的基底细胞样细胞。低分化鳞状细胞癌中，肿瘤细胞呈多角形、圆形、梭形或非角化小细胞，基底细胞样细胞丰富，核分裂活性很高。分化程度介于两者之间的为中分化鳞状细胞癌。

3. 组织学亚型　鳞状细胞癌有几种特殊的组织亚型。

（1）未分化癌：瘤体往往很大，常穿透外膜，扩散到局部淋巴结，预后差。光镜下缺乏明确的鳞状分化特征，但超微结构和免疫组化存在鳞状细胞癌的分化特征。免疫组化染色CK14（+）有助于确认肿瘤细胞的鳞状细胞来源。未分化癌 E-cadherin 表达下降，Ki67 标记指数高。

（2）疣状癌：此亚型少见，是一种特殊类型的高分化鳞状细胞癌，生长缓慢，局部浸润，转移能力很低。大体呈外生性、疣状、乳头状或菜花样。肿瘤由分化很好的角化性鳞状上皮构成，细胞异型性非常轻微，肿瘤边缘表现为推挤或膨胀性生长而非浸润性。食管壁浸润为其显著特征，可通过超声波检测。

（3）梭形细胞癌：同义词包括癌肉瘤、肉瘤样癌、伴有梭形细胞特征的息肉样癌、化生癌和伴有间叶性间质的癌。一般为较大的分叶状肿物，呈息肉样。梭形细胞癌为双相性肿瘤，特征为典型的鳞状细胞癌混合有不等量的梭形细胞成分，通常梭形细胞成分构成肿瘤的主体。从没有多形性的梭形细胞增生到奇异性巨细胞明显的多形性区域，核分裂多见。浸润性鳞状细胞癌成分的分化程度可有明显不同，也可以出现基底细胞样癌、神经内分泌癌、腺癌、腺样囊性癌或未分化癌成分。上皮成分和梭形细胞区域通常界限清楚，两者之间存在移行区域。上皮成分最常见于肿瘤的基底部和周围黏膜。免疫组化特征表现为鳞状细胞癌成分通常表达高分子量角蛋白，而梭形细胞成分不同程度表达 CK、Vimentin、desmin 和 SMA。

（4）基底细胞样癌：是鳞状细胞癌的一种少见亚型，占食管恶性肿瘤的 0.3% ~ 4.5%，男女比例为 7:1。镜下主要为肿瘤细胞排列紧密，核深染，细胞质少，嗜碱性。肿瘤细胞呈实性或筛状结构，可见粉刺样坏死和小腺腔样结构。偶尔肿瘤细胞呈带状排列，类似神经内分泌分化。免疫表型，90% 的肿瘤 CK14 阳性，含有小细胞成分时，NSE 阳性，而 CgA 等其他神经内分泌标记阴性。

（5）伴有淋巴细胞间质的鳞状细胞癌：是食管鳞状细胞癌少见的亚型，肿瘤细胞分化差。主要组织学特征是弥漫的炎症细胞（包括淋巴细胞、浆细胞、中性粒细胞和巨噬细胞等）浸润分隔肿瘤细胞巢，类似于胃的髓样癌。

4. 预后和预测因素　食管鳞状细胞癌总体预后非常差。影响因素主要有性别、分期、淋巴结转移、肿瘤长度、肿瘤分级、手术切缘、DNA 倍体和增殖指数、表皮生长因子受体（EGFR）及 p53 表达等。

（四）食管腺癌

1. 病因和临床特点　目前研究认为 Barrett 食管、吸烟、肥胖是食管腺癌发生的重要因素，特别是 Barrett 食管已经被认定为食管远端腺癌最重要且是惟一的癌前病变。胃食管反流作为 Barrett 食管发生的关键因素也是食管腺癌的重要危险因素。幽门螺杆菌与食管腺癌的关系尚待进一步探讨。从 20 世纪 70 年代开始，欧美发达国家人群，特别是白种人老年男性人群，食管腺癌的发生率明显增加，已经达到其甚至超过当地人群食管鳞状细胞癌的发生率。亚洲和非洲国家食管腺癌少见，但也有发生率增长的报道。

2. 肉眼改变　腺癌可以发生在任何存在柱状上皮化生（Barrett 食管）的黏膜部位，但绝大部分食管原发性腺癌发生于食管下 1/3 处存在 Barrett 食管黏膜的近端边缘。另外，腺癌也可发生在食管的中、上 1/3 处，后者常起源于先天异位的柱状黏膜岛。肿瘤早期多表现为扁平状、凹陷形、隆起状或隐伏型，也可以是小息肉样。进展期肿瘤主要为扁平型或溃疡型，1/3 为息肉样或蕈伞型，常为轴向生长，可造成食管远端狭窄或紧缩，息肉样生长的肿瘤可有接触性出血。

3. 镜下改变　主要呈典型的乳头状或管状结构。有些肿瘤呈弥漫型生长，极少有腺体结构。肿瘤细胞可有内分泌细胞、潘氏细胞和鳞状上皮分化。黏液腺癌也可见到。短段 Barrett 食管发生的腺癌易被误认为是贲门腺癌。由于起源于远端食管的腺癌可以浸润到胃贲门，而胃贲门癌及贲门下癌也可生长至远端食管，所以，这些病变经常很难辨别。

4. 分子遗传学　一些证据显示，由 Barrett 食管产生的食管腺癌存在遗传易感性。Barrett 食管多见于白种人，患者主要为男性，提示它与遗传因素有关。Barrett 食管很多分子遗传学变化与化生 - 异型增生 - 癌的顺序有关。对病变进行内镜活检随访显示，在病变早期存在 Tp53 和 CDKN2A 的改变。

5. 预后和预测因素　管壁浸润深度以及是否存在淋巴结转移或远处转移是主要预后凶素。大体特点以及组织学分化并不影响预后。绝大多数资料统计发现，手术后总的 5 年生存率低于 20%。

（五）食管腺样囊性癌

1. 临床特点　食管腺样囊性癌是食管少见的肿瘤，类似于涎腺发生的同类肿瘤，但更具侵袭性。多发生在食管中 1/3，上 1/3 极少见，女性多见。

2. 病理学改变 镜下表现与涎腺腺样囊性癌类似，主要的组织学结构为管状、筛状、实性或基底细胞样，伴微囊腔形成。肿瘤细胞有内衬导管的上皮和肌上皮两种细胞类型。但与涎腺来源的肿瘤相比，肿瘤细胞更具多形性，核分裂指数较高。

（六）食管黏液表皮样癌

1. 临床特点 食管黏液表皮样癌是食管不常见的恶性肿瘤，最常发生于食管的中上 2/3。

2. 病理学改变 肿瘤由实性鳞状细胞巢、分泌黏液的细胞和组织学特征介于两者之间的细胞构成。上皮巢近似同心圆结构，中心为分泌黏液的细胞，周边围绕多层非角化或极少角化的鳞状上皮。黏液染色可显示细胞巢中心有黏液存在。此外，肿瘤一致性表达 CEA。需要与伴有鳞状化生的腺癌鉴别。

（七）食管腺鳞癌

1. 临床特点 食管腺鳞癌发生于食管黏膜下腺体和导管，由腺癌和鳞状细胞癌混合组成，非常少见。

2. 病理学改变 主要与黏液表皮样癌鉴别：①腺鳞癌易播散至食管黏膜表面；②腺鳞癌中有明确的鳞状细胞癌病灶；③角化是腺鳞癌的特征，在黏液表皮样癌中极少见；④浸润和转移性腺体结构是腺鳞癌的特征，但不是诊断所必需的；⑤重度细胞核的多形性是腺鳞癌的特征。

（八）食管神经内分泌肿瘤

食管神经内分泌肿瘤是发生于食管的具有神经内分泌分化的少见肿瘤，包括类癌（高分化内分泌肿瘤）、小细胞癌（低分化内分泌肿瘤）和混合性内分泌—外分泌癌。

1. 病因和临床特点 吸烟是小细胞癌发生的重要因素。食管神经内分泌肿瘤只占消化道内分泌肿瘤的 0.05%，占所有食管癌的 0.02%。多发生于老年人（60 ~ 70 岁），男性发病率是女性的 3 倍。

2. 病理学改变

（1）类癌：食管类癌非常罕见，大体多半呈息肉状。镜下肿瘤细胞排列成实性巢状，NSE 阳性，电镜下可见神经内分泌颗粒。

（2）小细胞癌：是一种高度恶性的食管肿瘤，具有类似肺小细胞癌的形态学特征。肿瘤大体上通常表现为蕈伞状生长。镜下肿瘤细胞小，细胞核深染，圆形或椭圆形，细胞质极少；也可有少量稍大、有较多胞质的细胞。这些肿瘤细胞排列成实性片状或巢状，少数情况下可见菊形团形成和灶状黏液分泌。Grimelius 染色可见到嗜银颗粒，电镜下常可见到致密核心颗粒。免疫组化显示肿瘤细胞对 NSE、突触素、嗜铬粒蛋白 A 和 leu7 呈阳性反应。

（3）混合性内分泌—外分泌癌：极少，肿瘤由胃肠型腺癌和小梁状弯刀状的类癌混合而成。

3. 预后 食管类癌的预后较好，而小细胞癌的预后很差，即使原发肿瘤生长较局限，患者的生存期通常也不超过 6 个月。

二、食管胃交界腺癌

食管胃交界腺癌（adenocarcinoma of the esophagogastric junction）是指发生于食管胃交界区域的腺癌，从解剖学的角度包括了食管远端腺癌和胃贲门腺癌，2 种腺癌发生部位接近、生物学行为相似、预后均比较差。多数学者认为食管胃交界腺癌是一独特的临床病理类型。

（一）病因

近数十年来欧美人群上消化道肿瘤的发生呈现 2 个明显的变化：一是食管癌的组织学类型发生明显变化，鳞状细胞癌的比率不断下降而腺癌的比率持续升高；二是胃癌的发生部位出现明显的变化，远端胃癌发生率逐渐下降，近端胃癌发生率显著增高。以上 2 种变化使食管胃交界腺癌的发病率明显增高。研究表明，近十几年来，我国胃癌食管癌高发区食管胃交界腺癌的发生率也有明显增高趋势。食管胃交界腺癌有一定种族差异，中年白种人的发病率高，而黑种人的发病率只有白种人的30%。吸烟、肥胖、营养失衡等因素均与食管胃交界腺癌发生有关。食管胃交界腺癌发生率的增长与胃食管反流病的增长平行。作为远端胃癌的重要致癌因素的幽门螺杆菌（Hp）感染在食管胃交界腺癌发生中的作用尚不清楚。食管胃交界腺癌的发生可能有 2 条通路：Barrett 通路（在 Barrett 食管的基础上发生的腺癌）和胃通路（近端胃发生的腺癌，大部分在萎缩性胃炎伴肠上皮化生的基础上发生）。

食管胃交界腺癌的发生涉及多种基因结构、基因表达和蛋白质结构的变化。p53 和 p16 等抑癌基因的变化是化生 – 异型增生 – 腺癌顺序中的早期事件，其后出现细胞周期调控因子（Cyclin D1，Cyclin E）、生长因子及其受体等的变化。研究还发现 AEG 常出现 7q21 和 20q13 扩增及染色体 14q31–32 的缺失。

（二）分类

目前，有关食管胃交界腺癌的分类主要有两种：一种是 Siewert 分类；另一种为 WHO 分类。两种分类均为解剖学分类，尚没有基于病因学、分子生物学特点的分类方法。

1. Siewert 分类　1987 年 Siewert 等将食管胃交界近侧和远侧 5cm 之内的腺癌称作食管胃交界腺癌，并提出了相应的局部解剖学分型。

（1）Ⅰ型：为食管远端腺癌，来源于 Barrett 食管。

（2）Ⅱ型：为真正的贲门腺癌，指肿瘤中心距食管胃交界近心侧 1cm 和远心侧 2cm 区域内的腺癌。

（3）Ⅲ型：为贲门下腺癌。

目前，此分型已在世界范围内得到广泛认可和应用。研究表明 Siewert Ⅰ型和Ⅱ型食管胃交界腺癌在黏蛋白的类型、胃左动脉淋巴结转移阳性率、杂合性丢失（LOH）等方面没有明显差异。但从淋巴扩散上，Ⅱ型胃小弯淋巴结转移多，而Ⅰ型多出现食管周围淋巴结转移。Ⅰ型食管胃交界腺癌 COX-2 表达增加，其表达水平是独立的生存因素，而Ⅱ型食管胃交界腺癌 COX-2 减低，与生存无关。

2. WHO 分类

（1）食管胃交界腺癌：穿过食管胃交界处的腺癌称作食管胃交界腺癌，不管肿瘤的主体在何处。

（2）食管腺癌：腺癌完全位于食管胃交界上方且局限在其上方的腺癌应当看作是食管腺癌。

（3）胃的腺癌：完全位于食管胃交界下方的腺癌应看作是原发于胃的腺癌。WHO 分类不主张使用模棱两可、常有误导作用的"胃贲门癌"这一术语，而主张根据肿瘤大小称为近端胃癌或胃体癌。国际抗癌联盟（UICC）恶性肿瘤分类中没有将贲门癌与其他胃癌分开单列。

三、非上皮源性肿瘤

（一）食管淋巴瘤

食管淋巴瘤是发生于食管的结外淋巴瘤，肿瘤主体位于食管，周围淋巴结可有受累和远处播散。临床及病理特征：食管是消化道淋巴瘤中最少见的部位。食管原发淋巴瘤可以是大 B 细胞型或是低度恶性 B 细胞黏膜相关淋巴组织淋巴瘤。病理形态学和细胞学特点与消化道其他部位的淋巴瘤相似。继发性食管淋巴瘤可以源于任何类型淋巴瘤的扩散。原发食管的 T 细胞淋巴瘤极为罕见。

（二）食管平滑肌瘤

1. 肉眼改变　平滑肌瘤是食管最常见的间叶性肿瘤，好发于食管下段，大体呈球形，体积较大时可呈腊肠形或哑铃状。当向腔内生长时，肿瘤侵犯黏膜表现为无蒂或有蒂的息肉，但与胃的平滑肌瘤不同，表面很少形成溃疡。

2. 镜下特点　具有良性平滑肌瘤的一般特征。细胞为梭形，细胞质嗜伊红。少量或中等量，核分裂象少见，可有灶状细胞核不典型性，排列成丛状。肿瘤细胞表达结蛋白和平滑肌肌动蛋白，不表达 CD34 和 CD117，可与食管胃肠间质瘤和孤立性纤维性肿瘤相鉴别。

（三）食管平滑肌肉瘤

食管平滑肌肉瘤是一种存在变异平滑肌细胞的恶性肿瘤，甚少发生于食管，多见于老年患者。α–平滑肌肌动蛋白和结蛋白可证实肿瘤细胞的平滑肌分化。

（四）食管胃肠间质瘤

食管胃肠间质瘤在食管中非常少见，与发生于胃肠部位的该肿瘤病理形态特征和免疫表型相同。肿瘤表达 CD117 和 CD34，平滑肌肌动蛋白表达不一致，而结蛋白总为阴性。

（五）食管颗粒细胞瘤

食管颗粒细胞瘤通常为良性，一般体积很小，大体呈结节状或无蒂息肉，黄色，主要位于食管远端。

病理形态学表现为肿瘤细胞呈卵圆形或多角形，有小而深染的核，细胞质内可见细小的嗜酸性颗粒。肿瘤侵犯食管黏膜时会引起假癌性鳞状上皮的增生。肿瘤细胞 PAS 和 S-100 阳性，而 Desmin、Actin、CD34 和 CD117 阴性。

（六）食管继发性肿瘤和恶性黑色素瘤

食管继发性肿瘤主要是直接蔓延或转移到食管的继发癌，前者如肺、咽喉、胃和甲状腺癌直接蔓延到食管，后者常见的有乳腺、肾、睾丸、前列腺或胰腺癌转移到食管，转移性肿瘤多位于黏膜下，可以造成食管狭窄，食管黏膜可完整。原发的恶性黑色素瘤大体呈息肉样，多好发于食管下 1/3，组织学形态与发生于皮肤的恶性黑色素瘤相同，免疫组化显示，S-100 和 HMB45 呈阳性。食管转移性的恶性黑色素瘤远多于原发。

四、食管瘤样病变

许多食管病变形成大小不等的肿块，临床和内镜下形态类似肿瘤。包括炎性纤维性息肉、囊肿、重复、假上皮瘤样增生、胰腺化生和异位组织等。

（一）良性息肉样病变

1. 炎症性息肉 是最常见的食管息肉，常伴有反流性食管炎。多发生于男性，病变单发或多发。

2. 炎性纤维性息肉 通常为孤立性有蒂息肉，表面可有糜烂或溃疡形成。镜下息肉由纤维组织和多量血管组成，间质水肿，偶见淋巴细胞浸润。

3. 巨大纤维血管性息肉 是有蒂缓慢生长的腔内肿瘤样病变，常常发生于食管上部括约肌的下面，平均长度 15cm。镜下有成熟的纤维组织轴心，偶有黏液样间质，其内有分散的薄壁血管，以及数量不等的脂肪组织，表面被覆非角化的鳞状上皮。

4. 增生性息肉 通常发生在食管远端和胃食管交界处，伴有溃疡性或糜烂性食管炎。可单发，也可多发，一般 <1cm。主要病变表现为对周围黏膜损伤的再生性反应，主要特征是出现增生性胃小凹上皮、增生性鳞状上皮或这两种上皮的混合性增生。本病变与发生于胃的病变相似。在少数病例中可见肠上皮化生和低级别异型增生。

（二）糖原棘皮症

糖原棘皮症是散在的隆起结节状白色斑块样的食管病变。多发性，大小一致，直径通常 < 1cm。出现弥漫性食管糖原棘皮症是 Cowden 病的内镜下标志。病理特征是鳞状上皮的局灶性增厚，黏膜有增生性变大的鳞状上皮细胞聚集，细胞内糖原的数量增加，通过 PAS 染色可突出显示病变。增生的鳞状上皮细胞沿着纵嵴分布。病变没有炎症及基底细胞增生。

（三）黄斑瘤 / 黄瘤

黄斑瘤 / 黄瘤也称为脂质岛，是一种没有症状的偶然发现的病变。多发生于胃，食管病变非常罕见。表现为境界清楚的黄白色单发或多发的黏膜结节或斑块。镜下由大的含有胆固醇和脂蛋白的泡沫细胞聚集形成，周围可以围绕慢性炎症细胞。

（四）异位胰腺

异位胰腺常发生于食管远端，表现为食管黏膜下的肿块。其常与 18 号染色体三体、13 号染色体三体、食管闭锁和食管重复畸形有关。镜下含有正常的胰腺腺泡和导管，尽管可出现任何胰腺组织成分，但不含胰岛。由于异位胰腺不能将分泌物排入食管腔，从而引起一系列损伤，包括脂肪坏死、出血、溃疡、憩室形成和囊性变等。

（五）食管憩室

食管憩室是一种外翻的囊状结构，包含所有或部分食管壁。可根据位置、发病机制、真性或假性、先天性还是后天获得性进行分类。鉴别先天性和后天获得性的最重要特征是获得性憩室缺乏完整的固有肌层。Zenker 憩室（咽食管憩室）是最常见的食管憩室，其他常见的食管憩室有食管中段憩室及膈上憩室。镜下除发生于 Barrett 食管区域以外，所有获得性食管憩室都被覆鳞状上皮。先天性食管憩室包含食管壁的所有成分，包括固有肌层，可以内衬柱状上皮、纤毛上皮或鳞状上皮。

（六）食管先天性的发育异常

食管先天性的发育异常包括先天性闭锁、食管瘘、重复畸形、支气管源性囊肿以及食管环或食管蹼。

第二节　胃炎

一、急性胃炎

（一）病因

急性胃炎的病因常比较明确：感染（败血症、脓毒败血症或胃外伤等）；刺激性食物（烈性酒、过热食物等）；腐蚀性化学毒物（强酸、强碱等）；药物（水杨酸、皮质激素等）。

（二）肉眼改变

胃黏膜红肿，表面被覆厚层黏稠的黏液，可有散在小的出血、糜烂灶，甚至形成急性溃疡。

（三）镜下改变

胃黏膜充血、水肿；大量中性粒细胞浸润，并可侵入腺上皮而进入腺腔；常呈多灶性或弥漫性出血；病变严重时黏膜可坏死脱落，形成糜烂或溃疡。根据病变特点可分为：①急性出血性胃炎：以胃黏膜出血为主要特点；②急性糜烂性胃炎：以胃黏膜多发性浅表性糜烂为主要特点；③急性蜂窝织炎性胃炎：较少见，是机体抵抗力极低下时，化脓菌感染引起的，胃壁全层大量中性粒细胞弥漫浸润；④腐蚀性胃炎：腐蚀性化学物质引发胃黏膜以至胃壁深层广泛性坏死、溶解。

二、慢性胃炎

慢性胃炎是指由多种原因引起的局限于胃黏膜的炎症性疾病，其病因目前尚未完全明了，大致可分为以下4类：幽门螺杆菌感染；长期慢性刺激；十二指肠液反流对胃黏膜屏障的破坏；自身免疫性损伤。多见于中、老年人，常见临床症状是胃痛和胃部不适。

（一）慢性浅表性胃炎

1. 肉眼改变　病变胃黏膜充血、水肿，呈深红色；表面覆盖黏液样分泌物；可伴散在出血、糜烂。

2. 镜下改变　黏膜厚度正常，固有腺体无明显萎缩；炎症限于黏膜浅层，即胃小凹以上的固有膜内：固有膜浅层充血、水肿，有较多淋巴细胞、浆细胞及中性粒细胞浸润；黏膜表面和小凹上皮细胞可有不同程度的变性、坏死、脱落和修复、再生。

（二）慢性萎缩性胃炎

1. 临床特点和分类　慢性萎缩性胃炎多见于中、老年人，常胃酸分泌下降，好发于幽门和胃小弯区域，也可发生于胃体、胃底，可与胃、十二指肠溃疡病、胃癌或恶性贫血等并发。按病因、发病部位及临床表现等分为3类：①A型胃炎（又称自身免疫性萎缩性胃炎）：少见；胃液、血清抗内因子、抗壁细胞抗体阳性；胃黏膜功能严重受损，胃酸分泌明显降低，维生素 B_{12} 吸收障碍，常伴恶性贫血；血清胃泌素水平高；主要累及胃体黏膜。②B型胃炎：多见；与幽门螺杆菌感染相关；胃液、血清抗内因子、抗壁细胞抗体均阴性；胃黏膜功能受损轻，胃酸分泌中度降低或正常，很少发生维生素 B_{12} 吸收障碍和恶性贫血；血清胃泌素水平低；主要累及胃窦部。③C型胃炎：较多见；与化学物质（胆汁反流、乙醇、阿司匹林等非固醇类抗炎药等）损伤相关。

2. 肉眼改变　胃黏膜变薄、平滑或颗粒状，皱襞减少甚至消失，色苍白；黏膜下血管清晰可见；可伴出血、糜烂。

3. 镜下改变

（1）胃黏膜固有腺体（胃体胃底腺、幽门腺和贲门腺）不同程度萎缩，表现为腺体变小、囊性扩张、减少以至消失，仅残存小凹上皮；固有膜间质因而相应增宽；胃黏膜糜烂、溃疡边缘处固有腺体的破坏、减少不列为萎缩。

（2）固有膜弥漫性淋巴细胞和浆细胞浸润；可有淋巴滤泡形成（胃窦部黏膜含少量淋巴滤泡不列为

萎缩，胃体部黏膜出现淋巴滤泡时考虑萎缩）；可有数量不等中性粒细胞浸润固有膜间质、腺体，提示为活动性慢性萎缩性胃炎。

（3）肠上皮化生或假幽门腺化生；肠上皮化生多见于胃窦部，胃黏膜固有腺（幽门腺、胃底腺）上皮被肠腺上皮取代，出现吸收上皮细胞、杯状细胞、潘氏细胞，也可出现纤毛细胞和内分泌细胞；假幽门腺化生多见于胃体和胃底腺区，胃黏膜固有腺（胃底腺）上皮（壁细胞和主细胞）被幽门腺样黏液分泌细胞取代。

（4）黏膜肌层增厚，平滑肌纤维可伸入固有膜浅层。

4. 组织学分级按 5 种组织学变化（H. pylori、慢性炎症、活动性、萎缩和肠化）进行分级，分为轻度、中度和重度（+、++、+++）。

（1）H. pylori: 观察胃黏膜黏液层、表面上皮、小凹上皮和腺管上皮表面的 H. pylori。①轻度，偶见或者小于标本全长 1/3 有少数 H. pylori；②中度，H. pylori 分布超过标本全长 1/3 而未达 2/3 或连续性、薄而稀疏地存在于上皮表面；③重度，H. pylori 成堆存在，基本分布于标本全长。

（2）活动性：慢性炎症背景上有中性粒细胞浸润。

1）轻度：黏膜固有层有少数中性粒细胞浸润。

2）中度：中性粒细胞较多存在于黏膜层，可见于表面上皮细胞、小凹上皮细胞和腺管上皮内。

3）重度：中性粒细胞较密集，或除中度所见外还可见小凹脓肿。

（3）慢性炎症：根据黏膜层慢性炎症细胞密集程度和浸润深度分级，两种均可以时，以前者为主。

1）轻度：慢性炎细胞较少并局限于黏膜浅层，不超过黏膜层的 1/3。

2）中度：慢性炎性细胞较密集，不超过黏膜层的 2/3。

3）重度：慢性炎性细胞密集，占据黏膜全层。计算密度程度时要避开淋巴滤泡及其周围的小淋巴细胞区。

（4）萎缩：萎缩是指胃黏膜固有腺体减少，分为 2 种类型。

1）化生性萎缩：胃黏膜固有腺体被肠化或被假幽门化生腺体所替代。

2）非化生性萎缩：胃黏膜固有腺体被纤维或纤维肌性组织替代，或炎细胞浸润引起固有腺数量减少。

按胃黏膜固有腺体萎缩程度，慢性萎缩性胃炎可分为轻、中、重 3 级：①轻度，萎缩、消失的固有腺体 < 1/3；②中度，萎缩、消失的固有腺体介于 1/3 ~ 2/3；③重度，萎缩、消失的固有腺体 >2/3。胃萎缩是指胃黏膜固有腺体全部或几近全部萎缩消失，固有膜内不见任何腺体，或仅含数量不等的肠型化生腺体，而炎症轻微。

（5）肠上皮化生

1）轻度：肠化区占腺体和表面上皮总面积 1/3 以下。

2）中度：肠化区占腺体和表面上皮总面积的 1/3 ~ 2/3

3）重度：肠化区占腺体和表面上皮总面积的 2/3 以上。

肠上皮化生可分为：①完全型肠上皮化生（Ⅰ型化生、小肠型化生），化生上皮含有吸收细胞（腔面具有刷状缘或纹状缘）、杯状细胞和潘氏细胞。②不完全型肠上皮化生（Ⅱ型化生、不完全型化生），仅有柱状上皮细胞和杯状细胞，又分为Ⅱa型（胃型）化生，柱状细胞分泌中性黏液（似胃小凹上皮），杯状细胞分泌涎酸黏液；Ⅱb型（结肠型）化生，柱状细胞分泌硫酸黏液（似结肠腺上皮），杯状细胞分泌涎酸黏液。一般认为Ⅱb型化生与胃癌的关系密切。

（三）慢性肥厚性胃炎

1. 单纯性肥厚性胃炎

（1）肉眼改变：胃黏膜增厚，皱襞加深、变宽，呈脑回状。

（2）镜下改变：黏膜层增厚，黏膜腺体变长，但结构正常，固有膜内弥漫性淋巴细胞、浆细胞浸润。

2. 巨大肥厚性胃炎　巨大肥厚性胃炎又称 Menetrier 病、胃皱襞巨肥症等。

（1）临床特点：巨大肥厚性胃炎是一种少见的特殊类型的肥厚性胃炎；多见于中年男性；临床特点为消化不良、呕血，低胃酸或无胃酸，低蛋白血症；放射学和胃镜所见易与淋巴瘤和癌混淆。

（2）肉眼改变：胃底胃体部，特别是大弯侧黏膜弥漫性肥厚，形成巨大皱襞而呈脑回状，或形成息肉结节状巨块；胃窦部黏膜很少累及；病变黏膜与正常黏膜界限清楚；胃重量（正常为 150 ±25g）明显增加，可达 900 ~ 1 200g，甚至 2 000g。

（3）镜下改变：胃黏膜全层增厚，呈乳头状；小凹上皮细胞增生致小凹延长加深，形成腺性裂隙，可达腺体基底部，甚至越过黏膜肌层；固有腺体相对减少，壁细胞和主细胞常减少，黏液细胞增多；可见假幽门腺化生，但无肠上皮化生；黏膜深部腺体可囊性扩张；固有层水肿伴淋巴细胞、浆细胞等浸润。

三、特殊性胃炎

（一）淋巴细胞性胃炎

1. 病因　淋巴细胞性胃炎的病因和发病机制尚不清楚，可能代表胃黏膜对于局部抗原（如幽门螺杆菌）的异常免疫反应。

2. 镜下改变　多累及胃窦，也可累及胃体；胃黏膜内大量淋巴细胞浸润，尤其表面上皮和小凹上皮内大量成熟 T 淋巴细胞浸润，淋巴细胞数目大于正常胃黏膜的 5 倍以上；黏膜固有腺体常不同程度萎缩；大量淋巴细胞增生、浸润，导致胃黏膜肥厚。

（二）嗜酸性胃炎

1. 病因和临床特点　病因不明，可能与过敏有关，25% 的患者有过敏史，血嗜酸性粒细胞计数和血清 IgE 均升高。好发于胃远部和十二指肠，甚至累及空肠；常致幽门梗阻；浆膜明显受累及时，可继发嗜酸性腹膜炎和腹腔积液；常伴外周血嗜酸性粒细胞增多和过敏症状。

2. 镜下改变　胃壁有大量嗜酸性粒细胞弥漫浸润，甚至有嗜酸性小脓肿形成，并有多少不等的其他炎细胞浸润及慢性炎症性间质增生；可出现血管炎、坏死性肉芽肿和溃疡。

（三）肉芽肿性胃炎

1. 病因和病变特点　此型胃炎较少见，病因上可分为感染性肉芽肿性炎（结核病、梅毒和真菌病等）和非感染性或原因未明肉芽肿性炎（Crohn 病、结节病等）。其特点是肉眼上形成肿瘤样损害，组织学上有大小不等的肉芽肿形成。

2. 病理改变

（1）胃结核病：病变常位于胃窦或小弯，形成溃疡或炎性肿物，局部淋巴结大，可见干酪样坏死。

（2）胃梅毒：初期为幽门部黏膜糜烂或溃疡，进而黏膜皱襞弥漫性增厚、增宽和弥漫性纤维化，可导致胃壁硬化和胃收缩，X 线上形似革囊胃；镜下可见胃壁有大量淋巴细胞和浆细胞浸润及闭塞性动脉内膜炎等改变。

（3）胃真菌病：胃真菌病由念珠菌、曲霉菌、毛霉菌等多种真菌感染引起；真菌性溃疡一般较大，底部覆以较厚而污秽的脓苔；真菌性肉芽肿多有脓肿形成或含大量中性粒细胞的肉芽肿；溃疡底部肉芽组织和肉芽肿内可见相关的真菌菌丝、孢子。

（4）胃病毒感染：胃巨细胞病毒感染见于骨髓移植受体和免疫损害患者，多为全身感染的一部分；可并发穿孔和瘘管形成；需要依靠免疫细胞化学和原位杂交来诊断。

（5）胃血吸虫病：胃血吸虫病多发生于重症血吸虫病患者；幽门部病变明显；主要累及黏膜和黏膜下层，形成含虫卵的肉芽肿和结缔组织增生；部分病例可伴发溃疡病或胃癌。

（6）胃软斑病：胃软斑病为灶性胃黏膜病变；病变处有大量嗜酸性颗粒状胞浆的巨噬细胞浸润，胞浆内有 PAS 阳性含铁的钙化小球（Michaelis-Gutmann 小体）。

（7）胃 Crohn 病：胃是少见部位；病变处胃黏膜呈颗粒状，有时也可见鹅卵石样改变；胃壁因水肿和纤维化而增厚、变硬，胃腔变小，严重者如革囊胃；局部淋巴结大；光镜下与小肠 Crohn 病改变相同。

（8）胃结节病：罕见；需排除胃结核病和胃 Crohn 病等肉芽肿疾病后，才能结合临床资料考虑结节病的诊断；大体上与胃 Crohn 病和胃结核相似，光镜下显示有非干酪样坏死性肉芽肿形成。

第三节　胃溃疡和应激性溃疡

一、胃溃疡病

（一）病因和临床特点

胃溃疡病的病因与发病机制复杂，尚未完全清楚，目前认为与以下因素有关：幽门螺杆菌感染；黏膜抗消化能力降低；胃液的消化作用；神经、内分泌功能失调；遗传因素。本病多见于成年人（尤其青壮年）；周期性上腹部疼痛、反酸、嗳气等；病程长，慢性经过，常反复发作；餐后2h内上腹痛，下次餐前消失。

（二）肉眼改变

大多数位于胃窦部小弯侧，少数位于胃窦前壁、胃体小弯、移行部和贲门部等；多为单发性，仅5%多发；溃疡直径为0.5~5.0cm，多数<2cm，可形成巨大溃疡；典型的溃疡常呈圆形或椭圆形，边缘整齐，底部平坦；多较深，常累及黏膜下层、肌层以至浆膜层；切面上小的溃疡常呈漏斗状，稍大的溃疡贲门侧陡峻而幽门侧呈坡状；溃疡周围黏膜皱襞常呈轮辐状向溃疡处集中。

（三）镜下改变

在病变活动期时，溃疡底部由4层构成，从表面向深部为炎性渗出物、坏死组织、肉芽组织和瘢痕组织；溃疡底部瘢痕组织的中、小动脉常呈血栓闭塞性动脉内膜炎，致管壁增厚、管腔狭窄，血管壁也可发生纤维素性坏死；溃疡底部神经纤维常变性、断裂，形成微小创伤性神经瘤；溃疡边缘黏膜几层和肌层断裂，两者的游离端常粘连融合；溃疡周围黏膜常呈不同程度的炎症、肠上皮化生或假幽门腺化生，以及腺上皮不典型增生。愈合期时，溃疡缺损由纤维瘢痕组织填充，周边的胃黏膜上皮增生，覆盖于溃疡瘢痕表面。

（四）并发症

1. 出血　几乎所有的溃疡都有不同程度的出血，当侵蚀中型动脉时可引起大出血，尤其是老年并发动脉硬化和高血压的患者。

2. 穿孔　穿孔多发于胃前壁溃疡；穿孔过程可分为急性和慢性，前者可引起急性腹膜炎，后者穿孔前常与邻近器官有粘连，可穿A胰腺、脾、胆管、肝及结肠等形成瘘管。

3. 幽门狭窄　幽门前区的溃疡和十二指肠的溃疡，由于瘢痕收缩和括约肌痉挛致幽门狭窄。

4. 癌变　癌变率≤1%，发生于胃溃疡周边黏膜。

二、胃应激性溃疡

（一）病因

能引起急性胃炎的物理、化学和生物因素都可引起急性胃溃疡，某些严重内、外科疾病也可诱发急性胃溃疡。其中继发于休克、严重烧伤、皮质激素治疗或阿司匹林摄入等的急性胃溃疡，称为Curling溃疡；因中枢神经系统疾病或损伤诱发的称为Cushing溃疡。

（二）肉眼改变

胃应激性溃疡常多发，可发生在胃的任何部位；溃疡一般较浅，界限清楚，偶尔破坏肌层，甚至穿孔。

（三）镜下改变

溃疡底部无肉芽组织和瘢痕组织形成，仅有散在淋巴细胞和中性粒细胞浸润；溃疡周边黏膜水肿。

第四节　胃肿瘤和瘤样病变

一、胃癌

胃癌是胃黏膜呈腺样分化的一种恶性上皮性肿瘤。贲门下胃癌发生的最常见部位是远端胃，即胃窦幽门区。胃部癌主要分布于大弯侧或小弯侧。

（一）早期胃癌

早期胃癌是指发生于胃黏膜下层以上（未侵犯肌层）的癌，可有淋巴结转移。

早期胃癌分为隆起型、表浅型和凹陷型，其中表浅型又分为表浅隆起型、平坦型和表浅凹陷型。

1. 隆起型　息肉状病变较明显高于周围的正常胃黏膜（大于正常黏膜厚度的2倍），常为有蒂或广基性胃息肉的早期恶变。癌细胞常限于黏膜层内。

2. 表浅型　病变较平坦，又再分为以下几型。

（1）表浅隆起型：病变稍微隆起于周围正常黏膜，呈平盘状。

（2）表浅平坦型：病变处黏膜无明显异常，可稍显粗糙。

（3）表浅凹陷型：病变处黏膜浅表凹陷。深度限于黏膜层内，形成癌性糜烂。

3. 凹陷型病变处黏膜明显下陷，形成深达黏膜下层的溃疡，最多见。

（二）进展期癌

进展期胃癌指癌侵及胃的黏膜下层以下。

1. 形态学分类　息肉型、蕈伞型、溃疡型和浸润型。弥漫型（浸润型）肿瘤在黏膜层及黏膜下层中表浅扩散，形成扁平状、斑块状病变，伴有或无浅表性溃疡。广泛浸润的结果就形成了革囊胃或"皮革胃"。黏液腺癌呈胶冻样。

2. 镜下改变　胃腺癌可形成恶性腺样结构：管状、腺泡状或乳头状；也可由黏附力差、孤立的且有多种形态的细胞混合构成，这些细胞有时联合成腺样、管状或小泡状实性结构。

（1）WHO分类：主要是基于占优势的组织学形态。

1）管状腺癌：存在显著扩张或呈裂隙样和分枝状的管状结构，管腔大小各异。也可存在腺泡状结构。瘤细胞呈柱状、立方状或被腔内黏液压成扁平状，也可见到透明细胞。实体癌是一种分化差的亚型；而髓样癌是存在显著淋巴间质的癌，也被称作伴有淋巴间质的癌。间质增生程度也不同，有时会非常显著。

2）乳头状癌：乳头状癌为高分化的外生性癌，具有伸长的指状突起，突起表面被覆圆柱状或立方细胞，轴心为纤维血管结缔组织。细胞极向尚存。一些肿瘤显示管状分化（乳头状管状）。极少数情况下，可见到微乳头结构。肿瘤的浸润边缘与周围组织有明确界限；肿瘤中可见急性或慢性炎细胞浸润。

3）黏液腺癌：瘤组织50%以上的成分包含有细胞外黏液池。2种主要生长方式。①腺体由黏液柱状上皮组成，间质腔隙中存在黏液；②细胞呈链状或不规则串状散在漂浮于黏液湖内。腺内间质中也可见到黏液。

4）印戒细胞癌：瘤组织主要成分（超过50%）是由孤立的或呈小团的、包含有细胞内黏液的恶性细胞组成的一种腺癌。瘤细胞有5种形态。①核被推至细胞膜，形成经典的印戒细胞形态，胞质因扩张而呈球形，光镜下透亮；②其他弥漫性癌，细胞核位于细胞中央，类似于组织细胞，有少量或无核分裂象；③细胞小并且呈强嗜酸性，但胞质内含有明显且微小的中性黏液颗粒；④细胞小，有少量或无黏液；⑤退行发育的细胞有少量或无黏液。这些细胞类型混杂在一起，以不同比例存在。印戒细胞癌也可形成花边状或纤细的梁状腺样结构，可呈带状或实性排列。印戒细胞癌癌细胞数量相对较少但间质纤维化非常显著。特殊染色包括黏液染色（PAS，黏蛋白卡红或阿辛蓝），或用抗角蛋白抗体进行免疫组化染色，可以用于检测间质中稀少的且分散排列的肿瘤细胞。运用角蛋白进行免疫组化染色要比黏液染色更敏感，可以检测到更多的肿瘤细胞。鉴别诊断包括印戒细胞淋巴瘤、固有层中的黏液吞噬细胞、黄色瘤及存在与胃炎有关的接近死亡的脱落细胞。

（2）Lauren分类：分为2种主要类型，即肠型和弥漫型。肠型和弥漫型比例大致相同的肿瘤称作混合性癌。

1）肠型胃癌：肿瘤内的腺体结构可以辨认，肿瘤分化范围从高分化到中分化，有时在肿瘤扩展区边缘可见到低分化癌，典型者发生在有肠上皮化生的背景中。这些癌的黏液表型是肠型、胃型及胃肠型。

2）弥漫型胃癌：弥漫型胃癌由黏附力差的细胞弥漫性的浸润胃壁构成，可见少量腺体或无腺体形成。细胞常呈小圆形，或排列呈印戒细胞形态，或呈中断的花边状腺样或网状结构。这些肿瘤类似于WHO分类中的印戒细胞癌。弥漫型胃癌中的核分裂象与肠型胃癌相比更少见，可存在少量的间质黏液。肠型胃癌比弥漫型胃癌出现更明显的结缔组织和炎症反应。

（3）罕见亚型

1）腺鳞癌：腺鳞癌由腺癌和鳞状细胞癌混合构成；在数量上均不占优势，两者间存在移行。一个肿瘤中的 2 种成分如果存在明确的边界可能是碰撞瘤。若肿瘤中存在不连续的、形态呈良性的鳞状上皮化生时应被称为腺癌伴有鳞状上皮分化（又称腺棘皮癌）。

2）鳞状细胞癌：鳞状细胞癌极少见，只有肿瘤周围全为胃黏膜的病例才能接受这一诊断。组织学与发生在身体其他部位的鳞状细胞癌类似。

3）未分化癌：这些病变除了存在上皮表型以外（如表达角蛋白），缺乏任何分化特征。

4）伴有淋巴细胞间质的癌（髓样癌）：这种富于细胞的肿瘤边界一般清楚，呈膨胀性生长，主要由大的嗜酸性癌细胞形成的实性巢构成，腺管状分化相对不明显或缺乏，肿瘤中混杂有密集、弥漫浸润的成熟淋巴细胞和浆细胞，有时形成淋巴滤泡和少数巨细胞。免疫表型通常显示，在反应性淋巴细胞成分中 CD_8^+ 的 T 细胞明显多于 B 细胞。网状纤维染色显示间质中网状纤维呈细丝状分布，但无纤维组织增生性反应。

5）肝样腺癌：少数原发胃癌含有免疫反应阳性的甲胎蛋白，还常表达癌胚抗原，有些表达清蛋白和 α-1-抗糜蛋白酶。其中某些肿瘤在形态学与肝细胞癌相似，有些具有透明胞质腺管乳头状结构，另一些显示这两种结构混合存在。这些不同的结构可能是消化系统胚胎内胚层分别向胎儿肝和肠分化发育的重复。这种癌预后差。

6）其他少见的肿瘤：包括壁细胞癌、绒毛膜癌、内胚窦瘤、胚胎性癌和富于潘氏细胞腺癌等。

（4）间质反应：4 种常见的胃癌间质反应是：显著的纤维化、淋巴细胞浸润、嗜酸粒细胞增多及肉芽肿反应。肉芽肿反应的特点是存在单个的或融合性的小结节样肉芽肿，常伴有中等密集的单核细胞浸润。淋巴细胞浸润与预后密切相关。

3. 分级

（1）高分化：腺癌具有规则的腺体结构，常与化生的肠上皮极为相似。

（2）中分化：介于高分化与低分化之间的腺癌。

（3）低分化：腺癌由难以辨认的、高度不规则的腺体组成；或单个细胞孤立排列，或多个细胞形成或大或小的实性条索，其中可见黏液分泌或形成腺泡状结构。它们也可分为低度恶性（高或中分化）或高度恶性（低分化）。注意，这种分级系统主要用于管状腺癌。其他类型的癌不分级。

4. 癌前病变

（1）胃炎和肠上皮化生：慢性萎缩性胃炎和肠上皮化生一般发生在癌之前和（或）伴有肠型腺癌。幽门螺杆菌相关性胃炎是胃最常见的癌前病变。自身免疫性胃炎也与癌变的危险性增加有关。如果胃炎持续存在，就会出现伴有肠上皮化生的胃萎缩，启动一系列变化并可能导致癌变，尤其是肠型胃癌。有 2 种主要肠上皮化生类型："完全型"（也被称为小肠型或 I 型）和"不完全型"（Ⅱa 型和Ⅱb 型）化生。不同的黏液表达方式决定了化生的特点：完全型化生表现为"胃"（MUC1，MUC5AC 和 MUC6）的黏液表达减少，表达一种小肠黏液 MUC2。不完全肠上皮化生则共同表达胃黏液和 MUC2。

（2）腺瘤：腺瘤通常位于胃窦部，一般单发性，体积较大，可以有蒂或无蒂，约占胃息肉样病变的10%，可分为绒毛状腺瘤、管状-绒毛状腺瘤和绒毛状腺瘤。大体所见腺瘤通常位于胃窦部，肿瘤大小不等，直径一般 >2cm，多呈绒毛状，广基性。

光镜下示多呈绒毛状、管状-绒毛状，单纯管状者很少见，形同大肠的腺瘤。增生的腺上皮常存在不同程度的非典型增生(低级别和高级别上皮内瘤变)。绒毛状腺瘤和管状-绒毛状腺瘤继发上皮内瘤变(尤其高级别)者易恶变。

（3）家族性腺瘤病：①家族性大肠腺瘤病（常染色体显性遗传）可累及胃和小肠；常位于胃体（占2/3 病例）和（或）幽门部，多发性；②胃体腺瘤病：好发于 30 岁左右，多为胃底腺增生（壁细胞和黏液细胞为主）；③幽门部腺瘤病：多 < 40 岁，伴幽门腺增生和腺体囊性扩张，可恶变（8% ~ 10%）。

（4）上皮内瘤变：上皮内瘤变（异型增生）可以源自胃上皮自身或肠化的胃上皮。幽门腺腺瘤是一种上皮内肿瘤形式，源于胃黏膜自身。在胃癌发生的多阶段理论中，上皮内瘤变位于萎缩化生性病变与浸润性癌之间。

1）不确定的上皮内瘤变：有时区分一个病变是肿瘤还是非肿瘤（即反应性的或再生性的）会产生困惑，尤其在一些小的活检标本中更是如此。对于这些病例，通过对组织块进行深切，再获得更多的活检材料，或祛除造成细胞过度增生的可能根源，常是解决困境的方法。对于那些难以明确诊断为上皮内瘤变的病例，应诊断为"不确定的上皮内瘤变"。在胃黏膜固有层，小凹过度增生可出现不能确定的异型增生，表现为不规则和扭曲的管状结构，细胞缺乏上皮内黏液、核浆比增大且丧失极向。不确定上皮内瘤变的肠上皮化生区域表现为一个过度增生的化生性上皮，腺体紧密排列，组成腺体的细胞的胞核大且深染，呈圆形或棒状，位于细胞基底部。核仁并不总能见到。从腺体的基底部到浅表区，细胞结构的改变逐渐减轻。

2）上皮内瘤变：生长方式呈扁平形、息肉样或轻度凹陷状。在西方国家，当增生成为一个外观独立且突出生长的病变时，用腺瘤一词来表示。而在日本，腺瘤包括所有肉眼类型（即扁平型、隆起型、凹陷型）。a. 低级别上皮内瘤变，黏膜结构轻度改变，出现芽状或分支状的管状结构，管腔内可见乳头，隐窝延长呈锯齿状，并有囊性变。腺体由增大的柱状细胞排列而成，无或有极少黏液。胞质蓝染，核圆形或卵圆形，常排列成假复层。b. 高级别上皮内瘤变。腺体密集且结构扭曲增多，导管形态不规则，常可见分支和折叠，无间质浸润。黏液分泌缺乏或仅有极少量。细胞有明显的不典型性，排列成假复层，极性紊乱，细胞核形态多样、深染、通常呈雪茄形，常见突出的双嗜性核仁，异常核分裂象增加。c. 上皮内瘤变进展为癌。当瘤细胞浸润至固有层或穿透黏膜肌层就可以诊断为癌。在一些胃活检中，当存在孤立的细胞、腺样结构或乳头状隆起时，常提示可能浸润。如果对一个浸润性恶性肿瘤的组织学标准还存在疑问时，就使用"可疑浸润"一词。80%以上的上皮内瘤变可进展为浸润性癌。事实上，已存在高级别上皮内瘤变但无明确肿块的患者可能已经存在浸润性癌。肠上皮化生的范围与上皮内瘤变有关，也和肠化黏膜（Ⅱb型肠上皮化生）的硫酸黏液分泌表型有关，与癌进展的危险性增加有关。

3）上皮内瘤变诊断的相关问题：有关胃上皮内瘤变诊断的问题有3个。a. 必须能够区别上皮内瘤变与非典型再生性改变；b. 能够分清高级别与低级别上皮内瘤变；c. 应将上皮内瘤变与浸润癌区分开。非典型再生性改变常伴有活动性炎症，没有显著的结构或分化异常。相反，异型增生的细胞出现一种或多种细胞核的异常（增大、深染、形状不规则、异常核分裂象），并形成有分支的异常腺体，偶尔出现背靠背的结构。免疫组化检测、p53过度表达和Ki-67染色检测向黏膜表面扩展的细胞增生，以及肿瘤抑制基因功能异常可能有助于区分异型增生和非典型再生性改变。

二、神经内分泌肿瘤

（一）组织学分类

2010年版消化系统肿瘤WHO分类将消化系统神经内分泌肿瘤分5类：分别为神经内分泌肿瘤1级（NETG1），神经内分泌肿瘤2级（NETG2），神经内分泌癌（NEC），混合性腺癌神经内分泌癌（MANEC）和产生特异激素的神经内分泌肿瘤。详见相关章节。

大部分胃内分泌肿瘤为高分化非功能性肠嗜铬样（enterochromaffin-like，ECL）细胞神经内分泌瘤，它发生于胃体或胃底的泌酸性黏膜上皮。有3种不同类型：①Ⅰ型，与自身免疫性慢性萎缩性胃炎有关；②Ⅱ型，与多发性内分泌肿瘤Ⅰ型和Zollinger-Ellison综合征有关；③Ⅲ型，散在性分布，与高胃泌素血症或ACAG无关。

（二）部位

Ⅰ、Ⅱ、Ⅲ型嗜铬样细胞神经内分泌瘤均分布于胃体及胃底黏膜，而少见的G细胞肿瘤分布于幽门上区。小细胞神经内分泌癌多发生于胃体底区，但也可发生于胃窦部。

（三）肉眼改变

Ⅰ型嗜铬样细胞神经内分泌瘤常多发，表现为黄褐色的小结节或息肉，病变局限于黏膜层或黏膜下层。大部分肿瘤最大直径 <1cm。仅极少数病例存在肌层浸润。

Ⅱ型嗜铬样细胞神经内分泌瘤表现为胃增大、胃壁增厚（0.6 ~ 4.5cm）。黏膜 - 黏膜下多发结节较Ⅰ型神经内分泌瘤大，但一般 <1.5cm。

Ⅲ型嗜铬样细胞神经内分泌瘤常呈单一性病变，多浸润肌层，甚至浸润浆膜层。

（四）镜下改变

1. 神经内分泌瘤　神经内分泌瘤在形态学表现为高分化的神经内分泌系统肿瘤。典型的肿瘤是由小而一致的多边形或立方形细胞构成，胞质微嗜酸性、细颗粒状，细胞核规则，圆形或卵圆形，染色质点彩状，核分裂象罕见，核有轻度多形性。肿瘤细胞常为混合性生长方式，细胞排列呈巢状或小梁状，由疏松的结缔组织间质分隔，偶尔肿瘤细胞质形成玫瑰花形团、小管状或腺泡状结构。肿瘤发生于胃黏膜，常常浸润黏膜下层，但很少有更深层的浸润。肿瘤细胞团周围收缩造成的人为假象，可能给人以淋巴血管浸润的印象，必须与具有预后意义的真正的脉管浸润相鉴别。

（1）嗜铬样细胞神经内分泌瘤：大部分Ⅰ型和Ⅱ型 ECL 细胞神经内分泌瘤组织学特点为，排列规则的细胞（镶嵌样）聚集成小一梁状结构。瘤细胞核形态单一，常无明显核仁，胞质较丰富且红染，核分裂象少，常有血管浸润。

（2）EC 细胞，5- 羟色胺生成性神经内分泌瘤：胃中极少见。它由小肿瘤细胞紧密排列成圆形巢状，肿瘤周边常呈栅栏状。瘤细胞亲银，强嗜银，CgA 及抗 5- 羟色胺反应阳性。电镜检查可证实 EC 细胞的本质，可见到特征性的类似于正常胃 EC 细胞的多形性强嗜铑颗粒。

（3）胃泌素生成性神经内分泌瘤（胃泌素瘤）大部分分化好的胃泌素瘤表现为黏膜及黏膜下的小结节，在内镜检查时或胃切除标本中偶然发现。瘤细胞排列呈纤细的小梁状或实性巢状，细胞大小一致，胞质少，免疫组化染色胃泌素呈强阳性。

2. 小细胞神经内分泌癌　胃的小细胞神经内分泌癌与肺内的小细胞癌相似，是一种具有高度侵袭性的恶性肿瘤。组织学上，肿瘤呈实性或片块状生长方式，偶尔伴有腺泡状或小梁状结构，基底呈栅栏状排列。间质血管丰富，坏死十分常见。细胞小或中等大小，圆形或梭形，胞浆稀少，核形态相当规则，深染，核仁不明显，常有明显的核分裂和凋亡活性。

3. 大细胞神经内分泌癌　大细胞神经内分泌癌发病率极低，是一种由大细胞组成的恶性肿瘤，瘤细胞排列成类器官样、巢状、小梁状、玫瑰花环样及栅栏状。瘤细胞的胞质丰富，核空泡化明显，核仁明显，核分裂象易见。

4. 混合性腺神经内分泌癌　此类肿瘤相对少见，是指其既有普通腺癌成分又有神经内分泌癌的成分，每一种成分都必须超过 30%。如没有达到这个比例就不能诊断为混合性腺神经内分泌癌，只能诊断腺癌伴神经内分泌分化。

三、胃淋巴瘤

胃淋巴瘤起源于胃及邻近淋巴结的淋巴瘤。只占胃恶性肿瘤的一小部分，但有证据表明其发病率在上升。肿瘤主体在胃，大部分胃淋巴瘤是高度恶性 B 细胞淋巴瘤，其中一部分是由低度恶性的黏膜相关淋巴组织（mucosa associated lymphoid tissue，MALT）发展而来。低度恶性病变几乎全部是 B 细胞 MALT 淋巴瘤。

（一）MALT 淋巴瘤

1. 肉眼改变　MALT 淋巴瘤最常位于胃窦部，黏膜增厚，皱襞粗大，可伴有糜烂或溃疡，有时呈结节状或息肉状突起。MALT 淋巴瘤亦可表现为多发性病灶。可有局部淋巴结大。

2. 镜下改变　淋巴瘤的结构与正常的 MALT 相似，细胞的形态学及免疫表型在本质上属于边缘区 B 细胞。瘤细胞浸润于先前存在的淋巴滤泡之间，最初定位在滤泡帽部外边缘区内。当病变继续进展，瘤细胞侵蚀并最终超出淋巴滤泡，形成模糊的结节或弥漫性浸润。瘤细胞中等大小，胞质淡染，核不规则，瘤细胞形态与滤泡中心细胞相似，所以常用"中心细胞样（centrocyte-like，CCL）"一词来描述；但有时 CCL 细胞更像成熟的小淋巴细胞。瘤细胞也可呈单核细胞样形态，胞质丰富且淡染，细胞界限清楚。可见典型的浆细胞分化。还可见 Dutcher 小体。CCL 细胞浸润并破坏邻近的胃腺体，形成典型的淋巴上皮病变。

MALT 淋巴瘤典型的淋巴－上皮病变是指肿瘤性的淋巴细胞聚集并侵犯腺体，腺上皮结构破坏，并引起上皮细胞的形态变化。肿瘤出现簇状转化的"母细胞性"大 B 细胞反映其向高度恶性淋巴瘤的转化。最终，这些区域的细胞汇合成片状，这些细胞与弥漫性大 B 细胞淋巴瘤细胞难以区别。只要低度恶性的成分依然存在，这些肿瘤可命名为"高度恶性 MALT 淋巴瘤，处于进展期"。

3. 免疫表型　CCL 细胞的免疫表型与边缘区 B 细胞相似，可表达全 B 细胞抗原如 CD20 和 CD79a，并可表达更成熟的 B 细胞标记物 CD21 和 CD35，不表达 CD10，它们一般 bc1-2 蛋白阳性，表达 CD43，但不表达 CD5 和 CD23。少数细胞表面以及胞质可表达免疫球蛋白（常为 IgM 和 IgA，极少为 IgG），并且只表达轻链。抗角蛋白抗体进行免疫组化染色对显示淋巴上皮性病变非常有用。

4. 鉴别诊断　旺炽性胃炎与低度恶性 MALT 淋巴瘤的区别可能很困难。必须有足够的活检材料、完好地保存形态以及正确地对活检标本固定。在反应性和肿瘤性病例中，淋巴滤泡可以存在，并可见活动性的炎症、隐窝脓肿及反应性上皮变化。胃炎中，固有层内围绕淋巴滤泡浸润的主要是浆细胞；而 MALT 淋巴瘤中，主要是具有 CCL 形态的淋巴细胞群浸润，浸润可穿过固有层并围绕着腺体。对于某些病例，很难明确区分是反应性淋巴细胞增生还是淋巴瘤，这种情况下可将这些病例诊断为"不确定性质的不典型性淋巴浸润"。

（二）套细胞淋巴瘤

套细胞淋巴瘤常是胃肠道多发性淋巴瘤性息肉病的一部分，循环血液通常可检测到肿瘤细胞。肉眼上，胃黏膜和黏膜下广泛受累有时表现为多发性息肉，更常见的是胃黏膜弥漫增厚、黏膜皱襞苍白粗大，形成脑回样改变。镜下，瘤细胞在形态学及免疫表型上与淋巴结内套细胞淋巴瘤很难区分，细胞呈弥漫单一性淋巴细胞增生，呈模糊的结节状、弥漫性、套区或罕见的滤泡等生长方式。多数病例由小到中等大小的淋巴细胞组成，核形轻微至显著不规则，非常类似于中心细胞，核仁小而不明显。常见玻璃样变性的小血管、散在的上皮样组织细胞和滤泡树突状细胞。瘤细胞表达 B 细胞标记物、CD5 和 Cy-clinD1。

（三）滤泡性淋巴瘤

滤泡性淋巴瘤的组织形态学和淋巴结内的滤泡性淋巴瘤类似，但其肿瘤性滤泡需与低级别 MALT 淋巴瘤中的肿瘤性中心细胞样细胞植入的反应性滤泡相鉴别。免疫组化检查除了特征性的 Bc1-2（＋）外，CD20、CD10 和 Bc1-6（＋），CD5、CyclinD1（－）。

（四）弥漫性大 B 细胞淋巴瘤

弥漫性大 B 细胞淋巴瘤通常见于 50 岁以上的患者，可有大且可触及的肿块，但其身体状况仍然很好。肿瘤容易发生在胃的远侧 1/2，但一般不侵犯幽门部。肉眼上，肿瘤通常表现为大的分叶状或息肉样肿块，并常出现浅表性或深在溃疡，与癌很难区别。这种淋巴瘤在形态学上与结内原发弥漫性大 B 细胞淋巴瘤无法区分。瘤细胞浸润并破坏胃黏膜结构，细胞大，核呈泡状，核仁明显。另外，胃还可发生浆母细胞淋巴瘤。

（五）Burkitt 淋巴瘤

Burkitt 淋巴瘤少见，其与发生在其他部位的 Burkitt 淋巴瘤形态相同。瘤细胞弥漫成片，中等大小，胞质少，核呈圆形或卵圆形并有小核仁。在成片瘤细胞中有很多巨噬细胞分布，呈"满天星"外观。核分裂象多。瘤细胞表达 CD10 及全 B 细胞标记物，几乎 100% 的瘤细胞核 Ki-67 免疫反应呈阳性。

（六）T 细胞淋巴瘤

胃的原发性 T 细胞淋巴瘤是罕见的侵袭性淋巴瘤。大部分病例都分布于地方流行性人 T 细胞白血病／淋巴瘤病毒（human T-cell leukemia/lymphoma virus 1，HTLV-1）感染地区，患者可出现成人 T 细胞白血病／淋巴瘤（adult T-cell Leukemia/lymphoma，ATLL）时胃的临床表现。这些地区的 T 细胞淋巴瘤可占胃淋巴瘤的 7%。大部分为外周 T 细胞淋巴瘤，偶尔也可见到 NK 细胞淋巴瘤。肿瘤由小、中等到大多形性细胞组成，其细胞谱系只能通过免疫组织化学或克隆性 T 细胞受体基因重排证实。

（七）霍奇金淋巴瘤

霍奇金淋巴瘤可累及胃肠道，但它常继发于淋巴结病变。原发性胃霍奇金淋巴瘤极其罕见。

（八）其他类型的淋巴瘤和相关病变

包括间变性大细胞淋巴瘤、浆细胞瘤、粒细胞肉瘤和朗格汉斯细胞增生症等。

四、间叶性肿瘤

大部分胃肠道间叶性肿瘤是胃肠间质瘤（gastrointestinal stromal tumour，GIST）或平滑肌肿瘤。病变主要发生于胃。

（一）胃肠间质瘤

1. 部位　GISTs 可发生于胃肠道的各段，并可原发于网膜和肠系膜。胃最常见（60% ~ 70%），其次是小肠（20% ~ 30%）、结肠和食管（总共 <10%）。

2. 肉眼改变　小的胃 GISTs 可为浆膜、黏膜下或胃壁内结节，常在腹腔手术或内镜检查时偶然发现。有些肿瘤有溃疡形成，尤其是上皮样间质瘤。较大的肿瘤突入腔内或突出于浆膜侧，有时胃外成分巨大，掩盖了肿瘤由胃起源的真相。腔内肿瘤常被覆完整的黏膜，但 20% ~ 30% 的病例伴溃疡形成。

肿瘤可直接浸润到胰腺或肝组织。GISTs 切面黄褐色，常伴灶状出血，质地从稍韧到软。体积较大肿瘤可出现大片出血坏死及囊性变。恶性肿瘤可形成复杂的囊性肿块。多结节腹膜种植是恶性 GISTs 的典型表现。

3. 镜下改变

（1）形态学：GISTs 在组织学上及大体上很像平滑肌瘤。大部分 GISTs 为梭形细胞肿瘤，组织学形态多样。肿瘤中胶原丰富、细胞稀少，常见核旁空泡。部分肿瘤具有中等量细胞且细胞核灶性栅栏状排列，形态类似于神经鞘瘤。瘤组织可出现血管周玻璃样变及伴黏液样变。约 1/3 的胃 GISTs 表现为上皮样型肿瘤，相当于过去命名的上皮样平滑肌肉瘤。有些上皮样型 GISTs 可呈中度的多形性。

（2）免疫表型：大部分 GISTs 呈 CD117（KIT）阳性，表现为膜阳性、弥漫性胞质阳性或核旁浓积。70% ~ 80% 的 GISTs 呈 CD34 阳性（典型为膜阳性方式）。30% ~ 40% 呈灶状或弥漫性 α 平滑肌肌动蛋白阳性。少数病例呈结蛋白阳性（<5%）及 S-100 阳性（<5% 且常为弱阳性）。

（3）恶性程度及分级判定：恶性程度的组织学评估必须基于核分裂的数量以及病变的大小（表 7-1）。

（4）预后：GISTs 的预后与核分裂率、肿瘤大小、浸润深度及是否存在转移密切相关。

1）决定性指标：肿瘤大小、核分裂象计数。

2）非决定性指标：瘤细胞异型性、微血管密集排列、黏膜层和浆膜层浸润、脉管和神经浸润、瘤栓形成、坏死、Ki-67 标记指数、基因突变位点和方式等。

表 7-1　GIST 危险程度评估（Fletcher CDA 等）

危险程度	肿瘤直径（cm）	和分裂象计数（/50HPF）
极低	< 2	< 5
低	2 ~ 5	< 5
中等	< 5	6 ~ 10
	5 ~ 10	< 5
高	> 5	> 5
	> 10	不计
	不计	> 10

（二）平滑肌瘤和平滑肌肉瘤

传统上，在胃和小肠诊断为平滑肌瘤和平滑肌肉瘤的间叶性肿瘤，现证明大多数为胃肠间质瘤。只有免疫组化显示结蛋白和平滑肌肌动蛋白弥漫阳性，而 CD34 和 CD117（KIT）阴性才可诊断。目前经证实的平滑肌瘤和平滑肌肉瘤并不多，因此，在人口统计学、临床特点或大体特点上缺乏有意义的资料。

1. 平滑肌瘤　由少量或中等量的温和梭形细胞组成，核分裂象少见，可能存在局部细胞的异型性，细胞呈纤维状，可呈丛状排列，细胞胞质嗜酸。

2. 平滑肌肉瘤　常发生于老年患者，主要发性于胃窦，多呈直径 1～4cm 的胃壁内肿块。肿瘤核分裂象一般 >10 个 /10HPF。

（三）血管球瘤

胃是皮肤外血管球瘤最常见的部位之一，主要发生在胃窦，表现为小的胃壁内肿块（直径 1～4cm，平均 2cm）。该肿瘤多发生在老年患者（平均 60 岁），无性别差异。1/3 为溃疡，1/3 为出血性病变，1/3 可无症状。镜下病变周围常围绕有增生的平滑肌，瘤细胞呈圆形或上皮样，细胞界限明显，片状分布，外围为境界清楚的基底膜，可用 PAS 染色或用基底膜蛋白（如层粘连蛋白或Ⅳ型胶原）免疫染色显示基底膜。

（四）神经鞘瘤

神经鞘瘤在胃肠道中少见，但在消化系统中，胃是最常见发生部位。本病同Ⅰ型或Ⅱ型神经纤维瘤病无关，主要发生于老年人，大体表现及临床特点类似于 GISTs。神经鞘瘤表面常被覆完整的黏膜，基本上位于黏膜肌层。肿瘤直径 0.5～7.0cm（平均 3cm），呈球形或卵圆形，偶尔为丛状多结节样。组织学上，胃肠神经鞘瘤常由梭形细胞构成，类似细胞型神经鞘瘤，肿瘤细胞核不呈明确的栅栏状排列。肿瘤中常见散在淋巴细胞和结节状淋巴套。神经鞘瘤和 GISTs 的鉴别非常重要，因为即使前者巨大且核分裂象很多时，它仍是良性肿瘤。神经鞘瘤 S-100 蛋白为阳性，结蛋白、肌动蛋白及 CD117 为阴性。

（五）脂肪瘤

脂肪瘤起源于胃壁，可以突向胃腔，放射学检查时呈现典型的充盈缺损改变；有时其临床表现类似于消化性溃疡。镜下肿瘤由成熟的脂肪组织组成。

（六）颗粒细胞瘤

胃颗粒细胞瘤与外周软组织颗粒细胞瘤相似，胃中偶发。病变主要表现为小的黏膜下结节，少数肿瘤发生在胃壁内或浆膜下。多发生在中年患者，黑色人种易发。病变多伴有胃溃疡症状。

（七）丛状纤维黏液瘤

胃丛状纤维黏液瘤少见，多位于胃窦，可浸润至胃外软组织或十二指肠球部。肿瘤直径 3～15cm（平均 5.5cm）。组织学特征性地表现为瘤细胞少至中等量的多灶微结节在胃壁内丛状生长，结节内还包括胶原、黏液样和纤维黏液样肿瘤成分。丛状毛细血管结构有时很显著。浸润至胃外（包括浆膜下结节）的瘤组织中，梭形瘤细胞有时更丰富，呈实性非丛状生长。瘤细胞椭圆形至梭形，不典型性不明显，核分裂象 <5 个 /50HPF。溃疡、黏膜浸润和血管侵犯常见，但这些与预后无关。免疫组化，瘤细胞表达 α-SMA，CD10 表达不定，不表达 CD117、DOG1、CD34、Desmin 和 S-100 蛋白。丛状纤维黏液瘤是胃窦部一种独特的良性肿瘤，不应与 GIST、神经鞘瘤和其他纤维黏液样肿瘤相混淆。

（八）Kaposi 肉瘤

胃 Kaposi 肉瘤表现为黏膜病变或不常见的胃壁肿块，病变一般发生于 HIV 阳性患者，其病理特征与发生在其他部位的 Kaposi 肉瘤相似。

五、胃继发性肿瘤

胃继发性肿瘤是胃内存在的肿瘤，但肿瘤起源于胃外，或肿瘤与胃其他部位的原发性肿瘤不相连。

（一）起源

肺癌、乳腺癌及恶性黑色素瘤是最常见胃转移癌。较少见的还有卵巢、睾丸、肝、结肠以及腮腺的癌转移至胃。

胃内转移并无优先部位。任何部位的癌都可经过血行扩散发生胃转移。胰腺、食管以及胆囊的病变可以直接扩散或部分病例经淋巴管扩散至胃。卵巢腺癌常经过腹膜和淋巴管扩散至胃。但卵巢癌也可经血行转移至胃。

（二）肉眼改变

胃转移性病变可表现为溃疡、革囊胃或息肉。黏膜下浸润情况以及转移范围可能会比内镜下或放射影像学观察到的范围大得多。

（三）镜下改变

胃转移性肿瘤的组织学形态同原发性癌相似。免疫组化和分子标记物可协助区分胃转移癌和原发癌。原发性乳腺癌胃转移常为小叶癌而非导管癌。

（四）预后

发生胃转移表示肿瘤已经到了扩散期，常可同时见到其他部位的血行转移。患者预后较差。在一项系列研究中，患者的平均生存时间为 11 个月，范围从 3 个月到 5 年不等。

六、瘤样病变

（一）胃息肉

1. 增生性息肉　增生性息肉来自增生的胃小凹上皮，是对黏膜损伤的再生性反应；最多见（约占胃息肉的 85%），常见于老年人。

增生性息肉好发于胃体与胃窦交界处，常多发，直径 0.5 ~ 2.5cm，表面光滑或略呈分叶状，小息肉多无蒂，大息肉具有短而宽的蒂。

镜下改变主要由伸长、扭曲、扩张和分支的胃小凹组成，固有层水肿和炎细胞浸润；胃小凹上皮细胞肥大、无异型，有或无肠化。息肉可包括幽门腺、主细胞及壁细胞。在少数病例中，息肉的肠上皮化生及异型增生区可发展成癌。

2. 胃底腺息肉　胃底腺息肉又称为胃底腺增生，多见于中年人，无恶变倾向。本病胃底或胃体黏膜多发性、小的息肉样隆起，平均大小为 2.3mm；偶尔可弥漫散在数百个息肉，称胃底腺息肉病。

镜下见由单个或成群的囊性扩张胃体腺组成，含壁细胞和主细胞；息肉表面被覆单层柱状上皮，胃小凹短浅或缺如。零星存在的胃底腺息肉没有恶变潜能，但在那些家族性息肉病患者，其胃底腺息肉可发展成异型增生和癌。

3. 炎性纤维样息肉　炎性纤维样息肉见于胃肠道的任何部位，主要发生于胃（约占 75%），特别是胃窦；平均发病年龄 53 岁，无性别差异；组织来源未明。

大体检查见肉眼改变病变隆起，一般无蒂，大小不等，直径可达数厘米。

镜下可见病变集中在黏膜下层，血管和纤维母细胞增生，散在炎细胞（淋巴细胞、浆细胞和嗜酸性粒细胞等），可伴溃疡形成。有的息肉含有大量嗜酸性粒细胞，不伴有外周血嗜酸性粒细胞增多，与嗜酸细胞性肠炎或嗜酸性肉芽肿病无关。

4. 息肉病综合征　一些胃息肉（和肠息肉）常作为遗传性综合征的组成部分。例如：Peutz-Jegh-ers 综合征的 Peutz-Jeghers 息肉病；Cronkhite-Canada 综合征的 Cronkhite-Canada 息肉病；COW-den 综合征的胃肠息肉。

（1）Peutz-Jeghers 息肉病：最常见于儿童或青春期，被认为是错构瘤性息肉。大小多为 1 ~ 3cm，表面呈粗分叶状，有一个短而粗的蒂。镜下见表面被覆盖正常胃黏膜上皮，常常排列紊乱，其内而见由来自黏膜肌层的纤细分支状平滑肌束构成的轴心。

（2）Cronkhite-Canada 息肉病：弥漫性胃肠道息肉病，息肉无蒂，由增生性水肿性黏膜组成，伴有上皮囊肿形成。

（3）Cowden 综合征的胃息肉：一般为无蒂的息肉，直径约数毫米，息肉含有过多的固有膜，黏膜基底的黏膜肌束向上不规则地展开并分割固有膜。

（二）其他瘤样病变

其他瘤样病变：①疣状胃炎；②嗜酸性肉芽肿；③结节病；④软斑；⑤胃溃疡病等。

第五节　肠道炎症和溃疡病

一、十二指肠溃疡病

（一）病因和临床特点

幽门螺杆菌感染和非甾类消炎药物的应用是本病最重要的2个病因。十二指肠溃疡是中、青年人的常见病，约占消化道溃疡的80%，其发病率是胃溃疡的2～3倍，男性明显高于女性，为（3～10）:1。

（二）肉眼改变

溃疡常为单发，且大多位于十二指肠球部，距幽门2cm以内，以前壁为多见。溃疡大多<1cm，圆形，边界清楚。病程较长的溃疡，其周边黏膜因瘢痕收缩可呈现放射状皱襞。如前后壁同时存在溃疡，称吻合溃疡。十二指肠溃疡亦可多发，并可同时伴有空肠溃疡，此时应考虑Zollinger-Ellison综合征及I型多发性内分泌肿瘤可能，此类溃疡大多发生于十二指肠第3、4段。

（三）镜下改变

溃疡底部可见少量炎性渗出物和坏死物覆盖，深部为肉芽组织及瘢痕组织，肌层大多消失为瘢痕所取代，周围中小动脉呈血栓闭锁性内膜炎改变。在胃溃疡边缘处常见的黏膜肌层与固有肌层融合的现象，在十二指肠溃疡时往往不能见到。溃疡周边的黏膜呈急性活动性十二指肠炎改变，且患者多同时有慢性胃窦炎。

（四）并发症

十二指肠溃疡并发穿孔者远较胃溃疡多。约15%患者可并发严重的出血。溃疡所致的瘢痕可造成十二指肠狭窄或形成继发性憩室。与胃溃疡不同，十二指肠溃疡极少发生癌变。此外，空肠及回肠偶见原因不明的特发性溃疡，单发或多发。溃疡界限清楚，常伴有明显的淋巴组织增生及组织细胞反应，其他炎症细胞很少。

二、肠结核

（一）分类和临床特点

肠结核分为原发性及继发性2类。临床上所见到的大多为继发性肠结核，以中、青年患者为多见。80%以上的肠结核发生于回肠末段及回盲肠区淋巴组织丰富的肠段，空肠及近端回肠受累十分罕见，这种选择性的解剖部位可能与结核杆菌容易通过淋巴组织侵入肠壁，以及肠内容在该段肠管停留时间较长等诸多因素有关。根据肠结核的病理形态，通常可分为溃疡型和增殖型两种类型。

（二）病理改变

1. 溃疡型肠结核　大多数肠结核属于此型。溃疡可单发或多发，且大多呈横行，若累及肠管全周，则形成环形溃疡。溃疡边缘大多不整齐，呈不同程度的潜行状。病程较长的患者，因反复纤维化可致肠管狭窄。有时，在溃疡底部相对应的浆膜面常可见到纤维蛋白性渗出物及粟粒大小的灰白色结核结节，或因纤维化致浆膜面粗糙，并与周围组织粘连。镜下干酪样坏死明显，溃疡形成，周围可见上皮样细胞和朗格汉斯巨细胞聚集。

2. 增殖型肠结核　肉眼观肠壁增厚，肠腔狭窄，黏膜皱襞变粗、变平或不规则，有时可呈鹅卵石样外观或假息肉病样。黏膜表面大多完整，或仅见浅表溃疡。镜下以肠壁各层出现多量上皮样细胞构成的结核结节及结核性肉芽组织增生为特征，干酪样坏死较少。上述2型肠结核均可并发区域肠系膜淋巴结核。临床所见的肠结核有时呈混合型，兼有上述2型的特点。

（三）并发症

急性结核性溃疡易穿孔而导致结核性腹膜炎。增殖性肠结核的主要并发症是肠狭窄所引起的肠梗阻。

三、Crohn 病

Crohn 病又称克罗恩病，克隆病。

（一）病因

尚未完全明了。多数学者认为携带遗传易感基因的宿主在外源性病原体的参与下，出现免疫功能紊乱，最终导致疾病的发生。目前已明了的易感基因包括 NOD2、ATG16L1 和 IRGM。

（二）临床特点

本病发病呈逐年上升的趋势，尤以欧美等国家为多，近年来亚洲的发病率亦明显增加。可发生于各种年龄，尤以青壮年为多，60 ~ 70 岁也是一个发病小高峰，男性略多于女性。本病可累及整个消化道的任何部位，但以小肠为好发，其次为结肠。约 60% 的 Crohn 病发生于回肠末段，30% ~ 60% 同时累及小肠及结肠。此外，Crohn 病还可累及消化系统以外的部位，例如皮肤（尤其是肠造口术周围的皮肤）、外阴、骨和关节等。Crohn 病累及肠外总的发生率为 25% ~ 40%。

（三）肉眼改变

（1）病变可累及 1 处或多处肠段，且病变肠段与正常肠管分界清楚，故亦称"节段性肠炎"，是本病的重要特征之一。

（2）病变肠段早期黏膜可出现点状溃疡，称之为"口疮样溃疡"。此类早期改变如不仔细观察，甚易被忽略。溃疡继续扩大，形态渐不规则，其边缘呈匍行性。溃疡与溃疡互不相连，其间的黏膜正常，呈现"跳跃式"的病变。溃疡常纵行排列或连接成条，称纵行溃疡。有时需将肠壁展平才能发现，此种裂隙样溃疡亦是 Crohn 病的重要特征之一，见于约 30% 的病例。

（3）纵行溃疡可呈分支状，或藉横行的小溃疡而互相连接，将溃疡间的黏膜分隔呈岛状。此岛状黏膜因黏膜下水肿、纤维化及炎症细胞浸润等而隆起，形成具有特征性的鹅卵石样外观。约 1/4 病例可见到此种具有诊断意义的眼观病变。

（4）黏膜上皮及固有层、黏膜下层的纤维组织增生或结节状淋巴管扩张，可形成多个大小不等的炎性息肉。

（5）病程较长者，肠壁因水肿及广泛纤维化而明显增厚，并致肠腔狭窄、僵直如软水管状。狭窄段近端的肠管扩张，管壁因肌纤维肥大而不同程度地增厚。

（四）镜下改变

（1）不连续的全层炎，以黏膜下层及浆膜下的病变最为明显。

（2）结节性肉芽肿形成，是 Crohn 病镜下最具有特征性的病变，但检出率仅约 60%，且易见于病变早期。结节可见于肠壁各层及肠系膜淋巴结。有时仅表现为疏松排列的上皮样细胞和巨细胞的集聚，而不形成明确的结节，称之为微小肉芽肿，亦有助于诊断。

（3）裂隙样溃疡，呈刀切样纵行裂隙，可深入黏膜下、肌层，甚至周围脂肪组织。这是 Crohn 病并发肠瘘的病理基础。

（4）肠壁全层可见结节性或弥漫性淋巴细胞聚集，可伴有淋巴滤泡形成，以黏膜下层和浆膜层最常见。

（5）黏膜下及浆膜下高度水肿、纤维化。此外，肠腺可呈幽门腺化生；肠壁血管炎；溃疡底部可见到末梢神经呈簇状增生；病程较长的病例，溃疡周围黏膜上皮出现异型增生。值得注意的是，有一种浅表型 Crohn 病，其炎症仅局限于黏膜和黏膜下层，并且其肉芽肿可能与见于许多其他病变的肉芽肿无法鉴别。

（五）并发症

1. 肠梗阻　由于肠管狭窄或肠襻粘连造成，一般为不完全性肠梗阻。

2. 肠瘘　约 10% 的患者可因溃疡慢性穿孔而形成多种内瘘、肠 – 皮肤瘘和肛门瘘。

3. 吸收不良　因肠黏膜广泛炎症和溃疡，造成营养素的吸收不良。

4. Crohn 病与肿瘤的发生有一定的相关性　Crohn 病患者患肠癌的发生率可高达正常人群的 6 ~ 20

倍。特点是以年轻男性为多，以小肠远端为好发，且病灶可多个，组织学上以黏液腺癌为常见。除肠癌外，Crohn 病还可并发肠道淋巴瘤、类癌等，其中并发类癌的发病率是正常人的 15 倍。

（六）鉴别诊断

1. 肠结核　结核病时肉芽肿数量较多，大小不一，可互相融合；结节中央有多少不等之干酪样坏死，这是两者最重要的不同之处。此外，结核病时肠浆膜面可见粟粒性结节，病变肠管无明确的节段性，黏膜下层及浆膜下的水肿不如 Crohn 病时明显等特点，亦有助于两者的鉴别。

2. 溃疡性结肠炎　溃疡性结肠炎是以结肠形成多发性溃疡性病变为主要特征。病变多始于远端结肠，仅约 10% 侵犯回肠，这与 Crohn 病主要发生于回肠末段有所不同。溃疡性结肠炎病变多限于黏膜及黏膜下层，而 Crohn 病是肠壁全层炎症。前者以隐窝脓肿为特点，继而黏膜坏死，形成连续成片的不规则性溃疡，缺少病变的跳跃性、裂隙样溃疡及黏膜鹅卵石样外观等特点；此外，也没有肉芽肿性结节形成。

四、嗜酸性胃肠炎

（一）肉眼改变

好发部位是胃及近段小肠，也可累及回肠及结肠，肠壁因水肿而增厚，黏膜呈不规则颗粒状隆起。

（二）镜下改变

以肠壁全层高度疏松水肿，大量嗜酸性粒细胞弥漫性浸润为特征；黏膜上皮可出现变性、坏死、增生等损伤和修复性改变。嗜酸性粒细胞的密度 ≥ 20 个 /HPF 即有诊断意义。可分为 3 型：黏膜 – 黏膜下层型、肌层型和浆膜型，其中以黏膜 – 黏膜下层型最常见。

五、耶尔森肠炎

（一）肉眼改变

病变主要侵犯回肠淋巴组织，形成纵行溃疡。肠系膜淋巴结大，切面可见灰黄色病灶。

（二）镜下改变

病灶区充血水肿，大量中性粒细胞浸润，组织细胞聚集。溃疡形成后，其表面覆以大量中性粒细胞及纤维蛋白性渗出物，底部可找见革兰染色阴性的菌丛。随病程进展，病灶区可出现上皮样细胞和巨细胞构成之肉芽肿。淋巴结内可见化脓性肉芽肿病灶。

六、膜性肠炎／难辨梭形芽孢杆菌肠炎

（一）病因

机体的免疫机制削弱和肠道菌群失调是引起伪膜性肠炎的病因。它的发生与长期大剂量应用广谱抗生素相关。

（二）肉眼改变

病变主要累及右半结肠且病变最严重，乙状结肠及直肠病变通常很轻，有时末端回肠也可受累。病变呈节段性，受累肠段因全层高度充血水肿而致管壁增厚、僵硬，肠黏膜表面见多发性、境界清楚的黄色斑块，大小不一，斑块间为正常黏膜。严重者伪膜可融合成片。

（三）镜下改变

轻者仅表现非特异性急性炎性改变，重者出现坏死性假膜性炎，黏膜坏死，溃疡形成，表面可见假膜，假膜由坏死的黏膜、纤维蛋白、黏液及炎症细胞组成。坏死一般限于黏膜下层，严重时肌层平滑肌可呈不同程度的坏死。

七、缺血性肠病

（一）病因和临床特点

缺血性肠病是一组由动脉、静脉闭塞以及各种血管炎造成肠管急性或慢性供血不足而发生的肠道病变。本质上该病起因于缺血，而感染和炎症反应系继发性改变。多发生在 60 岁以上患者，表现为腹痛及

血性腹泻，慢性期可发生肠狭窄。

（二）肉眼改变

缺血性肠病可发生于小肠和（或）大肠，以大肠为多见。急性完全性血管闭塞常引起肠梗死，肠壁广泛出血、水肿、坏死，外观紫绿色，肠管变粗，肠壁变脆。血管的非完全性闭塞引起的肠壁病变较多限于黏膜层，以黏膜出血，溃疡形成为主要表现。慢性缺血可导致梭形缩窄，其境界清楚并常发生于脾曲（上下肠系膜动脉供血区交界处）。

（三）镜下改变

急性缺血性肠病黏膜不同程度的坏死，深浅不一的溃疡形成，黏膜下出血、水肿。黏膜肌及固有肌层也可出现程度不同的凝固性坏死。严重病变时肠壁全层可呈广泛性出血，甚至坏死，血管内血栓形成，进而发生坏疽，继发性感染。

慢性肠缺血以大小不一、深浅不同的溃疡，肠壁肉芽组织生长和纤维化为主要改变。在动静脉血管本身病变引起的病例，除上述肠管的改变外，往往可见到血管的各种病变。

八、放射性肠炎

小肠的放射性损伤可分为急性损伤及迟发性损伤。肉眼观，急性损伤表现为黏膜水肿、发红、脆性增加，触之易出血，也可出现浅表溃疡；慢性损伤则表现为黏膜发红、溃疡以及肠腔缩窄。镜下，放射损伤所引起肠道病变为非特异性，与其他原因引起的黏膜损伤有时难以区分。表现为肠黏膜深浅不一的溃疡，炎症细胞很少。黏膜下层高度水肿，肠壁全层见不同程度的纤维化及核异形、深染的纤维母细胞。溃疡周边的黏膜上皮可异型增生。较具特征性的是肠壁血管内膜增生、变厚，内膜下泡沫状细胞集聚形成脂质斑块，常伴有血栓形成，血管闭塞。

九、移植物抗宿主病

移植物抗宿主病（graft-versus-host disease，GVHD）的肠道病变多累及回肠和结、直肠。急性病例肠镜下见广泛性、连续性的肠黏膜充血、水肿、糜烂坏死和出血，镜下表现与重症溃疡性结肠炎极为相似。肠腺的增生区细胞是急性 GVHD 的主要靶组织，表现为局限性的单个或几个腺上皮细胞发生凋亡。凋亡的细胞呈空泡状，内有固缩的核或碎片状核，称之为"隐窝爆炸细胞"，具有诊断意义。淋巴细胞常围绕腺体周围浸润，形成"局灶性腺周浸润"，具有一定的特征性。慢性 GVHD 较少累及消化道。某病理改变主要表现为黏膜层大量浆细胞样淋巴细胞浸润，继而扩展至黏膜下层及浆膜层。

十、AIDS 肠病

HIV 本身所致的肠道病变并无特征性，仅表现为肠黏膜萎缩，腺上皮增生能力降低，纹状缘各种消化酶的活性降低等。由于 AIDS 肠病患者免疫功能低下，故常伴有各种继发感染：①不典型性分枝杆菌病和肠结核；②隐孢子虫病；③小孢子虫病；④病毒感染；⑤真菌感染。

十一、其他

如肠伤寒，病毒性肠炎，真菌性肠炎。

第六节　小肠肿瘤和瘤样病变

按照 2010 年小肠肿瘤 WHO 分类可分为上皮性肿瘤、间叶性肿瘤、淋巴瘤和转移性肿瘤。

一、上皮源性肿瘤

（一）腺瘤和息肉（病）

1. 腺瘤　腺瘤是小肠最常见的真性肿瘤，占小肠全部良性肿瘤的 1/3，最常发生于十二指肠，其次为空肠及回肠。

病理改变与大肠腺瘤相似，可分为管状腺瘤、绒毛状腺瘤和管状绒毛状腺瘤等主要类型。腺上皮呈不同程度的异型增生（上皮内瘤变）。有时可见到杯状细胞、潘氏细胞及内分泌细胞分化。小肠腺瘤亦可发生癌变。

2. Brunner 腺腺瘤　Brunner 实为错构瘤，十二指肠头部最常见。

（1）肉眼改变：肿瘤可表现为弥漫性增生、局限性结节状增生或息肉样增生，体积通常 <3cm。

（2）镜下改变：Brunner 腺结节状增生，主要位于黏膜下层，保有 Brunner 腺原有的分叶状结构，叶间有来自黏膜肌层的平滑肌束包围。表面覆盖的黏膜常伴有慢性炎或溃疡。

3. Peutz-Jeghers（P-J）息肉和息肉病　此息肉属于错构瘤性息肉，绝大多数是 P-J 综合征的一部分，多见于儿童及青年人。该综合征是家族性常染色体显性遗传病，其特点除了胃肠道的错构瘤性息肉外，还有唇、颊黏膜、手掌、足底及指（趾）的色素沉着斑。色素斑多见于青春前期和青春期，青春期后可变浅或逐渐消退是其特点。少数错构瘤性息肉为孤立性、散发性，不具有 P-J 综合征的其他特点。

（1）肉眼改变：小肠是 P-J 息肉最好发的部位（>90%），尤多见于空肠。息肉通常为多发性，集簇分布于某一肠段，1 ~ 3cm 大小，蒂大多粗短，或广基，表面呈粗大分叶状。

（2）镜下改变：特征性的是黏膜肌层的平滑肌呈树枝状伸入息肉的中心素，息肉表面覆以与该肠段相同的正常黏膜上皮和腺上皮形成绒毛状结构。息肉浅表部位以柱状吸收细胞及杯状细胞为主，而潘氏细胞及内分泌细胞则多位于息肉腺体的基底部。上述细胞分化成熟。约 10% 的息肉上皮可伸入肠壁肌层，如浸润状，甚至在侵入的肌层内形成黏液湖，上述变易被误诊为癌。

（3）预后：P-J 息肉本质属错构瘤性息肉，不是癌前病变；但部分 P-J 息肉上皮可出现异型增生甚至癌变。P-J 综合征患者胃肠道和非胃肠道癌的发生率是一般人群的 10 ~ 18 倍，并随着年龄的增大，发病率明显增加。

4. 幼年性息肉和息肉病　幼年性息肉和息肉病是结肠最常见的息肉，少数亦可发生于小肠。患者以小儿为多见，但成年人也不少见。幼年性息肉病是一种家族性癌综合征，具有常染色体显性遗传的特征。

（1）肉眼改变：息肉大小以 1 ~ 3cm 居多，常有蒂，表面光滑。切面可见大小不等囊腔，内充满黏液。

（2）镜下改变：息肉内腺体大多分化成熟是其特点，但位于深部的腺体可略具异型性。部分腺体扩张呈囊状，内衬上皮扁平或消失，囊内为黏液，混有多少不等的炎症细胞。息肉表面被覆上皮大多脱落，可见肉芽组织生长。间质充血水肿疏松，常伴有大量急、慢性炎症细胞浸润或纤维组织增生。

（3）预后：幼年性息肉属错构瘤性病变，不会恶变；如伴有其他腺瘤成分，则可以恶变。幼年性息肉病患者发生结直肠癌的危险性为 30% ~ 40%，发病年龄 34 ~ 43 岁，发生上消化道癌的危险性为 10% ~ 15%、此外，幼年性息肉病患者发展为胆管和胰腺肿瘤的危险性也有所增加。

5. 其他　如 Cronkhite-Canada 综合征和 Cowden 病（综合征）均可累及小肠，两者系多发性错构瘤性息肉。Gardner 综合征时的腺瘤亦可能发生于小肠。

（二）小肠癌

小肠癌是小肠最常见的恶性肿瘤，占小肠全部恶性肿瘤的 30% ~ 50%。但相对大肠癌而言，发病率仅为其 1/50。慢性炎症，尤其是多年 Crohn 病或乳糜泻是小肠癌发生的重要因素。肿瘤可发生于小肠的任何肠段，约 50% 发生于十二指肠，尤以壶腹部为多见；其次为距屈氏韧带 30cm 以内的近段空肠。回肠腺癌多位于末段。小肠癌亦可发生在 Meckel 憩室。

1. 大体类型　可分为息肉型、浸润型和狭窄型，并以后两者为常见。位于十二指肠的腺癌以息肉状或乳头状多见，且大部分病例发现有腺瘤成分，提示系腺瘤癌变所致。

2. 组织学类型和特点

（1）小肠癌主要是各种分化的腺癌，形态与大肠腺癌相似，但低分化癌所占比例更高。部分癌细胞呈潘氏细胞分化。腺癌亦常出现或多或少的内分泌细胞分化，尤以回肠段的腺癌为多见。小肠腺癌和大肠腺癌在 CK 的表达有所差异：前者 CK7 和 CK20 的阳性率分别为 50% 和 40%，而后者的阳性率为 0 和 100%。

（2）其他类型的癌有黏液腺癌、印戒细胞癌、腺鳞癌、鳞状细胞癌及肉瘤样癌均可发生在小肠。

（三）神经内分泌肿瘤

1. 组织学分类　根据 2010 年版 WHO 将神经内分泌肿瘤（neuroendocrine neoplasms，NETs）分 5 类：神经内分泌瘤 1 级（NETG1）、神经内分泌瘤 2 级（NETG2）、神经内分泌癌（NEC）、混合性腺癌神经内分泌癌（MANEC）和产生特异激素的神经内分泌肿瘤。神经内分泌癌亦称神经内分泌瘤 3 级（NETG3）。

G1、G2 和 G3 分级除了细胞的异型性，主要依据 HE 切片的核分裂象和 Ki67 指数来区分。G1，核分裂象 <2 个 /10HPF，Ki67 指数 ≤ 2%；G2，核分裂象 2 ~ 20 个 /10HPF，Ki67 指数 3% ~ 20%；G3，核分裂象 > 20/10HPF，Ki67 指数 >20%。在计数核分裂象时至少要计 50 个 /HPF；确定 Ki67 指数时至少要计数 500 ~ 2 000 个细胞。

NETs 大多数是一种分化好的内分泌肿瘤，其中 G1 又称类癌。神经内分泌癌，一般肿瘤分化比较差，细胞异型性很明显，常有不同程度的坏死。依据细胞形态分大细胞和小细胞两型。MANEC 既有普通腺癌成分又有神经内分泌癌的成分，每一个成分都必须超过 30%。如没有达到这个比例就不能诊断为 MANEC，只能诊断腺癌伴神经内分泌分化。NETs 免疫组织化学染色常可以鉴定内分泌激素，但一般在临床上没有激素综合征。如临床上出现相应的激素综合征就可以诊断 ××× 瘤，如胃泌素瘤等。

2. 免疫表型和电镜　不同程度表达神经内分泌标记物：铬粒素 A（chromograninA，CGA）、触突素（synaptophysin，SYN）、促泌素（secretagogin）和神经细胞黏附分子（neural ceU adhesion molecule，NCAM，CD56）。此外，部分肿瘤还表达多肽类激素，如胃泌素、生长抑素等。电镜下，瘤细胞内可见到高电子密度的颗粒，周围有空晕及界膜包绕。小肠是消化道 NETs 的第一好发部位，且绝大多数是 NETG1（类癌）。根据部位可分为十二指肠和近端空肠的 NETs 及远端空肠和回肠的 NETs 两类。

（1）十二指肠和近端空肠的 NETs：主要发生于十二指肠的第 1、2 两段，尤以壶腹部周围为多见。根据核分裂象和 K167 标记指数可分为上述五大类，其中 NETG1、G2 占大多数。按产生的激素可分为胃泌素细胞瘤、生长抑素生成性 NET、EC 细胞，5- 羟色胺生成性 NET、L 细胞，胰高糖素样肽和 PP/PYY 生成性 NETs。

1）胃泌素瘤：最常见。按功能分包括 Zollinger-Ellison 综合征和无功能性 G 细胞肿瘤。肿瘤大多 <1cm，光镜下瘤细胞具有空胞质，排列成宽的脑回小梁状和血管假玫瑰花结构。肿瘤没有坏死，K167 标记指数 2% ~ 10%，故为 NETG2。瘤细胞除神经内分泌标记（+）外，胃泌素亦（+）。

2）生长抑素生成性 NET：本瘤较少见，一般发生于老年女性，部分患者有糖尿病、腹泻、脂肪泻、低胃酸及贫血等症状。肿瘤常发生于壶腹部附近。镜下瘤细胞形态一致，主要呈腺管状或腺泡状，并混有不同比例的岛屿状和小梁状区域。腺腔内可见砂粒体。免疫组化除生长抑素外，其他激素也可能出现。

生长抑素生成性 NET 常为恶性，可呈浸润性生长并发生淋巴结和肝转移。

3）神经节细胞性副神经节瘤：绝大多数病例都发生在十二指肠壶腹的近端，多数病变较小，有蒂，位于黏膜下浸润性生长。镜下由 3 种细胞混合组成，即梭形细胞、内分泌细胞和神经节样细胞。梭形细胞常为主要成分，本质为神经，免疫组化 S-100（+）；内分泌细胞呈上皮样，排列成带状，实性巢或假腺样结构。

此瘤常表现为良性，个别报道发生局域淋巴结转移，转移肿瘤以内分泌细胞成分为主。

4）NEC 和 MANEC：2 种少见。前者可分为大细胞和小细胞 2 型。镜下细胞核分裂象 >20/10HPF，有坏死，深层肠壁、血管和神经浸润。小肠大细胞内分泌癌病例约 50% 周围伴随有腺瘤。MANEC 多数发生在十二指肠壶腹部，除了腺癌和内分泌癌的组合外，少数情况是鳞癌和内分泌癌的组合。

（2）远端空肠和回肠的 NETs：肿瘤大多为单发，15% ~ 35% 为多发性。近 50% 的瘤体 <2cm。肿瘤多数位于肠系膜对侧之肠壁，瘤体位于黏膜深层或黏膜下层，向表面隆起或形成有蒂的息肉；亦可向肠□及周围扩展，导致肠管环形狭窄。肿瘤经甲醛溶液定后，切面多呈灰黄或浅棕黄色。瘤细胞排列呈多□但以实性团巢状为多见，巢周细胞呈栅栏状。细胞核一致，无异型性及核分裂象，Ki67 标记指□□□故属于 NETG1（类癌）。主要包括 EC 细胞、5- 羟色胺生成性 NET、L 细胞、胰高糖素样肽□生成性 NETs。

NEC 和 MANEC 在远端空肠和回肠罕见。

二、淋巴瘤

原发性的小肠淋巴瘤约占胃肠道淋巴瘤的 30%，在小肠的恶性肿瘤中发病率位居第二。但在中东地区，小肠淋巴瘤的发病率占小肠恶性肿瘤的首位。

在组织学类型上，胃肠道淋巴瘤中大多数为 B 细胞淋巴瘤，少数为 T 细胞淋巴瘤，而原发性霍奇金病十分罕见。

（一）B 细胞性淋巴瘤

组织学分类包括 MALT 淋巴瘤、免疫增生性肠病和 α–重链病、套细胞淋巴瘤、Burkitt 淋巴瘤、弥漫性大 B 细胞淋巴瘤、介于弥漫大 B 和 Burkitt 淋巴瘤间的不能分类的 B 细胞淋巴瘤及滤泡性淋巴瘤。

1. MALT 淋巴瘤　MALT 淋巴瘤可发生于小肠任何一段，以回肠相对多见，黏膜增厚，皱襞粗大，可伴有糜烂或溃疡，有时呈结节状或息肉状突起。MALT 淋巴瘤亦可表现为多发性病灶。镜下改变：本质上属于边缘区 B 细胞淋巴瘤。肿瘤细胞最先浸润于淋巴滤泡的边缘区内。当病变进展，肿瘤细胞侵蚀并最终超出淋巴滤泡，形成一个模糊的结节或弥漫性浸润。浸润常始于黏膜固有层和黏膜下层，随病程进展可侵入肌层。大多病例细胞中等大小，核形不规则，胞浆中等量；部分病例像成熟的小淋巴细胞；另一些呈单核细胞样形态，胞质发白，细胞界限清。有时可见典型的浆细胞分化。与胃相比，淋巴上皮病变（lymphoepithelial lesion，LEL）并不显著。

2. IPSID 和 α–HCD　又名地中海淋巴瘤／中东淋巴瘤。

（1）临床特点：此型淋巴瘤是中东地区最常见的小肠恶性肿瘤，也是该地区小肠淋巴瘤中最常见的类型。主要发生于 20～30 岁的青壮年。因瘤细胞质内及患者的血、尿中可检出单克隆性异常 α–重链免疫球蛋白，并常无轻链合成，即使有，亦为单轻链限制性表达，故亦名 α–HCD。

（2）病理改变：IPSID 本质是 MALT 淋巴瘤的一种亚型，常伴明显的浆细胞分化。病变多始于十二指肠及空肠近端，向远端扩展。典型的发展过程可分为 3 个阶段：A 期——内镜检查正常。镜下表现为黏膜固有层内淋巴细胞、浆细胞弥漫性浸润，致绒毛变粗，可见反应性淋巴滤泡、LEL 和小的滤泡旁透明细胞簇。此阶段病变对抗生素治疗有反应。B 期——大体上可见黏膜皱襞增厚。镜下在固有层深处及黏膜下层浅处可见到不成熟的多形性 B 细胞呈结节状或带状浸润，MALT 淋巴瘤的形态学特征已经明显。临床上特征性的是用抗生素治疗病变不可逆。C 期——大体上形成大的肿块。镜下黏膜及黏膜下层出现大量体积较大的多形性淋巴样细胞和免疫母细胞，即已转化为明显的大细胞淋巴瘤。瘤细胞常侵入肌层，致肠壁增厚。此时常伴有肠系膜淋巴结受累。

（3）预后：本病病程较长，很少向腹腔外器官扩散，故存活年限较长。早期抗生素能治愈，晚期出现向高度恶性淋巴瘤转化，则预后较差。

3. 套细胞淋巴瘤　胃肠道的 MCL 较少见。

（1）肉眼改变：本病可发生于各段胃肠道，以回肠最为多见。病变范围较广，常累及大段肠管或累及不同肠段。病变黏膜可见密集成片或稀疏分布的有蒂或无蒂息肉状结节，大小 0.2～2.0cm，或更大。有时，密集增生的小息肉可使黏膜增厚，皱襞变粗，呈脑回样外观。约 50% 的患者可伴有回盲部局限性瘤块形成。绝大多数患者在诊断时已有局部肠系膜淋巴结受累、增大。需要注意的是大体表现为淋巴瘤样息肉病的除了 MCL 外，部分滤泡性淋巴瘤和 MALT 淋巴瘤也都可以出现这种形态。

（2）镜下改变：瘤细胞形态单一，小或中等大，胞质较少、较空，核形不甚规则，可见裂沟，核仁小而不明显，核分裂象多见。常见玻璃样变性的小血管、散在的上皮样组织细胞和滤泡树突状细胞。大部分呈弥漫性，也可见到结节样和真正的套区样，但后者少见。

（3）免疫表现和分子遗传学：瘤细胞 CD20（+），但 CD10 和 Bcl-6（-）；特征性的 CD43、CD5 细胞周期蛋白 CyclinD1（Bcl-1）（+）；Bcl-2 亦 100%（+）。遗传学上 MCL 特征性的是染色体 14）（q13；q32）bcl-1 基因的重组。

（4）预后：MCL 是一种侵袭性淋巴瘤，典型表现为进展期病变伴肠外扩散，累及肝、脾周淋巴结，甚至可出现白血病。患者一般生存期仅 2 ~ 3 年。

4. Burkitt 淋巴瘤　非地方流行性和散发性 Burkitt 淋巴瘤常表现为原发于肠的淋巴瘤，相对常见于小肠，最多见于回盲部区域，与 EB 病毒感染无关。Burkitt 淋巴瘤也见于 HIV 感染时，称免疫缺陷相关 Burkitt 淋巴瘤，常累及胃肠道，25% ~ 40% 的患者 EBV（+）。

（1）病理改变：瘤细胞中等大，核圆，胞质少，嗜碱性，染色质颗粒粗大，核仁明显，核分裂多见。肿瘤细胞常发生凋亡，凋亡的核碎屑被吞噬细胞吞噬而呈明显的"星空状"。肿瘤细胞常广泛侵入肠壁，通常不破坏肠壁组织，但易向腹腔内扩散。

（2）免疫表型和分子遗传学：瘤细胞 B 细胞表型，且有 60% ~ 80% 的病例 CD10 和 Bcl-6（+），典型者 Ki-67>90%（+）。遗传学上特征性的 8q24 上 myc 基因的染色体异位重排，最常见的是 t（8；14）（q24；q32）。

（3）预后：Burkitt 淋巴瘤是一种高度侵袭性的肿瘤，临床病程进展迅速，患者诊断是往往已是Ⅲ、Ⅳ期，因此预后差。

5. 弥漫性大 B 细胞淋巴瘤　此瘤为高度恶性。和胃相比，小肠内的 DLBCL 比 MALT 淋巴瘤更多见，占小肠淋巴瘤的 50% 以上，且部分肿瘤中还存在 MALT 淋巴瘤的成分。大体上，除了局限性肿块外，亦可出现多灶性病灶。组织学类型和其他部位一样，可表现为不同细胞亚型。

6. 介于弥漫大 B 和 Burkitt 淋巴瘤间的不能分类的 B 细胞淋巴瘤　可表现为 Burkitt 淋巴瘤与 DLBCL 的形态学重叠，瘤细胞为中大细胞混合，或类似 Burkitt 淋巴瘤，但多形性更明显。免疫表型和 Burkitt 淋巴瘤相似。此型淋巴瘤多见于成年人的胃肠道，也发生于 HIV 感染者中。遗传学亦有 MYC 基因的异位重排。

7. 滤泡性淋巴瘤　滤泡性淋巴瘤好发于回肠末端和十二指肠。部分病例表现为整个肠管散布着无数息肉样小肿块。组织形态学和淋巴结内的 FL 类似，且大多为 I 级、Ⅱ级。免疫组化检查除了特征性的 Bcl-2（+）外，CD20、CD10 和 Bcl-6（+），CD5（−）。分子学检查大约 3/4 的病例有 Bcl-2 基因重排，t（14；18）（q32；q21）。原发性小肠的 FL 生物学行为惰性，往往病变部位切除即可治愈，一般不复发，常不需要进一步治疗。

（二）肠 T 细胞淋巴瘤

肠 T 细胞淋巴瘤相对少见，起源于肠道上皮内 T 细胞，可分为肠病相关性 T 细胞淋巴瘤（Ⅰ型）和 CD56+ 的肠 T 细胞淋巴瘤（Ⅱ型）。

1. 肠病相关性 T 细胞淋巴瘤（EATL，Ⅰ型）　EATL 占 ILT 的 80% ~ 90%，且 50% 以上的患者有乳糜泻病史，是大多数西方国家 ITL 的主要类型。最常发生于空肠，并以近端多见，也有少数发生于胃或大肠。

（1）肉眼改变：病变往往较广泛且多发，病灶呈斑块状分布，并以溃疡形成为特点，溃疡可以单发性或多发性，以后者为多见。

（2）镜下改变：瘤细胞常侵犯并破坏肠上皮，形成溃疡。瘤细胞形态多样，以多形性中到大细胞型最常见，自溃疡底部散在或成片浸润肠壁全层，甚至肠系膜。也可单个或成簇侵入肠腺上皮，形成 LEL。溃疡周围大量反应性的中性、嗜酸性粒细胞和组织细胞及明显的纤维化。此外，部分病例瘤细胞可出现间变。周围肠黏膜显示乳糜泻的特点：形态正常的上皮内淋巴细胞增多，绒毛萎缩及囊性增生。

（3）免疫表型和分子遗传学：肿瘤细胞 CD3（+）、CD5（−）、CD4（−）、CD8（−／+）、CD7（+）、TCRβ（+／−）、CD103（+）、TIA（−／+）、穿孔素（+）、粒酶 B（+）、CD56（−）。当出现间变时，瘤细胞 CD3（−）、CD4（−）、CD8（−）、CD30（+）。瘤细胞 TCRβ 和 TCRγ 单克隆重排，患者常出现 HLA-DQ2/DQBI 和 HLA-DQ8 表型。

2. CD56+ 的肠 T 细胞淋巴瘤（Ⅱ型）　Ⅱ型 ITL 是南美、中美和亚洲国家的常见类型。患者大多无乳糜泻病史。

（1）镜下改变：肿瘤细胞单一，小到中等大小，包含有不规则的核伴中等大小的核仁，胞质暗淡或透亮，呈致密堆积，几乎不存在任何可辨认的间质，特征性缺乏纤维化和炎症背景。弥漫性向肠黏膜和肌层浸润。

（2）免疫表型和分子遗传学：瘤细胞除了 CD56（+）外，CD3（+）、CD4（−）、CD8（+）、TCRαβ（+）。与结外 NK/T 淋巴瘤，鼻型不同的是 EBER（−）。肿瘤细胞 TCRβ 和 TCRY 单克隆重排。两种 ITL 临床免疫表型和遗传学比较见（表7-2）。

表7-2　两种ITL临床、免疫表型和遗传学比较

	Ⅰ型	Ⅱ型
发生率	80% ~ 90%	10% ~ 20%
好发人群	仅白种人	白种人，亚洲
乳糜泻	32% ~ 80%	0
CD56+	＜ 10%	＜ 90%
CD8+	＜ 20%	＜ 80%
+9q31or-16q12	86%	83%
+8q24（MYC）	27%	73%
+1q32-q41	73%	27%
+5q34-q35	80%	20%
HLA-DQ2/-DQ8	90%	30% ~ 40%

（3）预后：虽然Ⅰ型和Ⅱ型ITL有诸多的不同,但两者的预后都很差。全部患者的中位生存时间仅为3 ~ 5个月，5年存活率仅为8% ~ 25%。

（三）其他类型的小肠淋巴瘤和相关异常

1. 淋巴组织增生　LH可表现为小肠淋巴组织的局限性反应性增生,此种增生多见于儿童,好发部位为回盲部。LH亦可表现为小肠的淋巴组织呈广泛性结节状增生,多见于各种原发性免疫缺陷综合征患者。

病理改变为增生的淋巴组织限于黏膜层,少数可及黏膜下层,有明显的生发中心,细胞分化成熟,免疫组化呈多克隆性。

值得注意的是过去单纯依靠形态学诊断为LH的许多病例已经证实是低度恶性淋巴瘤,因此在诊断LH时应慎重。

2. 移植后淋巴组织增生性异常　移植后淋巴组织增生性异常是实性器官移植或骨髓移植后,由于受者的免疫抑制及EB病毒感染而发生的淋巴组织增生或淋巴瘤。PTLD的好发部位主要是淋巴结、移植器官、胃肠道和中枢神经系统,其中胃肠道发生的占34%,可以表现为以小肠受累为主。与其他部位一样,发生在小肠的PTLD淋巴细胞形态从多形性到单一形态,而且细胞群体可以是多克隆或单克隆来源,且大于90%的PTLD为B细胞来源。

三、间叶源性肿瘤和瘤样病变

小肠的间叶组织肿瘤发生率较胃及大肠为低,其中部分原因与小肠的解剖部位使肿瘤难以及时发现有关。

（一）胃肠道间质瘤

胃肠道间质瘤（gastrointestinal stromal tumor，GIST）是小肠最常见的间叶源性肿瘤。

（二）脂肪源性肿瘤

1. 脂肪瘤　以结肠最为多见,其次为小肠,尤以回肠好发,占小肠良性肿瘤的20%。肿瘤可位于黏膜下或浆膜下。位于黏膜下者呈结节状或息肉状突向肠腔,当瘤体>2cm时,可导致肠梗阻或诱发肠套叠。肿瘤大多单发,球形,质软,切面黄色为脂肪组织,边界清楚,有包膜。镜下见由成熟的脂肪细胞构成。若伴有黏膜溃疡,可继发感染,脂肪细胞可呈多形性,以致误诊为脂肪肉瘤。

2. 脂肪肉瘤　原发在小肠的脂肪肉瘤十分罕见。

（三）血管源性肿瘤

1. 血管瘤　血管瘤血管瘤占小肠良性间叶瘤的10%左右。小肠是最好发的肠段,约90%发生于空肠及回肠,约60%为多发性。主要分为海绵状血管瘤、毛细血管瘤和混合性血管瘤。

2. 血管肉瘤和kaposi肉瘤　两者原发于小肠的少见。形态学与其他部位相似,但往往有多灶性的倾向,

有时显示上皮样特征。

（四）平滑肌肿瘤

1. 平滑肌瘤　平滑肌瘤少见，约是 GISTs 的 1/10。形态似胃的。

2. 平滑肌肉瘤　平滑肌肉瘤罕见。当分级低和核分裂象少时，预后尚可。

（五）神经源性肿瘤

1. 神经纤维瘤　神经纤维瘤发生在小肠者可以是神经纤维瘤病的一部分，也可以是孤立性的病变，前者多位于空肠，后者多见于回肠。此瘤有时可与其他类型的肿瘤同时存在。

2. 副神经节瘤　副神经节瘤几乎均发生于十二指肠。大多单发。肿瘤全部由副神经节细胞构成。

（六）炎性纤维性息肉

炎性纤维性息肉以回肠多见，大多单发。其眼观及镜下所见与胃的炎性纤维性息肉相似，但在组织学上，纤维组织围绕血管呈旋涡状排列的结构不若胃的息肉明显，有时还有明显的组织细胞积聚。此外，因肠壁较薄，有时息肉可同时向肠腔内及浆膜侧突出形成哑铃状。肠梗阻和肠套叠是本病 2 个重要的并发症。免疫组化染色 CD34 表达（＋）。

（七）其他

其多种软组织的良恶性肿瘤也都可以发生于小肠，如淋巴管瘤、横纹肌肉瘤、恶性外周神经鞘瘤等，但均十分罕见。胃肠道透明细胞肉瘤，罕见，相对多见于小肠，也可发生在胃和结肠。常见于年轻人。不同于软组织透明细胞肉瘤：瘤细胞呈假器官样结构不明显，肿瘤细胞圆形至短梭形，呈弥漫性分布；瘤巨细胞可见；且瘤细胞仅 S100（＋），而 HMB45 和 MelanA 均（－）。

四、转移性肿瘤

小肠并非肿瘤的常见转移部位，但相对于原发性恶性肿瘤，继发性肿瘤占的比例有 50% 之多，这主要是因为前者在小肠的发病率低的缘故。在小肠的恶性转移性肿瘤中，以恶性黑色素瘤、肺、乳腺、结肠及肾肿瘤最为常见。当肠黏膜无溃疡，且肿瘤主要位于壁外或存在多个中心时，就应警惕有无转移性的可能。

微信扫码
◆ 临床科研
◆ 医学前沿
◆ 临床资讯
◆ 临床笔记

第八章 骨和关节疾病

第一节 关节炎

一、化脓性骨髓炎

（一）病因和临床特点

多发生于儿童或青少年。急性期：高热、寒战和血白细胞增多等；慢性期：出现长期溢脓的窦道、局部畸形等。影像学检查显示急性期以溶骨性破坏为主；慢性期以骨质增生为主，呈现高密度影，常见死骨形成。

（二）肉眼改变

急性期：骨质破坏，大量脓液浸渍或积脓，严重者整段髓腔积满脓液，或骨膜下积脓。慢性期：髓腔内被大量黄褐色脓性肉芽组织取代；骨皮质不规则破坏，伴窦道状穿通性缺损。如病灶局限，其周围包裹性硬化者，称为 Brodie 脓肿。

（三）镜下改变

（1）急性期：骨质溶解破坏，大量中性粒细胞浸润；皮质骨坏死，可有小灶性坏死至管状骨坏死。

（2）慢性期：修复性骨质增生，坏死组织被机化，伴淋巴细胞浆细胞浸润。

（3）死骨片被纤维包裹，形成"死骨棺"。

（4）窦道表面被覆的鳞状上皮增生，并可恶变为鳞状细胞癌。

（5）骨质增生广泛者，称"硬化性骨髓炎"。

（6）大量浆细胞浸润者称为"浆细胞性骨髓炎"。

（7）泡沫细胞显著者称为"黄色肉芽肿性骨髓炎"。

（四）鉴别诊断

（1）骨髓瘤。

（2）骨淋巴瘤。

（3）嗜酸性肉芽肿。

（4）骨软斑症。

二、化脓性关节炎

（一）病因和临床特点

化脓性关节炎（pyogenic arthritis）好发于儿童，可见于新生儿，髋、膝、肘、肩关节及踝关节最常受累，呈单发或多发性；受累关节红、肿、热、痛及功能障碍；可伴有寒战、高热及血白细胞增多等全身症状；关节液增多，呈脓性。影像学示早期局部软组织密度增高，关节间隙稍增宽，有时可见关节脱位；发病 1

周左右即可出现关节间隙变窄，关节软骨下骨质破坏；晚期骨质破坏区出现大量的新生骨，最终导致关节强直。

（二）肉眼改变

关节滑膜明显充血及水肿，关节腔内有多量纤维素性、脓性渗出液，关节软骨坏死、变薄，关节软骨下骨及骨骺可见破坏，死骨形成。

（三）镜下改变

关节滑膜明显充血及水肿，关节腔内多量纤维素及中性粒细胞渗出；关节软骨坏死、液化，滑膜下可见炎性肉芽组织；病变严重者关节软骨下骨质及骨骺可见破坏，死骨形成；可见反应性新生骨形成。

（四）鉴别诊断

（1）类风湿关节炎。

（2）结核性关节炎。

三、结核性骨髓炎

（一）病因和临床特点

单纯的结核性骨髓炎主要发生于脊柱或指（趾）短管骨。幼儿骨结核病多见于指（趾）短管状骨；年长儿童和少年则多累及脊柱。长骨干骺端结核病多属于全关节结核病的一部分。

（二）肉眼改变

1. 脊柱结核病　常累及 2 ~ 3 个椎体。首先在椎体上、下缘的椎间盘附近发生干酪样坏死，进而椎体压缩性变形。

2. 指（趾）短管状骨结核病　骨干梭形膨胀，称为"骨气臌症"。

（三）镜下改变

（1）渗出性炎症为主时，大量纤维素、中性粒细胞、单核细胞等渗出，许多巨噬细胞，结核结节少见。

（2）变质性炎症为主时，大量干酪样坏死，可见上皮样细胞团，结核结节少见。

（3）增生性病变为主者，大量典型结核结节形成。

（4）死骨形成。

（5）上述 4 种病变可以不同比例同时出现。

抗酸染色：变质、渗出为主的病变中，较易见抗酸染色阳性菌。增生为主的病变中，难以查见抗酸染色阳性菌。

（四）鉴别诊断

（1）骨结节病。

（2）化脓性骨髓炎。

（3）其他肉芽肿性疾病。

四、结核性关节炎

（一）病因和临床特点

结核性关节炎（tuberculous arthritis）多见于儿童，多为单侧性，髋关节及膝关节常受侵犯。局部疼痛及肿胀，关节活动受限、压痛、患肢畸形，可破溃形成窦道。影像学早期表现为明显的关节周围软组织和关节囊肿胀，并发患肢明显的骨质疏松；晚期病变侵及关节软骨时出现关节间隙变窄，骨端边缘部分出现局限性小的骨质破坏区。

（二）肉眼改变

滑膜充血明显，呈暗红色，常见纤维素性、炎症渗出物或干酪样坏死物，纤维素性渗出物经摩擦、脱落可形成许多表面光滑、大小不等如瓜子仁状的游离体。部分软骨及骨组织可见破坏。干酪性坏死液化后可向关节邻近的体表破溃形成窦道。

（三）镜下改变

（1）以渗出性结核病变为主型：滑膜大量巨噬细胞、中性粒细胞及淋巴细胞浸润，还见有不等量的纤维素渗出，也常见干酪样坏死，但典型的结核结节少见，抗酸染色在细胞内外都较易见到结核杆菌。

（2）以增殖型结核病变为主型：滑膜内有较多典型的结核结节形成，由许多上皮样细胞所构成的结节，其中还有 Langhans 巨细胞，结节中有多少不等的干酪样坏死，周围由淋巴细胞及增生的纤维组织所包绕，结节可互相融合。

（3）结核性肉芽组织：部分软骨和骨小梁间可见结核性肉芽组织。

（4）结核性窦道形成。

（四）鉴别诊断

（1）化脓性关节炎。

（2）类风湿关节炎。

五、类风湿关节炎

（一）病因和临床特点

类风湿关节炎（rheumatoid arthritis）属慢性全身性自身免疫性疾病，好发年龄在 25～55 岁，男女之比约为 1：20，主要侵及各处关节，约 75% 累及多关节，以手、足部小关节（60%）最常受累，其次为大关节（膝关节多见）或大、小关节同时受累。主要表现为关节肿胀、疼痛及晨僵，关节活动受限或变形、纤维性强直。红细胞沉降率常加快，血清类风湿因子滴度常较高。影像学检查示手、足小关节常呈对称性，特别是近侧指（趾）间关节与掌（跖）指（趾）关节，早期为关节软组织的梭形肿胀，继而在关节囊或肌腱附着处的骨端边缘出现边界比较清楚的小圆形骨质破坏缺损；晚期骨质破坏更显著，出现关节间隙变窄、畸形和纤维性及骨性强直。

（二）肉眼改变

1. 急性滑膜炎　早期为滑膜明显充血、水肿，有较多浆液渗出到关节腔。

2. 慢性滑膜炎　滑膜乳头状增生，表面纤维素性渗出物，血管翳侵入关节软骨面；关节滑膜外周反折部与骨质直接相连处见致密的皮质骨腐蚀、变薄、破坏而炎症延及骨髓腔内；骨质坏死溶解后可形成不规则小囊腔。

（三）镜下改变

1. 急性滑膜炎　滑膜充血、水肿变疏松，毛细血管增生，见较多浆液渗出，灶性滑膜被覆细胞脱落，表面滑膜组织可见坏死灶，纤维素沉积，中性粒细胞渗出，但多见淋巴细胞及巨噬细胞。

2. 慢性滑膜炎　滑膜呈绒毛状或乳头状增生，滑膜细胞增生呈多层，内层细胞呈垂直状排列，其下方可见多核巨细胞，间质新生纤维血管增生，小血管周围见大量淋巴细胞、浆细胞及巨噬细胞浸润，滑膜表面见大量纤维素性渗出物；关节软骨表面可见毛细血管增生；滑膜组织内可见被破坏的软骨或骨组织碎片。

3. 类风湿皮下结节　中心为纤维素样坏死区，外周由平行排列如栅状及放射状的巨噬细胞或纤维细胞所围绕，最外层由肉芽组织包绕、不等量的淋巴细胞及浆细胞浸润，可机化为瘢痕组织。

（四）鉴别诊断

（1）骨性关节炎。

（2）强直性脊椎炎。

（3）色素性绒毛结节性滑膜炎。

六、强直性脊椎炎

（一）病因和临床特点

强直性脊椎炎（ankylosing spondylitis）多见于青年人或中年人，即 15～35 岁；男性多见，男女之比约为 10：1，最早为骶髂关节受累，从下而上侵及脊椎骨的关节。临床表现为两侧骶髂关节疼痛或僵硬，腰椎活动受限。病变活动期红细胞沉降率加速，少数患者血清类风湿因子反应呈阳性，96% 的患者 HLA-B27 阳性。影像学检查常见先侵犯双侧骶髂关节，继而蔓延及腰椎和胸椎，早期关节边缘模糊、致密，中期关节间隙狭窄，晚期关节间隙消失，最终骨性融合。

（二）肉眼改变

关节软骨可被炎性肉芽组织被覆，但关节翳形成较轻，增生的纤维组织可呈软骨化生或骨化，导致骨性关节强直。相邻脊椎的外周呈骨性连合，外观可如竹节状。

（三）镜下改变

关节滑膜被覆细胞增生，间质淋巴细胞及浆细胞浸润（炎细胞较少），纤维素渗出及沉着。炎性肉芽组织侵蚀关节软骨、韧带及关节囊，增生的纤维组织可呈软骨化生或骨化，导致骨性关节强直。

（四）鉴别诊断

（1）类风湿关节炎。

（2）化脓性关节炎。

（3）结核性关节炎。

七、银屑病性关节炎

（一）病因和临床特点

银屑病患者约 70% 并发有关节炎，即银屑病性关节炎（psoriatic arthritis）。多发生在皮肤病变较重者，病变多累及指（趾）关节，呈腊肠样肿胀，末端指间关节最常受累及。影像学检查见孤立小关节破坏性缺损，指骨远端变细，近端凹陷增宽。

（二）肉眼改变

病变基本与类风湿关节炎相似，关节及邻近骨质破坏较明显。

（三）镜下改变

患部关节呈慢性滑膜炎，但炎细胞浸润较类风湿关节炎为轻，纤维化却出现较早。肉芽组织侵及软骨形成关节翳，可破坏软骨及关节软骨下骨质。

（四）鉴别诊断

（1）类风湿关节炎。

（2）化脓性关节炎。

（3）Reiter 病。

八、Reiter 病

（一）病因和临床特点

Reiter 病（Reiter disease）又称 Reiter 症状群，包括多发性关节炎、非细菌性尿道炎及结膜炎。患者多为青年男性。皮肤可呈脓性银屑病性病变，但可自愈。大关节，如膝关节、距小腿关节（踝关节）多受累，但指（趾）关节也可受累。临床症状多为关节疼痛、肿胀，排尿困难和阴茎溢液等。影像学检查早期为软组织肿胀，多次发作后骨质疏松，关节腐蚀破坏。

（二）肉眼改变

早期病变，关节滑膜呈轻度化脓性炎、充血及水肿明显；慢性期则滑膜病变与类风湿关节炎相似。

（三）镜下改变

早期病变关节滑膜明显充血、水肿，滑膜表层见多量中性粒细胞，少许淋巴细胞及浆细胞，偶见出血灶；慢性期滑膜可见大量淋巴细胞和浆细胞浸润，淋巴滤泡形成。骨膜反应，肌腱及韧带的骨质形成均较明显。

（四）鉴别诊断

（1）类风湿关节炎。

（2）银屑病性关节炎。

（3）化脓性关节炎。

九、变性性关节炎

（一）病因和临床特点

变性性关节炎（degenerative arthritis）又称骨性关节炎，骨性关节病。中、老年人好发，女性多于男性，受累关节呈慢性进行性疼痛，僵直及活动障碍。膝关节最常受累，末节手指可出现 Heberden 小结节。影像学检查见关节间隙变窄甚或消失；关节软骨下致密硬化，骨质疏松并见骨端囊性变；滑膜和韧带附着骨骼处的纤维软骨骨化，并出现边缘性骨赘；关节内可见游离体。

（二）肉眼改变

早期见局灶性软骨表层变软，呈灰黄色，表面粗糙，继而软骨面见有微小裂缝，并见明显粗糙及糜烂，逐渐形成溃疡。关节软骨边缘处骨赘形成，关节软骨下骨质增生、致密，关节软骨下骨质内囊肿形成，关节内骨及软骨性游离体形成。

（三）镜下改变

滑膜呈绒毛状增生，间质纤维化，内可见破碎的软骨或骨质小块，间质淤血，局灶性围管性淋巴细胞及少量浆细胞浸润；局灶性软骨基质黏液样变，软骨细胞数目减少；软骨的撕裂及"微纤化"；关节软骨的溃疡面可被结缔组织或纤维软骨修复，可见新生血管长入；关节软骨边缘处新生骨（骨赘），骨及软骨性游离体；关节软骨下骨质内囊肿形成。

（四）鉴别诊断

（1）类风湿关节炎。

（2）银屑病关节炎。

（3）滑膜软骨瘤病。

十、风湿性关节炎

（一）临床特点

风湿性关节炎（theumatic Rheumatoid）是风湿热的表现之一。多发生于小儿和青年人，表现为多关节炎，关节肿胀，有剧痛和触痛，常对称累及膝、踝、肩、腕、肘、髋等大关节，受累关节表面皮肤也充血发热，炎症消退后，关节功能完全恢复，不遗留关节强直和畸形。

（二）病理变化

1. 肉眼检查　急性期表现为轻度的滑膜炎；肉眼见滑膜充血水肿明显。

2. 光镜改变　滑膜被覆细胞增生肥大，部分脱落，其上有纤维蛋白被覆，少量淋巴细胞及单核细胞浸润。滑膜深层可见胶原纤维呈纤维素样坏死，基质呈嗜碱性变。反复发作者，关节囊及周围组织瘢痕化。

第二节　痛风

一、痛风

（一）病因和临床特点

痛风性关节炎是长期高尿酸血症的并发症，也称 1 型结晶沉积病（crystal deposition disease，type1），可分为原发性及继发性 2 种。该病最常见于男性，男女之比约为 20∶1，男性多见于 40 岁以上，女性多见于绝经期后，发病部位最常见于手足小关节，50% 的病例初次发作累及大趾第一跖趾关节，其次为足背、踝、足跟、膝和腕部。呈急性（急性痛风性关节炎）反复发作，或慢性痛风性关节炎，伴有包块形成。患者血尿酸升高，常并发肾结石。影像学检查痛风急性发作时仅可见关节旁软组织肿胀；慢性痛风可见在关节周围出现痛风石（可伴钙化），骨软、骨缘出现边缘锐利的囊状穿凿状骨质缺损，关节间隙变狭窄，关节边缘发生骨质增生并可形成骨赘。

（二）肉眼改变

痛风石大小不一，直径约为数毫米至数厘米，切面呈乳白色灰膏样，可伴钙化；痛风石可见于透明软骨或纤维软骨，骨膜或胶原纤维组织中。尿酸盐结晶也可直接沉着于软骨表层，呈白垩状外观，可见关节软骨糜烂及软骨下骨质破坏，关节边缘软骨膜可过度增生并骨化形成骨赘。

（三）镜下改变

急性病变时可见有针状的尿酸盐（尿酸钠）结晶（偏光显微镜观察呈强的双折光性）沉着，伴有浆液、纤维素及中性粒细胞渗出。慢性痛风病变的核心可见尿酸盐结晶呈放射状围绕无定形蛋白质，周围纤维母细胞及多核巨细胞包绕，该肉芽肿形成痛风石。关节软骨表层也可见尿酸盐结晶沉着，也可见糜烂，滑膜和关节软骨边缘的纤维肉芽组织增生，在关节软骨面形成血管翳。

（四）鉴别诊断

（1）假痛风。

（2）类风湿皮下结节。

（3）结核性肉芽肿。

（4）肿瘤样钙盐沉着症。

二、假痛风

（一）病因和临床特点

假痛风亦称假痛风综合征，特发性关节软骨钙化症或Ⅱ型结晶沉着病。该病以关节内双水焦磷酸钙结晶沉着为特征。常见于50岁以上中、老年人，男女性均可发病。最常侵犯膝关节，引起关节疼痛，急性发作时，受累关节有红、肿、热和痛，还可呈骨性关节炎、类风湿关节炎的症状，少部分患者无症状。影像学检查可见关节透明软骨钙化，与软骨下骨表面平行的细线样致密阴影；纤维软骨，韧带和关节囊亦可见散在点状或线状钙化。

（二）肉眼改变

关节及关节旁组织双水焦磷酸钙结晶沉着伴钙化，结晶沉着可见于软骨、滑膜、关节囊、肌腱及韧带，并伴有钙盐沉着。同时，可见骨性关节病相似病变。

（三）镜下改变

在急性或慢性炎症期都可见到滑膜的表面或滑液内有双水焦磷酸钙结晶（偏光显微镜下结晶为弱阳性的双折光性，呈短杆形、菱形或立方形）沉着，该结晶周围可见纤维细胞、组织细胞、淋巴细胞及多核巨细胞包绕。结晶沉积可见于关节纤维软骨如膝关节半月板、腕关节的关节盘、耻骨联合或椎间盘，还可伴钙盐沉着。同时，可见骨性关节病相似病变。

（四）鉴别诊断

（1）痛风。

（2）肿瘤样钙盐沉着症。

第三节　成骨性肿瘤

一、骨瘤

骨瘤（osteoma）为良性成骨性肿瘤，由分化成熟的板层状骨及编织骨构成。由于部分患者在全身骨骼发育成熟后，原有的骨瘤可自行停止生长，故有学者认为是一种错构瘤。按其发生部位和形态特征，可分为3种类型：①寻常型骨瘤，生长在膜性骨化的颅骨、下颌骨的表面及副鼻窦内，向表面或腔壁内面作半球状突起，质坚硬，如象牙状骨块；②骨旁型骨瘤，发生于长骨的表面，呈疣状或结节状突起；③骨髓内骨瘤，又称骨岛或内生骨疣，生长于骨髓腔内。

（一）临床和影像学特点

骨瘤占良性骨肿瘤的 7.84%，好发于青少年，发病年龄多在 25 岁以前。男女差别不大。好发部位为颅骨和上、下颌骨。临床症状常不明显，若突入颅腔、眼眶、鼻腔和鼻窦内，可引起压迫和阻塞症状。骨瘤在影像学的 X 线平片和 CT 片中表现为境界清楚的高密度影。

（二）肉眼改变

标本通常为手术切除或刮除的组织，表现为半球形、结节状或不规则形肿块，呈黄白色，质硬。

（三）镜下改变

可分以下两型：

1. 致密型骨瘤　长于颅骨及长骨表面者多属此型，主要由成熟的板层骨构成。
2. 疏松型骨瘤　多位于骨髓内或骨膜下，由板层骨，编织骨构成，骨小梁间为脂肪或纤维组织。

二、骨样骨瘤

骨样骨瘤（osteoid osteoma）主要由类骨组织／骨样组织或不成熟的编织骨构成的良性成骨性肿瘤。其特点是体积小、有自限性生长倾向和不相称的疼痛。

（一）临床和影像学特点

骨样骨瘤好发于儿童和青少年。男性多见。好发部位为长骨。80% 患者会出现患骨疼痛，夜间加重，服用水杨酸盐和非甾类抗炎药可缓解。X 线平片和 CT 片中骨样骨瘤表现边界清楚的透亮影／低密度影（瘤巢），巢中央可见靶状致密影，巢周为密度高的反应性硬化骨，皮质硬化常很明显，包绕着瘤巢，以致于在 X 线平片中皮质硬化骨常掩盖了病灶的显示。例如，骨膜下骨样骨瘤可因明显的皮质硬化而被误诊为骨膜炎，若加做 CT 检查（应用骨窗）则可清楚地显示瘤巢，避免误诊和漏诊。

（二）肉眼改变

骨样骨瘤的巢灶呈灰红色，常呈椭圆形或圆形，直径常在 1cm 以下，边界清楚，多位于骨皮质内，容易与周围硬化骨分离。

（三）镜下改变

巢灶主要由类骨组织或网状编织骨组成，骨和类骨组织周边为活跃增生、分化成熟的骨母细胞及散在的破骨细胞样多核巨细胞，细胞均无异型性，间质内有丰富的血管。巢灶周围则由致密增生的骨质包围，为成熟的骨质。

（四）鉴别诊断

1. 骨膜炎　骨膜下骨样骨瘤与骨膜炎在 X 线平片中的改变可以相似，若骨样骨瘤的病灶小，病理切片中未见到巢灶的改变而仅见增生的硬化骨，则不易与骨膜炎鉴别，结合 CT 片所见，多处取材，找到巢灶，则可鉴别。
2. 骨母细胞瘤　骨样骨瘤与骨母细胞瘤的组织学形态相似，主要鉴别在于肿瘤的大小及临床影像学特点的不同。

三、骨母细胞瘤

骨母细胞瘤（Osteoblastoma）是增生的骨母细胞及其产生的骨样组织和编织骨构成的良性成骨性肿瘤。肿瘤直径多在 2cm 以上，故有巨大骨样骨瘤之称。

（一）临床和影像学特点

骨母细胞瘤约占骨肿瘤的 1%，高峰发病年龄为 10 ～ 30 岁，男性略多于女性；好发于胫骨、股骨的干骺端、骨干部，椎骨的椎弓、棘突等处。影像学上表现为圆形或椭圆形、边界清楚的溶骨性缺损，周围有薄层反应性骨壳，部分病灶内可见斑点状、索条状骨化影。肿瘤大小 2 ～ 10cm，比骨样骨瘤大。

（二）肉眼改变

肿瘤边界清楚，与周围骨之间呈"推进式"边界，故易与周围骨组织分离，由于其间质富于血管，切面呈红色或棕红色，因含有瘤骨，质地呈沙砾状，体积较大的肿瘤常可见到局部出血、囊性变及血腔形成，可伴继发性动脉瘤样骨囊肿形成。

（三）镜下改变

瘤体含丰富的骨母细胞，呈多角形或卵圆形，胞浆丰富嗜碱，核圆而偏于一侧，呈浆细胞样。可形成多少不等的骨样组织或针状骨；瘤组织围绕骨小梁，呈极向排列，其横切面上呈菊花样。还可见较多多核破骨细胞及陷窝性骨吸收现象。瘤细胞无明显异型性，核分裂少见。间质内含丰富血管组织，骨母细胞瘤不像骨肉瘤那样浸润原有的板层骨；可有继发性动脉瘤样骨囊肿形成。

（四）遗传学

骨母细胞瘤没有一致性的染色体异常，可有染色体重排，染色体数为亚二倍体到多倍体。染色质的非整倍体改变和细胞周期紊乱（如 MDM2 扩增和 TP53 缺失）提示与侵袭性倾向相关。

（五）鉴别诊断

1. 骨样骨瘤　骨母细胞瘤的组织学形态与骨样骨瘤相似，主要鉴别在于骨母细胞瘤的体积较骨样骨瘤大，肿瘤常 >2cm，影像学上病灶周围的骨质增生硬化较骨样骨瘤轻。

2. 骨肉瘤　骨肉瘤具有细胞的异型性，并有向周围原有的板层骨浸润生长的特点，与骨母细胞瘤不同。

四、普通骨肉瘤

普通骨肉瘤（convention osteosarcoma）是一种原发于髓内的高级别恶性肿瘤，肿瘤细胞产生骨样组织。

（一）临床和影像学特点

普通骨肉瘤是最常见的原发性骨的恶性肿瘤。多见于 10～20 岁，好发于长骨干骺端，尤其是股骨的远端，胫骨和肱骨的近端。临床上常有血清碱性磷酸酶的升高，可用于疾病的监控指标。影像学上普通骨肉瘤的基本 X 线表现为溶骨性骨破坏、肿瘤骨形成、软组织肿块和骨膜反应（"Codman 三角""日光放线征"），骨破坏呈斑片状、虫蚀样或大片状低密度影，边界不清，肿瘤骨形成表现为云絮状、斑块状的高密度影，软组织肿块内可见瘤骨；根据骨破坏和肿瘤骨的多寡，普通骨肉瘤可分为 3 型：硬化型、溶骨型、混合型。

（二）肉眼改变

肿瘤的主体位于髓腔内，肿瘤的颜色与硬度取决于肿瘤性骨质及软骨含量的多少及出血、坏死等继发改变的程度。肿瘤性骨质含量较多时则肿瘤呈黄白色，质地坚硬，有砂粒小点或条纹；软骨形成较多时，则呈半透明状；肿瘤细胞丰富部位则呈灰红色、鱼肉状，肿瘤常破坏骨皮质并形成软组织肿块。

（三）镜下改变

肿瘤由明显异型的瘤细胞构成，并能直接形成肿瘤性骨及骨样组织。肿瘤细胞形态多样，可呈梭形、上皮样或透明细胞，可见单核及多核的瘤巨细胞。骨样组织的形态呈弯曲线状，有小块、分支和不完整的小窝，包绕着肿瘤细胞，与线状排列的胶原不同。肿瘤性骨组织（钙化后的骨样组织）形状不规则，钙化线紊乱，不同于正常骨质。常见肿瘤在原有的骨质中浸润性生长。根据肿瘤细胞产生基质的不同，普通骨肉瘤可进一步分为以下几种：

1. 成骨型骨肉瘤（骨母细胞型）　主要的基质是骨和（或）骨样基质，一般形成较丰富的瘤骨，故放射学上多呈硬化型改变。

2. 成软骨型骨肉瘤（软骨母细胞型）　瘤组织中有明显的软骨样基质，呈软骨肉瘤样结构，但必须见到瘤细胞直接形成肿瘤性类骨或肿瘤性骨质。

3. 成纤维型骨肉瘤（纤维母细胞型）　高级别的梭形细胞恶性肿瘤，含有很少量的骨样基质，组织学形态与纤维肉瘤或恶性纤维组织细胞瘤相似。其他少见组织形态包括：成骨型骨肉瘤（硬化型）、骨肉瘤类似骨母细胞瘤、软骨黏液样纤维瘤样骨肉瘤、软骨母细胞瘤样骨肉瘤、恶性纤维组织细胞瘤样骨肉瘤、富含巨细胞的骨肉瘤、上皮样骨肉瘤。

化疗后的骨肉瘤常出现的改变：可见肿瘤性骨样基质／肿瘤性骨质，没有肿瘤细胞，肿瘤细胞成分被疏松肉芽组织、纤维化和少量炎性成分取代。"肿瘤坏死"代表对治疗的反映。

（四）免疫表型

肿瘤细胞 Vimentin 强阳性，软骨分化区域 S-100 蛋白阳性，CK、SMA 可灶性弱阳性。骨样基质的标记物：骨钙素（osteocalcin）、骨粘连蛋白（OSteonectin）、及骨形成蛋白（bone morphogenic protein，BMP）阳性，对于鉴别骨样组织和胶原有帮助。骨肉瘤的碱性磷酸酶强阳性。

（五）遗传学

普通骨肉瘤没有特定的染色体易位和具有诊断意义的结构变异。8q23 染色体区段的获得见于 50% 的骨肉瘤，被认为是预后差的标志。其他的遗传学改变包括：MYC 基因拷贝数的增加，MDM2、SAS 和 CDK4 的复制／扩增，MET、FOS 的过表达，HSP90B（热休克蛋白 90b）的高度过表达及 FN1（纤维粘连蛋白 1）的低表达。

（六）遗传易感性及预后

遗传性视网膜母细胞瘤（RB）患者容易发生骨肉瘤，30% ～ 40% 的散发性骨肉瘤中也可见到肿瘤抑制基因 RBI 的改变，有 RBI 改变比无 RBI 改变的患者预后差。普通骨肉瘤预后差，未经治疗的普通骨肉瘤一般为致死性。肺和骨为最常见的血行转移部位。多学科治疗（外科手术和化疗）能使 60% ～ 80% 患者无瘤生存。"肿瘤坏死" >90% 的患者长期存活率可达 80% ～ 90%。

五、血管扩张型骨肉瘤

血管扩张型骨肉瘤（telangiectatic osteosarcoma）是一种恶性成骨性肿瘤，特点是有充满血液的大腔隙。

（一）临床和影像学特点

血管扩张型骨肉瘤少见，不到骨肉瘤的 4%，好发年龄 10 ～ 20 岁，男性多见，好发长骨干骺部，最好发于股骨远端、胫骨、肱骨近端。临床表现与普通骨肉瘤相似，但血清碱性磷酸酶的升高仅见于 1/3 的患者。X 线表现为纯溶骨性骨质破坏，没有明确的骨硬化；肿瘤常穿透骨皮质，侵犯软组织，骨膜反应（Codman 三角和葱皮样骨膜反应）常见；MRI 可见液 - 液平面。

（二）肉眼改变

肿瘤呈髓腔内充满血液的多囊腔状结构，没有明确肉质成分和瘤骨形成，可见骨皮质破坏伴软组织肿块。

（三）镜下改变

瘤组织内有多量充满血液的大腔隙，腔隙的间隔内见明显间变的瘤细胞及瘤细胞间少量的肿瘤性类骨或骨质，可见散在多核巨细胞。在穿刺标本中，可能只见到血块，少量的间隔，多核巨细胞及极少量的异型细胞，此时诊断需结合影像学，观察有无恶性征象，勿误诊为动脉瘤样骨囊肿或骨巨细胞瘤。

（四）遗传学

血管扩张型骨肉瘤呈高度复杂的染色体变异，可见染色体三体性改变。

（五）鉴别诊断

血管扩张型骨肉瘤在影像学和组织学上均需与动脉瘤样骨囊肿相鉴别，组织学显示瘤细胞具有异型性是两者鉴别的要点，但在穿刺标本中，异型细胞不多或不明显时，需结合影像学有无骨皮质破坏、软组织侵犯及骨膜反应等综合分析。

（六）预后

血管扩张型骨肉瘤的预后与普通骨肉瘤相似。

六、小细胞骨肉瘤

小细胞骨肉瘤（small cell osteosarcoma）是由小细胞及其产生的不同程度的骨样基质构成的骨肉瘤。

（一）临床和影像学特点

小细胞骨肉瘤少见，约占骨肉瘤的 1%，好发年龄 10 ～ 20 岁；女性略多于男性，好发于长骨干骺部。临床症状多表现为疼痛和（或）肿胀。影像学表现为侵袭性，呈混合性（溶骨性及成骨性）改变，常向骨干渗透及软组织扩展。

（二）肉眼改变

与普通骨肉瘤相似。

（三）镜下改变

小细胞骨肉瘤由小细胞及其产生的骨样基质构成。可分为圆形细胞型、短梭形细胞型。圆形细胞型的瘤细胞核圆，小到中等大小，胞质少，核分裂象易见瘤细胞形态类似 Ewing 肉瘤和大细胞淋巴瘤；短梭形细胞型瘤细胞核为卵圆形或短梭形，胞质少。瘤细胞间总能找到骨样基质。

（四）免疫表型

肿瘤细胞 vimentin，CD99，osteocalcin，OSteonectin 阳性。

（五）遗传学

小细胞骨肉瘤没有 t（11：22）染色体易位。

（六）鉴别诊断

小细胞骨肉瘤需与骨的小细胞肿瘤相鉴别。

1. Ewing 肉瘤 /PNET　小细胞骨肉瘤可见骨样基质，免疫组化 osteocalcin，osteonectin 阳性，t（11：22）染色体易位检测阴性与 Ewing 肉瘤 /PNET 不同。

2. 淋巴瘤　淋巴瘤 LCA 及 T 细胞或 B 细胞标记阳性，而小细胞骨肉瘤阴性，可见骨样基质可以鉴别。

3. 小细胞癌骨转移　小细胞癌 CK 阳性，瘤细胞呈巢团状排列，临床上常有原发癌的病史，小细胞骨肉瘤 CK 阴性。

（七）预后

小细胞骨肉瘤的预后比普通骨肉瘤略差。

七、低级别中心性骨肉瘤

低级别中心性骨肉瘤（low grade central osteosarcoma）是发生于骨髓腔的低级别骨肉瘤。

（一）临床和影像学特点

低级别中心性骨肉瘤少见，占骨肉瘤总数不足 1%，好发年龄 10～30 岁，好发部位是长骨，多见于股骨远端和胫骨近端。临床症状为疼痛和（或）肿胀。影像学表现不一，X 线多数表现为髓内干骺部或干骺部偏骨干的溶骨及成骨混合性病变，边界不清，常见不同程度的骨皮质破坏，伴或不伴软组织肿块。CT 或 MRI 检查可清楚地显示肿瘤的界限及皮质骨或周围软组织的受累程度。

（二）肉眼改变

肿瘤位于髓内，呈灰白色，质实，沙砾样，可见骨皮质破坏和软组织包块。

（三）镜下改变

由纤维性间质伴骨样基质构成。产生胶原的梭形瘤细胞浸润原有的骨小梁，类似于促结缔组织增生性纤维瘤；瘤细胞有一定程度的不典型性，但常不明显，可见少量核分裂象，瘤组织的成骨可类似纤维结构不良的编织骨（不规则、分支、鱼钩状、逗点状）或骨旁骨肉瘤的层状骨。肿瘤复发时常可进展为高恶性的梭形细胞肉瘤。

（四）遗传学

低级别中心性骨肉瘤可见少量染色体失衡，部分可见 MDM2、CDK4 和 SAS 的复制。

（五）鉴别诊断

纤维结构不良：低级别中心性骨肉瘤瘤细胞的异型性不明显时，组织学形态与纤维结构不良相似，难以区别，需结合影像学，若见到骨皮质破坏及周围软组织受累，则考虑低级别中心性骨肉瘤。

（六）预后

低级别中心性骨肉瘤比普通骨肉瘤好。

八、骨旁骨肉瘤

骨旁骨肉瘤（parosteal osteosarcoma）又称皮质旁骨肉瘤，是一种发生在骨表面的低级别骨肉瘤。

（一）临床和影像学特点

骨旁骨肉瘤少见，占骨肉瘤的 4%，多见于 20 ～ 30 岁，女性略多见，好发于股骨远端的后方，胫骨或肱骨近端。临床症状可有疼痛或关节活动受限。影像学表现为高密度的肿块以宽阔基底包绕附着在骨表面，CT 和 MRI 检查可显示皮质骨和髓腔的受累程度。

（二）肉眼改变

瘤体位于骨旁，呈分叶状，有宽阔基底附着在骨皮质上。部分肿瘤可穿破骨皮质侵犯骨髓腔。

（三）镜下改变

瘤组织由形态良好的骨小梁和梭形细胞间质构成，骨小梁似正常骨平行排列，部分可有骨母细胞衬覆，梭形细胞异型性很小，部分可有中度异型性。可见增生的软骨结节伴轻度异型性，或在肿瘤表面形成软骨帽，但软骨帽下的骨小梁间为增生的梭形细胞而非造血组织和脂肪，勿误诊为骨软骨瘤。肿瘤的部分区域可无骨组织，呈促结缔组织增生性纤维瘤改变。若瘤组织中出现高级别梭形细胞肉瘤为去分化表现，多见于复发的病例。

（四）遗传学

骨旁骨肉瘤特征性的改变是出现 1 个或多个多余的环状染色体；大多数病例可见 RAS、CDK4 和 MDM2 基因的协同复制和过表达；未见 RB1 的突变。

（五）鉴别诊断

皮质旁骨化性肌炎：两者均可见形态良好的骨小梁和梭形细胞间质。但骨化性肌炎形态良好的骨小梁（骨壳）位于肿物的周边，有明显的分带现象，不侵犯皮质骨和髓腔，与骨旁骨肉瘤不同。

（六）预后

骨旁骨肉瘤的预后好，若出现去分化，则预后与普通骨肉瘤相似。

九、骨膜骨肉瘤

骨膜骨肉瘤（periosteal osteosarcoma）是一种发生于骨表面的中等恶性的成软骨型骨肉瘤。

（一）临床和影像学特点

骨膜骨肉瘤少见，不到骨肉瘤的 2%，好发年龄 10 ～ 30 岁，好发部位为长骨骨干或干骺偏骨干部，常累及胫骨和股骨。临床症状为疼痛和（或）肿胀。影像学 X 线见瘤体位于骨皮质表面，侵犯周围软组织，肿瘤内可见细柱状及绒毛状钙化。

（二）肉眼改变

瘤体位于骨皮质表面，累及骨的一部分或包绕整个周径。部分肿瘤灰蓝色，有光泽，呈软骨样外观。肿瘤内可见垂直于骨表面的放射状骨针。

（三）镜下改变

呈中等分化的成软骨型骨肉瘤改变。肿瘤由大量分叶状软骨性组织组成，有不同程度的细胞异型性，边缘见异型性梭形细胞，梭形细胞间可见肿瘤性类骨或骨质（中等级别的骨肉瘤成分）。

（四）预后

骨膜骨肉瘤的预后比普通骨肉瘤好，但有复发和转移的倾向。

十、高级别表面骨肉瘤

高级别表面骨肉瘤（high grade surface osteosarcoma）是一种发生于骨表面的高度恶性的成骨性肿瘤。

（一）临床和影像学特点

高级别表面骨肉瘤少见，不到骨肉瘤的 1%，多见于 10 ～ 20 岁，好发股骨，肱骨和胫骨。临床症状为局部包块伴或不伴疼痛。影像学表现为肿瘤位于骨表面，部分钙化，突入软组织，常破坏其下方的骨组织，肿瘤周边常有骨膜反应，可有髓腔侵犯。

（二）肉眼改变

肿瘤位于骨表面，切面的颜色和质地取决于肿瘤中成骨、成软骨和纤维的含量及出血、坏死的程度。一般都可见质软的区域，有别于骨旁骨肉瘤。

（三）镜下改变

组织学形态与普通骨肉瘤相似，肿瘤由高度异型的瘤细胞和肿瘤性类骨／肿瘤骨构成。可见肿瘤性软骨成分，此时要与骨膜骨肉瘤鉴别。前者的细胞异型性大于后者，且有大片梭形瘤细胞及成骨。与去分化骨旁骨肉瘤的区别在于高级别表面骨肉瘤中没有低级别的区域。

（四）预后

高级别表面骨肉瘤的预后与普通骨肉瘤相似。

十一、继发性骨肉瘤

（一）Paget 骨肉瘤

1. 临床和影像学特点　Paget 骨肉瘤（Paget osteosarcoma）继发于骨 Paget 病，尤其是多发性骨 Paget 病。男性多见，平均年龄 64 岁，多见于股骨、肱骨、胫骨，常位于髓内，可见多发。临床上血清碱性磷酸酶的升高重于 Paget 病。影像学上以溶骨性病变为主，可见骨皮质破坏和软组织包块，受累骨有 Paget 病的影像学特点。

2. 肉眼改变　与普通骨肉瘤相似。

3. 镜下改变　大部分为普通骨肉瘤，也可见血管扩张型骨肉瘤及小细胞骨肉瘤。

4. 预后　Paget 骨肉瘤预后差。

（二）放疗后骨肉瘤

1. 临床和影像学特点　放疗后骨肉瘤（postradiation osteosarcoma）占骨肉瘤总数的 3.4% ~ 5.5%。占辐射所致肉瘤的 50% ~ 60%。可见于照射的任何部位，以骨盆和肩胛区多见。放疗后骨肉瘤的诊断标准：受累骨既往无骨肉瘤；有放疗史，肿瘤发生在放射线穿过的部位；有一段潜伏期；组织学证实为骨肉瘤。影像学表现为硬化性或溶骨性改变，可伴有软组织包块，部分可有放射性骨炎改变。

2. 肉眼改变　与普通骨肉瘤相似。以高级别骨肉瘤为主，可有放射性骨炎的组织学改变。

3. 遗传学　遗传学改变复杂，类似普通骨肉瘤。但放疗后骨肉瘤 DNA 拷贝数的缺失多于拷贝数的增加，可见 3p 缺失，高频 1p 缺失和 TP53 突变。

4. 预后　病变在中轴骨的患者预后较差。

（三）其他骨病继发骨肉瘤

骨梗死、人工关节和纤维结构不良也可继发骨肉瘤，其病理和预后无特殊。

第四节　成软骨性肿瘤

成软骨性肿瘤分为良性和恶性 2 类。良性成软骨性肿瘤主要包括骨软骨瘤、软骨瘤、软骨母细胞瘤、软骨黏液纤维瘤和滑膜软骨瘤病。恶性成软骨性肿瘤主要包括软骨肉瘤及其组织变异型，如去分化软骨肉瘤、间叶性软骨肉瘤、透明细胞软骨肉瘤和黏液样软骨肉瘤（该病此处略）等。

一、骨软骨瘤

（一）分类和临床特点

骨软骨瘤（osteochondroma）分为单发和多发两型，其中以单发多见。多发者为常染色体显性遗传性疾病。本瘤是最常见的良性骨肿瘤。好发于 10 ~ 30 岁。无明显性别差异。多发生于四肢长骨干骺端，尤其是股骨远端、肱骨、胫骨和腓骨上端。肿瘤局部压迫常引起疼痛和不适。如果肿块体积迅速增大，软骨帽增厚超过 2cm，提示恶变可能，在多发型者更为多见。

（二）影像学检查

肿瘤呈宽基或息肉样。具特征性的是肿瘤突起于干骺端的皮质表面并与下方的骨质有连续。病灶内可见不规则、斑点状的钙化影。CT 和 MRI 检查可清楚显示肿瘤直接与骨髓腔连续。影像学检查尚可大致测量软骨帽的厚度。

（三）病理改变

肿瘤从骨表面向外突起呈半球状、菜花状或息肉状，可为宽基型或带蒂型。切面见肿瘤分为 3 层：表层为一薄层纤维组织，即软骨膜，与相邻骨膜相连；中层为软骨帽，由灰白略带蓝色的透明软骨组成，其厚度多在 1 ~ 5mm，年龄越大，软骨帽越薄；基底部由海绵状松质骨组成并与正常骨质相连。

（四）鉴别诊断

1. 表面软骨肉瘤　肿瘤缺乏蒂部、呈分叶状，肿瘤细胞侵袭性生长。

2. 骨旁骨肉瘤　可有类似骨软骨瘤的软骨帽成分，但骨肉瘤具特征性的纤维母细胞增生，细胞异型性明显。

（五）预后

手术切除可根治。若切除不彻底易复发。多次复发应怀疑有无恶变。

二、软骨瘤

（一）分类和临床特点

软骨瘤包括内生软骨瘤、骨膜软骨瘤和内生软骨瘤病 3 种类型。前两者单发，而内生软骨瘤病多发，又称多发性软骨瘤病或 Ollier 病，属于先天性肿瘤综合征 –Maffucci syndrome（多发性软骨瘤病伴软组织血管瘤）的表现之一。三者组织学改变基本一致，但其发生部位和临床特征不同。

1. 内生软骨瘤　较常发生于髓内骨的良性骨肿瘤，其发病率仅次于骨软骨瘤和骨巨细胞瘤，占骨良性肿瘤的第 3 位。多发生于 20 ~ 40 岁（年龄跨度为 5 ~ 80 岁）。男女发病比例无差异。好发部位是手、足骨（50%），也是手最常见的骨肿瘤。手术完整切除肿瘤可治愈。偶见肿瘤复发。

2. 骨膜软骨瘤　发生于骨膜的软骨性肿瘤，较少见。可发生于儿童和成年人。长骨好发，肱骨近端是该肿瘤特征性发病部位，其次是手、足骨。一般经手术彻底切除肿瘤，复发少见。

3. 内生软骨瘤病　较罕见。发病年龄较前两者年轻，多 <20 岁。手是最常见的发病部位。其次是足、股骨、肱骨和桡尺骨。但与前两者单发性肿瘤不同的是，25% ~ 30% 内生软骨瘤病患者 40 岁时恶性转化为软骨肉瘤、骨肉瘤或去分化软骨肉瘤。

（二）影像学检查

肿瘤边界清楚，呈射线透过影至明显钙化。根据病灶内钙化程度可有点状、环状、斑块状或不规则形。指骨肿瘤时，骨干内呈椭圆形透亮区，病变主要位于骨干的中段和近端，多数为中心性生长，少数为偏心性，邻近骨皮质膨胀变薄。病灶周围可见骨质增生硬化现象。位于长骨的肿瘤，病变起源于骨骺端，随着骨的生长移向骨干。骨皮质膨胀不明显。病灶周围无明显硬化。

（三）肉眼改变

内生软骨瘤边界清楚，结节状。直径大多 <3cm，偶可达 5cm 以上。切面呈灰白色，半透明状，略带光泽，质脆。钙化或骨化时可见黄色或红色斑点。黏液样变明显时可呈胶冻状。骨膜软骨瘤为突出于骨表面，边界清楚的肿块，其下方的骨皮质略凹陷或变厚。直径通常 <6cm。内生软骨瘤病的肉眼改变变异较大，病变严重时，受累骨可出现明显的膨胀和骨皮质变薄。

（四）镜下改变

肿瘤组织呈分叶状，主要由稀疏的软骨细胞与丰富的透明的软骨基质构成。软骨细胞核小而圆，染色质深，可见小核仁。瘤细胞分布均匀，排列成小簇。偶见双核细胞。核分裂不易见。需注意的是位于手足骨的内生软骨瘤的瘤细胞往往密集，且细胞异型性较发生于长骨的明显，易误诊为低度恶性软骨肉瘤。骨膜软骨瘤与内生软骨瘤组织形态基本一致，偶有瘤细胞密集，出现核多形性和较多双核细胞。内生软骨瘤病组织改变与前两者基本一致。但瘤细胞较前两者稍密集且异型性稍明显。

（五）鉴别诊断

低度恶性软骨肉瘤。软骨肉瘤发病年龄较大（40～60岁），罕见发生于手、足骨，具有明显异型性和侵袭性等与软骨瘤明显不同。

三、软骨母细胞瘤

（一）临床特点

软骨母细胞瘤（chondroblastoma）是一种少见的良性软骨性肿瘤。患者多出现局限性轻度疼痛。好发于10～25岁。极少数位于颅骨和颞骨的肿瘤患者可达40～50岁。男多于女。好发于长骨的骨骺端和干骺端，如股骨远、近端、胫骨及肱骨近端，偶见于扁骨如髋臼和髂骨。

（二）影像学检查

软骨母细胞瘤呈典型的溶骨性、中心性或偏心性生长。体积小，直径3～6cm。病灶占位不超过骨骺的50%，边界清楚，硬化带可有或无。年龄小的患者若有硬化带出现可与骨巨细胞瘤鉴别。骨巨细胞瘤多无硬化带，且年龄在20岁以上。一般无骨膨胀和骨皮质反应。但发生在扁骨或小管状骨的体积大的病变可有骨皮质反应。1/3病例可出现基质钙化。

（三）肉眼改变

送检标本多是搔刮术取出的碎组织。瘤组织多呈灰褐色，质较松脆，常可夹杂着一些淡黄色的钙化部分而变硬。若并发出血及坏死时呈多彩状。偶见囊性变，囊腔内可含血液。

（四）镜下改变

瘤细胞呈弥漫或片块状分布，排列紧密。瘤组织主要由软骨母细胞构成，间杂以多核巨细胞。软骨母细胞呈圆形或多角形，中等大小，边界清楚。核圆形或卵圆形，常有纵行的核沟，染色质较稀疏，核仁不明显。核分裂可见，但不见病理性核分裂。胞质较少，透明或淡红染。瘤细胞可逐渐过渡为透明细胞或形成成熟的透明软骨，也可见逐渐过渡为骨样组织。最值得注意的是，瘤组织常发生带有特征性的"格子样"钙化，具有诊断意义。瘤组织的另一重要成分是与破骨细胞很相似的多核巨细胞，核数多在10个以下，也可多至50个以上，胞质丰富，嗜伊红，有时可呈泡沫状。多核巨细胞分布不均。约1/3病例可并发动脉瘤样骨囊肿改变。

（五）免疫表型

软骨母细胞胞质及其胞核呈S-100蛋白阳性。多核巨细胞则阴性。

（六）鉴别诊断

①骨巨细胞瘤；②软骨黏液样纤维瘤。

（七）预后

大多数肿瘤经单纯手术切除和骨移植可治愈，少数因手术切除不完整而复发。偶见组织学良性的软骨母细胞瘤发生肺转移的报道。但是否存在软骨母细胞瘤"恶性"变异尚存争议。

四、软骨黏液样纤维瘤

（一）临床特点

软骨黏液样纤维瘤（chondromyxoid fibroma）是一种很少见的良性肿瘤。好发于20～30岁。男性多于女性。可累及全身各骨。但好发于长骨干骺部，以胫骨近端和股骨远端最常见，其次为髂骨、足骨等。轻微疼痛是最常见的临床症状，可持续数年。位于手、足骨的肿瘤可出现局部肿胀。

（二）影像学检查

长骨的软骨黏液纤维瘤多见于干骺端，中心性生长，边界清楚，骨皮质膨胀变薄。病变的长轴与长骨平行，肿瘤范围1～10cm，平均3cm。小骨的病变表现为整个受累骨的膨胀，常见梁索状、肥皂泡样界限和硬化带。10%的病例有灶性钙化基质形成。部分病例可破坏骨皮质延伸至软组织。

（三）肉眼改变

瘤组织直径 1 ~ 10cm，平均 3cm。边界清楚，切面灰白色，部分瘤组织呈分叶状。典型的透明软骨不易见。

（四）镜下改变

瘤组织呈分叶状，由星状或梭形细胞构成，富于黏液样基质。小叶中央细胞稀疏，而周围细胞密集。瘤细胞胞质嗜酸，核呈梭形或卵圆形。核分裂少见。20% ~ 30% 的病例可见灶性体积大、染色质深和多形性核的瘤细胞，可能是细胞退行性变的缘故，不可误诊为恶性。部分病例可见透明软骨。破骨样多核巨细胞、含铁血黄素和淋巴细胞等炎症细胞可出现于小叶周围。10% 的长骨和扁骨病例可并发动脉瘤样骨囊肿。

（五）免疫表型

瘤细胞呈 S-100 蛋白阳性。部分病例在小叶周边区域可表达 SMA、actin 和 CD34。

（六）鉴别诊断

①骨巨细胞瘤；②软骨母细胞瘤。

（七）预后

临床主要采用肿瘤刮除和骨移植，本瘤预后极好。

五、软骨肉瘤

（一）分类和临床特点

软骨肉瘤（chondrosarcoma）是从软骨细胞发生的恶性骨肿瘤。特征为瘤细胞产生软骨而不产生骨。包括原发性软骨肉瘤、继发性软骨肉瘤和骨膜软骨肉瘤。按部位分为中心型（发生于骨内）、周围型（发生于骨外已存在的骨疣）和骨膜型或皮质旁型。按细胞组织学特点分为普通型软骨肉瘤、去分化软骨肉瘤、间叶型软骨肉瘤、透明细胞软骨肉瘤和黏液型软骨肉瘤等。软骨肉瘤占原发性恶性骨肿瘤的 20%，以原发性软骨肉瘤最多见，约占 90%。原发性软骨肉瘤好发于 40 ~ 70 岁的中、老年人。男性稍多见。最常见于盆骨如髂骨，其次是股骨近端、肱骨近端、股骨远端和肋骨。约 3/4 肿瘤位于股骨和肱骨的骨干和上端。罕见（1%）发生于手骨、足骨、椎骨和颅面骨。继发性软骨肉瘤是指发生在良性病变如骨软骨瘤或内生软骨瘤恶变。发病部位同前期的良性病变位置，但盆骨和肩胛骨最常见。骨膜软骨肉瘤，较少见。主要位于长骨干骺端的表面，如股骨远端。局部疼痛和（或）肿块是软骨肉瘤的主要症状。

（二）影像学检查

影像学检查对于软骨性肿瘤的诊断非常重要。长骨的原发性软骨肉瘤主要位于干骺端或骨骺端，骨皮质膨胀并增厚，但皮质骨反应稀少或缺乏。病变的透亮区可出现分布不均匀的点状或环状不透光区（钙化）。骨皮质可出现缺损或破坏。MRI 可显示肿瘤的范围和软组织内有无肿瘤。CT 对显示基质钙化有帮助。

（三）肉眼改变

肿瘤呈灰白色、半透明、分叶状，其中常见淡黄色的钙化或骨化小灶。常伴有黏液变、出血及囊性变等继发性改变。肿瘤常破坏骨皮质浸润至软组织。

（四）镜下改变

肿瘤组织形成大小不等、形状不同的小叶结构。小叶之间被纤维组织分隔。小叶内由软骨瘤细胞与细胞间软骨基质构成。因肿瘤分化程度不同，细胞的形态差异很大。分化好的软骨肉瘤与软骨瘤的鉴别常较困难，可仔细在软骨肉瘤的边缘寻找异型性较明显的瘤细胞，如核肥大、深染、出现较多双核、巨核和多核瘤巨细胞。另外，瘤组织浸润破坏骨皮质和（或）髓内骨也是软骨肉瘤区别于软骨瘤的重要特征。分化差的软骨肉瘤则瘤细胞的异型性很明显，坏死和核分裂象也多见。需特别强调的是发生于手、足骨的软骨肉瘤诊断不是仅凭瘤细胞密度增高、出现双核瘤细胞、核深染等，因为这些改变在软骨瘤均可出现。最主要的鉴别点是软骨肉瘤细胞破坏骨皮质并浸润至周围软组织。骨膜软骨肉瘤起自骨干表面，肿瘤主体处瘤细胞分化良好，呈小叶状排列。近肿瘤表面处瘤细胞分化较差，靠近深部则分化较好，有软骨内化骨及点状钙化灶，这点与皮质旁骨肉瘤相似。不同点是软骨肉瘤瘤细胞虽然可有骨化，但均为软骨内骨化，无肿瘤细胞直接成骨。

根据瘤细胞核大小、核染色深浅和细胞密度不同可将软骨肉瘤分为Ⅰ、Ⅱ、Ⅲ级。

Ⅰ级：瘤细胞中等密度，核肥胖、均匀，染色质深，偶见双核细胞。细胞形态与内生软骨瘤相似。

Ⅱ级：瘤细胞较密集，核异型性较明显，核大，染色质深。

Ⅲ级：瘤细胞密集，核异型性更明显，可见多形性核和病理性核分裂。

大多数软骨肉瘤为Ⅰ级或Ⅱ级。Ⅲ级较少见。

（五）免疫表型

瘤细胞呈 S-100 蛋白阳性。

（六）鉴别诊断

中心型软骨肉瘤需与内生软骨瘤、内生软骨瘤病、软骨黏液纤维瘤和成软骨细胞性骨肉瘤鉴别；周围型软骨肉瘤和骨软骨瘤鉴别；骨膜软骨肉瘤需与骨膜骨肉瘤鉴别。鉴别主要结合患者年龄、发病部位、生长方式、影像学特征、瘤细胞异型性和瘤细胞产生软骨还是骨等方面。

（七）预后

软骨肉瘤一般比骨肉瘤生长慢，转移也较晚。有报道，即使软骨肉瘤切除原发肿瘤 10 年后还可发生局部复发和转移。周围型和骨膜软骨肉瘤因组织学恶性度分级一般低于中心型软骨肉瘤，故预后较好。即使组织学分级一致，周围型和骨膜软骨肉瘤的预后也明显好于中心型软骨肉瘤。继发于骨软骨瘤的软骨肉瘤预后最好，而发生于内生软骨瘤病的继发性软骨肉瘤的预后则与发病部位和肿瘤分级有关。软骨肉瘤复发和转移与肿瘤分级、有无坏死、核分裂象多少、有无黏液样基质和是否能广泛完整切除肿瘤有关。其中最主要的是肿瘤的组织学分级。有报道，Ⅰ级软骨肉瘤患者 5 年生存率为 89%，而Ⅱ级和Ⅲ级软骨肉瘤患者 5 年生存率仅 53%。

六、去分化软骨肉瘤

（一）临床特点

去分化软骨肉瘤（dedifferentiated chondrosarcoma）是软骨肉瘤的一种亚型，约占软骨肉瘤的 10%。发病较普通型软骨肉瘤年龄大，平均发病年龄 50～60 岁。病程较长。好发于骨盆、股骨和肱骨。局部疼痛、肿胀、麻木和病理性骨折是常见临床症状。

（二）影像学检查

肿瘤表现为边界不清、溶骨性的骨内病变，常伴有骨外病变。软骨性成分呈类似于内生软骨瘤或软骨基质的环形密度影，与溶骨性、侵袭性和破坏性成分（去分化的肉瘤成分）有清楚的分界。

（三）肉眼改变

肿瘤由截然不同的软骨性和非软骨性 2 种成分以不同比例构成。通常瘤体中央为蓝灰色、分叶状、透明的软骨性肿瘤成分，而外围部为灰红色、鱼肉样的非软骨性肉瘤成分。

（四）镜下改变

瘤组织由分界清楚的 2 种成分构成：一种为高分化软骨性肿瘤如内生软骨瘤或低度恶性软骨肉瘤；另一种为高度恶性的非软骨性肉瘤，如恶性纤维组织细胞瘤、骨肉瘤、纤维肉瘤和横纹肌肉瘤等。2 种成分在组织学上有截然的过渡。一般认为这是在分化好的软骨性肿瘤组织内发生退分化（dedifferentiation）的结果。

（五）免疫表型

软骨肿瘤部分 S-100 蛋白呈阳性，而高度恶性的肉瘤部分呈 Vimentin 和肉瘤特异分化表型相应的抗体阳性。

（六）鉴别诊断

需与骨肉瘤、恶性纤维组织细胞瘤、纤维肉瘤和骨骼肌肉瘤等鉴别。需结合临床和影像学特点，最重要的是充分取材，找到分化好的软骨性肿瘤成分可作出诊断。

（七）预后

较普通型软骨肉瘤预后差，易发生肺和淋巴结转移。约 90% 患者在发生肿瘤远处转移的 2 年内死亡。

七、间叶性软骨肉瘤

（一）临床特点

间叶性软骨肉瘤（mesenchymal chondrosarcoma）较罕见。占软骨肉瘤的 3 ~ 10%，约半数病例起病于 20 ~ 30 岁，男女比例一致。好发于颅面骨特别是颌骨，其次为肋骨、髂骨和椎骨。可多发。1/4 ~ 1/3 的病例主要累及软组织。脑膜是肿瘤发生于骨外的最常见部位之一。疼痛是肿瘤主要的临床症状。病程数天至数年不等，多数在 1 年以上。因肿瘤导致的骨软化也有报道。

（二）影像学检查

主要表现为边界不清的溶骨性和破坏性病变，并浸润周围软组织。斑驳状钙化有时很明显。部分病例可见界限清楚的硬化带。骨膨胀、硬化和皮质增厚可见。

（三）肉眼改变

肿瘤境界清楚，最大直径为 3 ~ 30cm。切面呈灰白、灰红色，质韧或软，可见灶性或片状质硬的钙盐沉积，出血、坏死灶易见。瘤组织常破坏骨皮质浸润至周围软组织形成肿块。

（四）镜下改变

典型的间叶性软骨肉瘤具双相性结构，即大片幼稚、未分化的小圆形瘤细胞中散布着数量不等、分化较好的透明软骨岛，有些病例透明软骨岛细胞与未分化的小圆形瘤细胞之间组织形态上有过渡。小圆形瘤细胞形态很似尤文肉瘤（Ewing sarcoma），细胞呈圆形或梭形，大小一致，核深染，核仁不明显，胞质极少。血管外皮瘤样结构易见。破骨样多核巨细胞、骨样组织偶见。

（五）免疫表型

小圆形瘤细胞呈 Vimentin、Leu7 和 CD99 阳性；而软骨细胞岛呈 S-100 蛋白阳性。

（六）鉴别诊断

1. 尤文肉瘤 间叶性软骨肉瘤具有特征性的软骨细胞岛（充分取材很重要），FISH 检测缺乏尤文肉瘤特征性 t（11；22）易位可资鉴别。

2. 淋巴瘤 组织学上缺乏软骨细胞岛和免疫组化具有特征性淋巴细胞标记而与间叶性软骨肉瘤不同。

3. 滑膜肉瘤 肿瘤组织内极少有软骨灶，且瘤细胞有双相分化特征。

（七）预后

比普通型软骨肉瘤预后差，易复发和转移。但发生于颌骨的间叶性软骨肉瘤的生物学行为，较发生于其他部位多呈惰性。

八、透明细胞软骨肉瘤

（一）临床特点

透明细胞软骨肉瘤（clear cell chondrosarcoma）是一种少见的低度恶性软骨肉瘤，约占软骨肉瘤的 2%。年龄跨度为 12 ~ 84 岁，好发于 25 ~ 50 岁。男：女比例约 3:1。多发生于长骨近侧的骨骺端。2/3 病例位于肱骨头或股骨头。疼痛是临床最常见症状。病程可达 1 年以上。偶有患者血清中碱性磷酸酶增高。

（二）影像学检查

X 线示肿瘤位于长骨干骺端或骨骺端，呈筛孔状膨胀性溶骨性骨质破坏，破坏区内可有不规则的小点状钙化灶，骨质膨胀扩张，其周围仅剩菲薄的骨皮质。

（三）肉眼改变

肿瘤最大直径 2 ~ 13cm。瘤组织呈灰黄色或灰红色，质软，有时可见少量灰白色的软骨灶和囊性变。一般不见大片透明的软骨样形态。

（四）镜下改变

瘤组织由分叶状、胞质透明的瘤细胞构成。瘤细胞中等大，类圆形或多角形，胞质丰富透亮，胞界清楚。

胞核小、居中，具有一定的异型性，核分裂罕见。部分区域可见瘤细胞类似软骨母细胞瘤的特征性"格子样"钙化，提示软骨母细胞分化。在小叶周围可见散在的多核巨细胞，其核数少，体积也小。约有 50% 的病例可见透明软骨、细胞轻度异型的低度恶性软骨肉瘤成分，这些软骨可灶性钙化或骨化。瘤组织常伴动脉瘤样骨囊肿形成。

（五）免疫表型

透明细胞和软骨母细胞样瘤细胞呈 S-100 蛋白和 Ⅱ 型胶原弥漫强阳性。

（六）鉴别诊断

1. 软骨母细胞瘤　发病年龄多 <20 岁，不呈侵袭性生长、组织学缺乏细胞异型性。

2. 转移性透明细胞癌　可见巢状结构、瘤细胞表达上皮性标记如 CK、CEA 和 EMA，但 S-100 呈阴性。

（七）预后

透明细胞性软骨肉瘤多可经广泛手术切除。但切除不完整易复发和转移。部分病例可去分化为高度恶性肉瘤。

第五节　纤维性、纤维组织细胞性肿瘤

一、骨的纤维增生性纤维瘤

（一）临床特点

骨的纤维增生性纤维瘤（desmoplastic fibroma of bone）是一种罕见的良性骨肿瘤。约占骨肿瘤的 0.1%。又称韧带样纤维瘤、硬纤维瘤或成纤维性纤维瘤。好发于青少年或青年人。可累及全身各骨，最常见于下颌骨。部分患者可有局部疼痛，部分表现为受累骨的功能异常。

（二）影像学检查

病变多位于长骨干骺端或骨端。部分边界清楚，受累骨呈囊样膨胀。病灶内可见骨小梁形成。大的病变可穿透骨皮质并向外扩展至软组织。这种侵蚀性、破坏性生长方式类似于其他侵袭性病变。CT 和 MRI 可清楚显示病变的范围和边界。

（三）肉眼改变

肿瘤边界不清，无包膜，质韧。切面呈灰白色、编织状，与软组织的硬纤维瘤相似。有的瘤组织向外扩展突入软组织。

（四）镜下改变

肿瘤由梭形的纤维母细胞和肌纤维母细胞构成，间质为丰富的胶原纤维伴不同程度的玻璃样变。细胞密度不均，具轻度异型性。核分裂罕见。肿瘤内无多核巨细胞和成骨。肿瘤周边沿骨小梁间隙或哈佛管向外扩展，可能是肿瘤复发的主要原因。

（五）鉴别诊断

①分化好的纤维肉瘤；②高分化骨肉瘤；③非骨化性纤维瘤。

（六）预后

因肿瘤呈侵袭性生长，刮除术或切除术后复发率分别为 72% 和 17%。

二、骨纤维肉瘤

（一）临床特点和病因

骨纤维肉瘤（fibrosarcoma of bone）是一种少见的恶性骨肿瘤。约占骨肿瘤的 5%。好发于 20 ～ 60 岁。偶见发生于婴儿的报道。好发于长骨的干骺端，最常见于股骨远端，其次是股骨近端、肱骨远端和胫骨近端。病因不明，有报道骨的纤维肉瘤发生与曾有放疗史、Paget 病、巨细胞瘤、骨软骨瘤、纤维结构不良和遗传性骨发育不良等疾病相关。疼痛和肿胀是常见的临床症状。1/3 患者可出现病理性骨折。

（二）影像学检查

肿瘤境界不清，呈地图样、虫蚀样骨皮质破坏和软组织肿块影。皮质骨反应可见。CT 和 MRI 检查可清楚显示病变在软组织浸润的范围。

（三）肉眼改变

高分化纤维肉瘤边界清楚，瘤细胞产生大量的胶原纤维而质韧。低分化纤维肉瘤边界不清，质软、灰红色呈鱼肉样，可见出血、坏死灶。

（四）镜下改变

与软组织的纤维肉瘤形态类似。瘤组织由均匀一致的梭形细胞组成，呈束状或"鱼骨"样排列，间质为多少不等的胶原纤维。黏液样变可见于部分区域或全部，后者又称为黏液性纤维肉瘤。低分化纤维肉瘤较高分化者的瘤细胞更密集，核异型性更明显，核分裂多见，并可见病理性核分裂、灶性出血和坏死。

（五）鉴别诊断

低分化纤维肉瘤需与恶性纤维组织细胞瘤鉴别，后者瘤细胞多呈车辐状排列，瘤细胞梭形或多角形、胞质嗜酸、多量的多核巨细胞形成和间质多量炎症细胞浸润等与低分化纤维肉瘤不同。高分化纤维肉瘤需与纤维增生性纤维瘤鉴别，前者较后者的瘤细胞异型性明显、细胞较密集和核分裂易见。

（六）预后

较差，5 年生存率约 34%。肿瘤易局部复发和发生肺、内脏和淋巴结转移。预后主要与肿瘤组织学分级有关。低级别纤维肉瘤患者 10 年生存率达 83%，而高级别纤维肉瘤患者 10 年生存率仅 34%。另外，患者发病年龄和肿瘤部位也与预后有关。有报道患者年龄超过 40 岁和肿瘤发生在身体中轴骨者通常预后不良。

三、骨良性纤维组织细胞瘤

（一）临床特点

骨良性纤维组织细胞瘤（benign fibrous histiocytoma of bone）是少见的良性骨肿瘤。目前文献报道约 100 例。年龄跨度为 6 ~ 74 岁。60% 患者年龄在 20 岁以上。女性略多于男性。好发于长骨的骨骺端或骨干，股骨和胫骨最常见，其次是盆骨如髂骨等。大部分患者有疼痛表现，病程可数天至数年不等。偶尔可发生病理性骨折。

（二）影像学检查

肿瘤呈边界清楚的良性病变表现，单纯溶骨性改变多局限于骨皮质内，2/3 病例周围伴有不规则硬化缘，骨皮质膨胀、变薄，无病理性骨折时缺乏骨膜反应。

（三）肉眼改变

肿瘤直径大多为 3cm 或更小。偶有报道直径达 7cm。瘤组织质韧、灰白色，可见不规则的黄色或棕红色出血灶。

（四）镜下改变

肿瘤与周围未受累骨分界清楚。由梭形的纤维母细胞构成，编织状或车辐状排列，其间散在分布数量不等的体积较小的多核破骨样巨细胞。梭形纤维母细胞深染、纤细，核圆或卵圆，核仁不明显。少数病例瘤细胞具轻度核异型，可称为"不典型纤维组织细胞瘤（atypical fibrous histiocytoma）"。泡沫细胞（黄色瘤细胞）及以淋巴细胞为主的炎症细胞可散在或小簇状分布。核分裂可见，但不见病理性核分裂。可见含铁血黄素沉积。少数病例可因骨折继发缺血性坏死。

（五）鉴别诊断

（1）与骨其他病变如巨细胞瘤继发引起的纤维组织变性或修复性改变鉴别。一般需多处、充分取材找到骨巨细胞瘤典型的组织学特征。

（2）非骨化性纤维瘤：两者在组织学上很难鉴别，主要根据临床和影像学检查，如纤维组织细胞瘤很少累及长骨，即使在长骨也不累及干骺端。多见于老年人。患者常有疼痛症状（即使无病理性骨折）。影像学缺乏非骨化性纤维瘤分界清楚、硬化性和肥皂泡样边界的典型改变等进行鉴别。

（六）预后

多经手术刮除或切除而治愈。

四、骨恶性纤维组织细胞瘤

（一）临床特点

骨恶性纤维组织细胞瘤少见，约占原发性骨恶性肿瘤的 2%。好发于 40 岁以上。男性稍多于女性。肿瘤可原发，也可继发于其他骨病变包括 Paget 病、骨梗死、骨或骨外肿瘤的放疗。骨的继发性恶性纤维组织细胞瘤约占所有恶性纤维组织细胞瘤的 28%。多见于下肢长骨，特别是股骨远端，其次是胫骨和肱骨近端。在躯干骨发生者，盆骨最常见。绝大部分肿瘤呈单发，偶见多发。疼痛和肿胀是主要的临床症状。病程可持续 1 周至 3 年。少数患者出现病理性骨折。

（二）影像学检查

病变主要位于长骨的干骺端，部分可扩展至骨骺端。瘤组织主要呈溶骨性破坏。边界不清。肿瘤常破坏骨皮质并浸润至周围软组织。

（三）肉眼改变

瘤组织呈褐色、灰白色，质软或韧。常见出血、坏死。肿瘤边界不清，常伴骨皮质破坏和软组织浸润。

（四）镜下改变

肿瘤主要由梭形的纤维母细胞、圆形或多形性的组织细胞构成，伴多少不等的破骨样多核巨细胞、泡沫细胞和慢性炎症细胞浸润。瘤细胞异型性明显。可见巨核或多核瘤巨细胞。病理性核分裂、出血、坏死易见。梭形瘤细胞区可见特征性车辐状或编织状排列。软组织肿瘤中恶性纤维组织细胞瘤（现称为未分化多形性肉瘤）可分为车辐状—多形性型、黏液样型、巨细胞型和炎症型。发生于骨的恶性纤维组织细胞瘤最常见的类型是车辐状—多形性型。

（五）鉴别诊断

1. 骨肉瘤　若肿瘤浸润软组织，在肿瘤周围可能出现灶性骨样组织或原始骨形成，这是骨皮质的反应性骨，易误诊为骨肉瘤。骨肉瘤好发于 10～20 岁青少年。影像学上有特征性表现。组织学上可见具有诊断特征的肿瘤性成骨，而非反应性骨。

2. 纤维肉瘤　肿瘤细胞可产生不规则或粗糙的胶原纤维，易判断为肿瘤性成骨，而误诊为恶性纤维组织细胞瘤样骨肉瘤。这种情况下，需仔细的组织学观察，寻找不规则、钙化的骨样组织和骨组织（肿瘤性成骨）的证据。另外，纤维肉瘤的梭形瘤细胞主要呈束状或"鱼骨"样排列，而恶性纤维组织细胞瘤的瘤细胞多形性明显，且见车辐状排列。

3. 恶性黑色素瘤和转移性梭形细胞癌　两者根据组织学特征和免疫组化标记可鉴别。

（六）预后

极差，易局部复发和远处转移，其中肺转移占 45～50%。

第六节　巨细胞瘤

一、巨细胞瘤

（一）临床特点

巨细胞瘤（giant cell tumour）是一种具有局部侵袭性的骨肿瘤。占原发性骨肿瘤的 4～5%。好发于 20～45 岁的青壮年。很少发生于骨骼未发育成熟者，10 岁以下罕见。在我国，骨巨细胞瘤的发病率较高，仅次于骨软骨瘤和骨肉瘤，居第 3 位。多发生于四肢长骨的骨骺端，50% 位于股骨远端及胫骨近端，其次为桡骨远端和肱骨近端。5% 病例可发生于扁骨，特别是盆骨。中轴骨以骶骨最多见。而脊体少累及。肿瘤累及手、足骨的不足 5%。罕见发生于软组织。疼痛、肿胀和关节受限是常见症状。5%～10% 出现病理性骨折。

（二）影像学检查

X线平片表现为长骨骨骺端的偏心性、膨胀性和溶骨性病变，发生在长骨的病变偶见基质钙化形成，若病变破坏骨皮质可引起反应性骨形成。骨巨细胞瘤在松质骨可表现为"肥皂泡样（soap-bub-ble）"改变。发生于骶骨和盆骨的病变表现为溶骨性改变，常累及附近的软组织和骶髂关节和髋关节。

CT可清楚显示皮质变薄和穿透皮质情况。MRI可显示骨内病变范围、软组织肿块界限和关节受累情况。典型的MR扫描在T_1加权像显示低一中信号、T_2加权像显示中一高信号。瘤体内大量含铁血黄素在T_1和T_2加权像均显示低信号。

（三）肉眼改变

肿瘤位于骨骺，常为偏心性生长，受累的骨皮质向外膨胀。肿瘤周围常有菲薄的骨壳。肿瘤内的骨质被破坏溶解，瘤内可见纤维或骨性间隔，常并发病理性骨折。肿瘤组织呈灰红色，质软而脆，常并发出血及坏死、囊性变或血腔形成。

（四）镜下改变

肿瘤主要由圆形、卵圆形或梭形的单核基质细胞和大量破骨样多核巨细胞组成。多核巨细胞体积巨大，边界不清，常均匀地散布在基质细胞之间，核象数50~100个，核的形态类似于基质细胞。核分裂象可见（2~20）个/10HPF，但不见病理性核分裂。有时病变内可见含大量脂质的泡沫细胞。肿瘤本身无成骨现象，但有时可见类骨组织及新生骨小梁，可能是一种适应性新骨形成或病理性骨折后形成的骨痂。约10%病例可并发动脉瘤样骨囊肿改变。肿瘤周围血管腔内可见瘤栓形成，但无临床预后意义。

（五）鉴别诊断

①软骨母细胞瘤（表8-1）；②纤维组织细胞瘤；③动脉瘤样骨囊肿。

表8-1 骨巨细胞瘤与软骨母细胞瘤鉴别

	骨巨细胞瘤	软骨母细胞瘤
发病年龄	多在20~40岁	多在10~20岁
多核巨细胞	数目较多，细胞核数多，体积较大	数目较少，细胞核数少，体积多较小
瘤细胞	核较一致，胞质较少，细胞常呈梭形，境界不清	胞质较多，细胞常呈多角形，境界清楚
钙化	不明显	常较明显，可呈格子状结构
透明软骨	无	常见，多少不一
免疫组化	瘤细胞S-100蛋白阴性	瘤细胞S-100蛋白阳性

（六）预后

易局部复发，复发率约25%，且大多发生在诊断后2年内。2%的病例可出现肺转移，部分转移瘤生长缓慢且可自然消退，但少数呈侵袭性而导致患者死亡。组织学分级对于临床预测肿瘤的转移并无价值。罕见发生恶性转化，且多继发于放疗后。

二、巨细胞瘤中的恶性肿瘤

（一）定义和临床特点

巨细胞瘤中的恶性肿瘤是一种高度恶性肉瘤，来自于巨细胞瘤（原发）或发生在曾有巨细胞瘤的部位（继发）。又称恶性巨细胞瘤或去分化巨细胞瘤。大多发生于放疗后，原发性恶性巨细胞瘤很罕见。巨细胞瘤发生恶性转化的不足1%，发病年龄较巨细胞瘤晚10年。女性稍多于男性。巨细胞瘤中的恶性肿瘤常见于巨细胞瘤的发生部位。股骨远端和胫骨近端最常见。手、足小骨和颅骨未见发生该肿瘤的报道。

（二）影像学检查

继发性恶性巨细胞瘤X线平片表现为原来诊断巨细胞瘤的部位，出现边界不清的广泛溶骨性破坏，钙化可见。原发性恶性巨细胞瘤也呈溶骨性破坏并扩展至骨端，但一般不见典型的巨细胞瘤影像学改变。

（三）肉眼改变

继发性恶性巨细胞瘤肿瘤体积大，质软呈鱼肉样，切面灰红、灰白色，同时伴有软组织肿块。原发性恶性巨细胞瘤常发生在骨端，切面呈暗红色或褐色。

（四）镜下改变

继发性恶性巨细胞瘤是高度恶性肉瘤，瘤细胞呈梭形，可有或无骨样组织产生。一般不见残留的巨细胞瘤成分。原发性恶性巨细胞瘤可见巨细胞瘤的单核基质细胞和破骨巨细胞成分，同时可见异型性明显的梭形细胞构成的肉瘤成分。2 种成分之间分界清晰。

（五）鉴别诊断

诊断需强调临床、影像学和病理三结合。鉴别诊断主要与其他溶骨性肉瘤，如溶骨性骨肉瘤、骨纤维肉瘤和骨恶性纤维组织细胞瘤等鉴别。

（六）预后

巨细胞瘤经治疗后出现疼痛和肿胀并持续多年应警惕恶性转化的可能。继发性恶性巨细胞瘤的预后差，主要取决于高度恶性的梭形细胞肉瘤成分。原发性恶性巨细胞瘤的预后相对较好。有文献报道 8 例原发性恶性巨细胞瘤，仅 1 例患者死于该肿瘤。

第七节　骨髓源性肿瘤

一、Ewing 肉瘤／原始神经外胚层肿瘤

（一）病因和临床特点

Ewing 肉瘤和原始神经外胚层肿瘤（primitive neuroectodermal tumor，PNET）同为具有神经内分泌分化的小圆形细胞恶性肿瘤，两者属于同一连续谱系，该谱系具有从少到多的原始神经分化。

Ewing 肉瘤 /PNET 占原发性恶性骨肿瘤的 6% ~ 8%，发病年龄高峰 10 ~ 19 岁。患者男女比例为1.3 ~ 1.4：1。最常好发的部位为骨干或干骺端，其次为骨盆、肋骨，偶见于颅骨、椎骨、肩胛骨以及手足的短管状骨。根据其病变累及范围进行分型：Ⅰ型，孤立性骨内病变；Ⅱ型，孤立性骨内病变并伴有骨外侵犯；Ⅲ型，多处骨骼受累；Ⅳ型，除骨的病变之外，伴发远处转移。局部疼痛和肿胀是最常见的症状。患者可伴有全身症状，如中度发热（约 38℃）、贫血、白细胞计数升高、红细胞沉降率加速。

伴有全身症状者预后较差。病变局部有压痛、静脉扩张、局部皮温升高、肿瘤表面见静脉怒张等表现，临床上有时误诊为骨髓炎。肿瘤侵及软组织常形成质软而巨大的肿块。发生于肋骨者常伴有胸腔积液；发生于骶骨或盆骨者由于侵犯骶神经丛可引起一系列的神经症状，发生于骨盆者肿瘤可以很大，并容易扩展至下肢；若肿瘤靠近关节，可致关节活动受限，并伴有关节积液。

（二）免疫表型

约 85% Ewing 肉瘤 /PNET 核型异常表现为特殊的 t（11；22）（q24；q12）染色体易位，10% ~ 15%的病例表现为 t（21；22）（q22；q12）。染色体 22q12 的 EWS 基因 5' 端与 11q24 的 FLI-1 基因 3' 端发生融合，并表达新的嵌合性 EWS/FLI-1 蛋白。EWS/FLI-1 蛋白下调 TGF-β Ⅱ型受体（TGF-BR2）的表达，促进瘤细胞逃避凋亡；另可引起 CDKN2A 的抑制剂 INK4a 的失活，从而促进细胞进入细胞周期，进行分裂增殖。

（三）影像学检查

骨膜被肿瘤顶起，常有板层状反应性增生骨质，这是 X 线检查呈 "洋葱皮" 状骨膜征的基础，有时形成阳光状或放射状骨针，或形成 Codman 三角。可伴软组织内肿块。

（四）肉眼改变

因肿瘤呈浸润性生长并延及周围组织，肉眼上病变常常较影像学所见的范围为大。多表现为髓腔内边界较清楚的灰白色或灰褐色瘤结，肿瘤质软如鱼肉样，常伴有大片坏死。有时可见囊性变，甚或如海绵状。肿瘤可侵犯大部分髓腔而未见骨皮质的破坏，亦可见有小巢状肿瘤组织侵犯骨皮质，并最终完全穿破骨皮质而在骨膜下生长，在患骨周围形成较大的包块，并有假包膜形成。

（五）镜下改变

Ewing 肉瘤 /PNET 由形态一致的，小圆形细胞组成。瘤细胞呈实性、片块状或梁索状；间质稀少，穿插在瘤细胞片块之间；有时围绕大小血腔呈血管外皮瘤样排列，有时在实性瘤细胞巢中可见瘤细胞排列成 Homer-Wright 菊形团样结构，或直接围绕小的出血灶或浆液性小腔形成假菊形团样结构。瘤细胞圆形，核居中，胞质淡染，边界不清；细胞核圆形、卵圆形或短梭形，约相当于 2 个淋巴细胞大小，核染色质均匀细致呈粉尘状，分布较均匀，核仁不明显；核分裂象易见；可见大片坏死灶，在坏死灶周围可见一些核固缩深染的变性肿瘤细胞。此外，肿瘤组织间质和骨膜常有不同程度的反应性骨质增生，形成一些新生骨。

Ewing 肉瘤瘤细胞内有丰富的糖原，PAS 染色呈阳性，但 PAS 阴性病例并不能排除 Ewing 肉瘤的可能。肿瘤内间质稀少，有时见网状纤维围绕大小不等的瘤细胞团，但是大部分瘤组织巢内不见网状纤维，网状纤维染色有助于 Ewing 肉瘤的诊断和鉴别诊断。

（六）免疫表型

Ewing 肉瘤呈 Vimentin 阳性；多数肿瘤细胞可呈 CD99、神经特异性烯醇化酶（NSE），突触素（Syn），嗜铬素（CgA）和 CD56 等阳性。

（七）鉴别诊断

1. 骨髓炎性疾病　慢性骨髓炎时，有较多成熟的淋巴细胞和浆细胞浸润，急性炎症时大量中性粒细胞浸润，形态与 Ewing 肉瘤的肿瘤细胞不同。

2. 白血疬 / 淋巴瘤　儿童常见白血病／淋巴瘤为急性淋巴母细胞性白血病／前淋巴母细胞性淋巴瘤，肿瘤细胞（白血细胞）呈弥漫均一性增生，细胞大小一致，胞体中等大，胞质少而淡染，核圆形或稍不规则，核染色质分散，核分裂多见，形态学上与 Ewing's 肉瘤有相似性；骨内亦可原发其他类型的淋巴瘤，因淋巴瘤种类繁多，在此难以详述，免疫组化 LCA 阳性是诊断淋巴瘤的重要依据，可结合其他免疫标记物的表达情况进一步分类。

3. 多发性骨髓瘤　细胞形态与 Ewing 肉瘤不同（见浆细胞瘤部分），免疫组化表达浆细胞标记，有助于鉴别诊断。

4. 骨的转移瘤　骨的 Ewing 肉瘤必须与骨转移性神经母细胞瘤相鉴别，神经母细胞瘤多见于 5 岁之前的婴幼儿，病程进展快，病灶多在骨髓腔内，转移灶多发，甚少广泛侵犯周围软组织；瘤细胞间可见神经原纤维细丝. 有时可见瘤细胞逐渐向神经节细胞演变（核肥大、核仁明显，胞质丰富），瘤细胞内无糖原颗粒，神经源性标记物 NSE、CgA、Syn、NF 阳性，但 CD99 阴性。

（八）预后

肿瘤部位、大小和临床分期是重要的预后因素；诊断时已发生转移者，或发生于骨盆且体积巨大者预后较差。另外，存在 EWS 与 ETS 多种状态的融合基因者预后也较差。

二、骨的淋巴造血系统肿瘤

（一）浆细胞性骨髓瘤

1. 临床特点　骨原发性浆细胞单克隆增生性肿瘤。男性比女性多见；本病的发病率随年龄的增长而增高，约 90% 的病例发生在 50 岁以后，平均发病年龄约为 70 岁；患者一级亲属中发病的危险性增加 3.7 倍。又称为多发性骨髓瘤，常为多中心起源，常累及椎骨、肋骨、颅骨、盆骨、股骨、锁骨和肩胛骨等。单克隆轻链蛋白尿可引起肾小管损害和肾衰竭；反复的感染可以降低正常免疫球蛋白的水平；骨髓的破坏和肾功能损害使红细胞生成素减少而造成 67% 的患者出现贫血。约 99% 的患者血清和尿中可以检测到 M- 蛋白（IgG 50%，IgA 20%，轻链 20%，IgD、IgE、IgM 和双克隆 <10%），仅有 3% 的病例为非分泌性。血清中源于 IgG 的 M 蛋白常 >30g/L，源于 IgA 的 M 蛋白带 >20g/L，90% 的患者多克隆 Ig 低于正常的 50%。因为肿瘤的克隆性增生而造成正常免疫球蛋白的减少，患者可出现反复的细菌感染。

2. 影像学检查　70% 的患者在诊断时出现溶骨、成骨不全、骨质疏松或者骨折。少数病例可同时出现溶骨性和硬化性病变。

3. 肉眼改变　活检或手术刮除标本为灰褐色质软组织；尸解时可见典型的粉红色或灰色质脆组织。常形成骨髓弥漫性浸润或呈分散的结节状分布；某些浆细胞瘤形成类似于淋巴瘤的鱼肉样改变；病变骨质及周围组织常膨胀扩张，可出现1个或数个椎体的塌陷和病理性骨折；偶尔见大量淀粉样物沉积而形成灰色蜡样改变。

4. 镜下改变　肿瘤细胞呈圆形或卵圆形，可表现为浆细胞分化成熟过程中整个谱系细胞不同的形态学特征。分化好的肿瘤细胞排列成条索状，细胞排列紧密，细胞形态类似于正常浆细胞，并具有少量的间质；细胞界限清楚，胞质丰富，深红染，核偏位，染色质边集，常形成车辐状，或可见明显核仁；核分裂象罕见。Giemsa染色显示胞质嗜碱性，核旁可见空晕，超微结构显示为滑面内质网和高尔基体。细胞质内可见免疫球蛋白聚集呈桑椹状，形成所谓的"Mott细胞"，细胞外也可见聚集成球状的免疫球蛋白，称为Russell小体。分化差的浆细胞性骨髓瘤中可见异型细胞，偶见双核，核分裂象易见，并可见病理性核分裂象，细胞形态与正常浆细胞相差较大，从而增加了诊断困难。

5. 免疫表型　浆细胞瘤表达正常浆细胞的免疫标记如CD138、CD38、CD79a，kappa或lambda单克隆性表达，可与其他肿瘤和反应性增生的浆细胞相鉴别。CD56在反应性浆细胞中不表达，但是在肿瘤性浆细胞常表达；另外，约25%的浆细胞瘤可表达CyclinD1，少数也可表达CD10。部分浆细胞瘤表达EMA；全B细胞标记CD19和CD20在浆细胞性肿瘤常常缺失。

6. 鉴别诊断

（1）浆细胞反应性增生：反应性增生的浆细胞免疫球蛋白轻链呈多克隆性表达，不表达CD56和Cyclin D1，另需结合影像学和实验室检查进行鉴别。

（2）具有浆样分化的B细胞性淋巴瘤：形态学上细胞具有多形性，与浆细胞瘤一致的细胞形态不同，且表达全B细胞标记CD19、CD20，不表达CD56，结合影像学和实验室检查可以鉴别。

7. 预后　患者平均生存期约3年，10%的患者生存期可达10年。分期级别高，肾衰竭、骨髓累及范围广、细胞不成熟和出现异型性、高Ki-67增殖指数，以及13q14和17p13缺失者生存期缩短。CD56低表达或缺失的浆细胞瘤溶骨能力降低，可能会发展成浆细胞性白血病；实性病变者预后较好。

（二）恶性淋巴瘤

1. 分类和临床特点　骨恶性淋巴瘤不常见，仅占骨恶性肿瘤的7%，占结外淋巴瘤的5%。影像学资料表明16%的淋巴瘤患者有骨的累及。患者可见于各个年龄段，老年人多见，男性发病率稍高。常累及具有终生造血功能的骨质。股骨是最常见的单个好发部位，椎骨和盆骨也常见，罕见发生于手、足的短管骨。绝大多数骨淋巴瘤患者可出现骨痛，有些患者出现明显的肿块；累及椎骨的病变常常伴有神经系统症状；但是骨原发淋巴瘤的患者很少出现发热和盗汗等系统性淋巴瘤的表现（B症状）。患者可偶有高钙血症的症状，如便秘，乏力和嗜睡。

骨淋巴瘤可分为以下4种类型：①单一骨病变，伴或不伴有局部淋巴结累及；②骨多灶性病变，但没有内脏或淋巴结累及；③患者表现为骨肿瘤症状，但是内脏器官或多个部位多灶性淋巴结累及；④患者患有淋巴瘤，骨组织活检排除骨受累及。第1、2种被视为骨的原发性淋巴瘤。

2. 影像学检查　表现多变，也不特异。发生于长骨的病变经常侵犯骨干，肿瘤常破坏大部分骨质，有时可以破坏50%骨质，偶然可见整个骨的破坏。肿瘤与正常组织界限不清，可出现坏死灶，少见情况下，可出现硬化或完全的溶骨。

3. 肉眼改变　因为经常在穿刺活检明确诊断之后即进行放疗或者化疗，故难以见到骨恶性淋巴瘤的大体标本。如果患者发生病理性骨折，可能进行部分骨质切除。大体标本上，大部分骨质累及，骨皮质破坏，类似于发生在其他部位淋巴瘤的鱼肉样外观。

4. 镜下改变　绝大多数骨淋巴瘤为大B细胞性，呈弥漫浸润性生长，也可呈片状分布，或在正常骨小梁和脂肪细胞间隙之间浸润。骨小梁可以正常，也可以增厚或不规则。肿瘤细胞形态各异，经常是小细胞、中等大细胞和大细胞混杂，多形性明显。瘤细胞浆可多可少，可呈显著的分叶状，有时胞质丰富透明；核大，不规则；有时可见明显核仁。单个肿瘤细胞之间可出现纤细的网状纤维，偶尔可形成厚的纤维束。少数病例纤维化明显，细胞呈梭形，甚至可以形成漩涡状结构，而误诊为肉瘤。另一种常见的形态学特

133

点是大量非肿瘤性小淋巴细胞浸润，应引起注意。滤泡性淋巴瘤虽然可以累及骨髓，但很少引起骨质破坏，其发生率仅占骨淋巴瘤的 3%；慢性淋巴细胞性白血病也很少引起骨质破坏。

霍奇金淋巴瘤可以发生于骨，往往是全身性病变的后期，可以产生肿瘤包块，但原发性骨霍奇金淋巴瘤罕见。可见典型 R-S 细胞，但常见变异型瘤细胞，细胞大小、形态各异，如果见到浆细胞或嗜酸粒细胞，应该警惕是否为霍奇金淋巴瘤。最常见的类型是结节硬化型和混合细胞型霍奇金淋巴瘤。白血病累及骨可以在骨内形成瘤块，慢性或急性髓细胞性白血病的患者可以出现骨的破坏或粒细胞肉瘤。临床过程可呈惰性。细胞形态学特征与系统性病变相同。

5. 免疫组化　在恶性淋巴瘤的诊断和鉴别诊断中必不可少，与淋巴结病变的诊断原则相同。因为几乎全部的骨淋巴瘤为 B 细胞性肿瘤，因此 CD20，CD79a 等 B 细胞标记阳性。CD10，BCL-6，BCL-2，MUM-1 等免疫标记也可阳性。骨的 T 细胞性淋巴瘤和间变性大细胞性淋巴瘤极为罕见。CD15 和 CD30 染色有助于诊断霍奇金淋巴瘤，粒细胞肉瘤 MPO 阳性。

6. 鉴别诊断　转移性肿瘤，结合临床特点、病理组织学和免疫组化特征可资鉴别。

7. 预后　最重要的预后因素为肿瘤分期，Ⅰ期和Ⅱ期肿瘤预后较好，Ⅲ期和Ⅳ期患者预后相当差。骨原发性非霍奇金淋巴瘤的 5 年生存率为 61%，60 岁以上患者总生存期和无瘤生存期缩短，免疫母细胞亚型比中心母细胞亚型的预后差。

第八节　骨转移瘤

一、病因和临床特点

骨转移瘤是指发生于骨的肿瘤，但是原发部位在远隔器官。最常见的骨转移性肿瘤是转移癌，约 2/3 的骨转移瘤患者年龄为 40～60 岁，最常发生骨转移的癌依次是乳腺癌、肺癌、前列腺癌、肾细胞癌和甲状腺癌，占整个转移性肿瘤的 93%。全面的影像学和临床检查能找到 85% 病例的原发病灶。儿童骨转移性肿瘤罕见，最常见的是神经母细胞瘤、横纹肌肉瘤和肾透明细胞肉瘤。骨转移性肿瘤主要累及造血性红髓组织，如椎骨、股骨头、胸骨、盆骨、颅骨和肩部肢带骨。统计资料显示 44.3% 累及中轴骨，28.8% 累及四肢骨，26.9% 多个骨受累。腰椎和股骨干骺端最常累及，手、足短骨最少受累。临床上患者常出现局部疼痛、肿胀、骨折和神经受累症状，如果出现溶骨性病变，多伴发高钙血症。

二、影像学检查

X 线平片显示溶骨性、高密度影或混合性改变。肺癌和乳腺癌转移常引起不规则溶骨性破坏，偶尔为成骨性；甲状腺癌和肾癌转移为单纯溶骨性改变；前列腺癌转移为成骨性病变。转移灶或骨旁组织的异常反应可诱发骨原发性肉瘤的发生。骨 X 线平片可能会造成漏诊，在怀疑骨转移瘤时应选择 CT 和 MRI 等敏感的骨扫描检测。

三、肉眼改变

骨转移灶的大体形态取决于针对肿瘤生成的反应性骨质量的多少；因此，乳腺癌等成骨性转移灶为灰白色、质实，而肾细胞癌等则转移瘤为质软、出血性病变。

四、镜下改变

转移性肿瘤保留原发肿瘤的形态特点，可伴发血管形成、成骨性或破骨性反应；起源于肾或肺的肉瘤样癌可刺激产生骨原发性肉瘤。免疫组化有助于转移性肿瘤的诊断，但是并不能确定原发部位。

五、预后

骨转移瘤难以治愈，治疗仅为了缓解症状；患者的预后有赖于原发部位和病变的范围。

参考文献

［1］黄玉芳. 病理学. 北京：中国中医药出版社，2012.

［2］彭波. 研究生实验病理学技术教学改革与实践. 当代医学，2015.

［3］庞庆丰，李英. 病理学与病理生理学. 北京：化学工业出版社，2016.

［4］陈杰. 病理学. 第3版. 北京：人民卫生出版社，2015.

［5］宋晓环. 病理学. 武汉：华中科技大学出版社，2015.

［6］韩安家. 软组织肿瘤病理学. 北京：科学出版社，2015.

［7］胡慧娣，张倩倩，万明月. 胸膜孤立性纤维性肿瘤10例临床病理观察及文献复习. 临床肺科杂志，2016.

［8］李晓玫，扬莉，于洋，等. 木通所致肾小管间质肾病及其临床病理特点分析. 中华内科杂志，2011.

［9］张文丽. 重型颅脑损伤对大鼠耳蜗功能的影响. 现代预防医学，2015.

［10］黄启富，王谦. 病理学. 第3版. 北京：科学出版社，2013.

［11］王连唐，廖冰. 常见疾病病理诊断路径指南. 广州：中山大学出版社，2015.

［12］来茂德. 病理学高级教程. 北京：人民军医出版社，2015.

［13］张祥盛. 乳腺病理诊断病例精选. 北京：人民卫生出版社，2015.

［14］梁英杰，凌启波，张威. 临床病理学技术. 北京：人民卫生出版社，2011.

［15］姜文霞. 病理解剖学实验指导. 上海：同济大学出版社，2016.

［16］毛伟敏. 常见肿瘤病理诊断及报告指南. 杭州：浙江大学出版社，2015.

［17］张军荣，扬怀宝. 病理学基础. 北京：人民卫生出版社，2015.

［18］张瑜. 宫颈疾病液基细胞与组织病理学筛查. 北京：人民军医出版社，2015.

［19］张杰. 胸腺肿瘤病理学诊断图谱. 上海：上海科学技术出版社，2016.

［21］王强修，王新美，王启志，等. 消化道肿瘤诊断病理学. 上海：大二军医大学出版社，2013.

［22］廖松林. 现代诊断病理学手册. 北京：北京大学医学出版社，2015.

［23］王国平. 临床病理诊断指南. 北京：科学出版社，2015.

微信扫码
◆临床科研
◆医学前沿
◆临床资讯
◆临床笔记